PUTONG WAIKE JIBING SHOUSHU YU WEISHUQI GUANLI

普通外科疾病手术与围术期管理

苏成海　等 主编

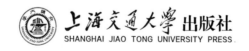

上海交通大学 出版社
SHANGHAI JIAO TONG UNIVERSITY PRESS

内容提要

本书内容共分为12章，先介绍了普通外科手术麻醉、抗菌术和灭菌术及围术期处理的内容；后叙述了常见的普通外科疾病，包括甲状腺及乳腺疾病，消化道出血，胃十二指肠疾病，小肠疾病，结、直肠疾病，肝脏疾病等；并对每种疾病的病因、临床表现、检查、诊断、鉴别诊断、治疗等都做了详细阐述。本书既适用于临床普通外科医师，也可作为医学院在校医学生的学习资料。

图书在版编目（CIP）数据

普通外科疾病手术与围术期管理 / 苏成海等主编
. --上海 ：上海交通大学出版社，2022.9
ISBN 978-7-313-24391-1

Ⅰ．①普…　Ⅱ．①苏…　Ⅲ．①外科手术②围手术期—护理　Ⅳ．①R61②R473

中国版本图书馆CIP数据核字（2021）第074441号

普通外科疾病手术与围术期管理
PUTONG WAIKE JIBING SHOUSHU YU WEISHUQI GUANLI

主　　编：苏成海　等			
出版发行：上海交通大学出版社	地　　址：上海市番禺路951号		
邮政编码：200030	电　　话：021-64071208		
印　　制：广东虎彩云印刷有限公司			
开　　本：710mm×1000mm 1/16	经　　销：全国新华书店		
字　　数：243千字	印　　张：14		
版　　次：2023年1月第1版	插　　页：2		
书　　号：ISBN 978-7-313-24391-1	印　　次：2023年1月第1次印刷		
定　　价：128.00元			

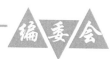

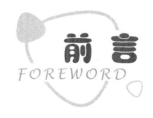

前言
FOREWORD

　　普通外科学是临床医学中与各科联系最密切的一个学科，涉及面广、医学整体知识性强，也是临床外科学的基础。随着医学科学和医学教育事业的发展，有关普通外科学方面的诊治方法和手术水平有了很大提高，新概念、新理论、新观点、新药物、新技术、新疗法不断涌现，循证医学也在不断地把最新证据推向临床。所以，为了适应我国医学的快速发展，满足广大从事普通外科临床工作的医护人员的要求，进一步提高临床普通外科医师的诊治技能和水平，特组织长期从事普通外科临床一线工作的医护人员总结多年的临床、科研经验，参考国内外普通外科学技术新进展的相关文献，编写了《普通外科疾病手术与围术期管理》。

　　本书从总体上来说，是一本普通外科学临床诊疗参考书，从临床实用的角度出发，以普通外科常见疾病的诊断、手术治疗为主线，以提高专业人员理论与实际水平为目标，重点介绍了各种普通外科常见疾病的诊断和手术治疗，包括近年来有关新理论、新检查方法、新治疗策略及介入性诊疗手段。从编写的内容上，除强调和注重科学性和先进性，更注重实用性。本书共12章，先介绍了普通外科手术麻醉、抗菌术和灭菌术及围术期处理的内容；后叙述了常见的普通外科疾病，包括甲状腺及乳腺疾病、消化道出血、胃十二指肠疾病等，并对每种疾病的病因、临床表现、检查、诊断、诊断等都做了详细阐述。本书内容由浅入深、层次分明、通俗易懂,重点突出疾病的诊断方法与手术治疗方法,旨在强调临床实用价值,为普通外科医护人员提供参考,达到共同提高临床普通外科疾病治疗效果的目的。

本书在编写的过程中,虽力求做到写作方式和文笔风格一致,但由于各位编者的临床经验及编书风格有所差异。加之时间仓促,书中难免有一些疏漏和错误,恳请读者见谅,并予以批评指正,也欢迎各位同仁在使用本书的过程中提出意见和建议,以供今后修订时参考。

《普通外科疾病手术与围术期管理》编委会

2021 年 7 月

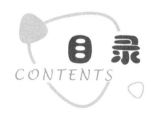
目 录
CONTENTS

第一章

普通外科手术麻醉

第一节 普通外科手术麻醉的概述

普通外科手术在临床最常见,麻醉数量也最大。麻醉原则与其他手术一样,最重要的是保证患者安全、无痛和舒适。此外,还要有良好的肌肉松弛,避免腹腔神经反射,保证最佳手术操作条件。

一、麻醉前评估

普通外科疾病种类多样、病情轻重不一,患者的合并症也各有不同。麻醉医师麻醉前需掌握患者所患外科疾病和并存内科疾病的情况,对患者的全身状况和手术耐受能力作出准确评估,制定完善的麻醉方案。同时根据病理生理的改变及伴随着疾病积极调整治疗方案,可增强麻醉、手术耐受能力,避免或减少围术期并发症,改善预后。

(一)病史

病史包括饮酒、吸烟、喘息、过敏史、家族史、手术史等。需了解并存疾病的用药方案及剂量。麻醉前是否继续用药要根据病情、与麻醉药相互作用、药物半衰期而定。心血管系统疾病常规用药应用至术前,但对凝血功能有影响的药物多需在术前减量或停药。较好的体能(能完成平均水平的运动,4～5个代谢当量,相当于步行4个街区或上2层楼)会增加心肺储备,降低围术期不良事件的发生。患者既往围麻醉期的特殊情况对于本次手术的麻醉处理具有重要参考意义,需详细了解。其包括对麻醉药物的特殊反应、面罩通气困难及气管插管困难、围术期呼吸循环不稳定、进入重症监护室治疗及术后苏醒拔管延迟等情况。

家族中其他人员的异常麻醉史也有参考意义,因为某些解剖异常、代谢异常及对药物异常反应等往往存在家族聚集的情况。

(二)体格检查

体格检查应全面而有重点,特别注意意识状态、气道、心肺、生命体征、氧饱和度、身高和体重。认知能力与围麻醉期认知功能异常有一定关联。张口度,甲颏距离,有无缺齿、义齿及松动牙齿,颈部活动程度,气管是否有偏移对围手术期气道处理具有指导意义。心脏听诊是否有杂音,肺部听诊是否有哮鸣音、啰音、呼吸音减弱或异常。发绀、杵状指(趾)、下肢凹陷性水肿,可提示患者的心肺功能状况。心肺功能较差的患者麻醉风险性大大增加。注意脊柱有无畸形、压痛,皮肤有无感染,周围神经感觉及运动功能是否正常,如存在异常,则需慎重行椎管内麻醉。

(三)辅助检查

常规实验室检查包括血液常规检查,凝血功能检查,电解质检查,肝、肾功能检查等。物理检查包括心电图和胸部X线检查。对年龄较大或合并慢性病的患者应加做心脏超声、肺功能检查及血气分析等。对于异常结果应仔细分析,对其严重程度作出正确评价。必要时请相关科室协助诊治,以提高麻醉耐受力。

(四)影响麻醉处理的重要因素

1.冠状动脉疾病

严重程度不同,包括对围术期预后影响较小的轻度、稳定性疾病至可能引起致死并发症的严重疾病。评估基础为病史和既往检查(尤其是运动试验和造影检查),必要时需请相关科室协助诊治。

2.心力衰竭

心力衰竭增加了围术期不良事件的发生,由收缩功能障碍、舒张功能障碍或二者共同障碍引起。体重增加、气短、乏力、端坐呼吸、夜间阵发性呼吸困难、夜间咳嗽、下肢水肿等是病情加重的表现,需引起重视。

3.起搏器和植入式心脏复律除颤器

可受电磁干扰。带起搏器的患者术中使用电刀时会受到限制,单极电凝禁止使用,双极电凝可以使用。带植入式心脏复律除颤器的患者需与制造商或心内科联系,必要时需对植入式心脏复律除颤器装置进行重置。另外,此类患者术中使用某些带有磁性的仪器时也需谨慎。

4.高血压

高血压的严重程度和持续时间与终末器官损害、发病率和病死率相关。高血压患者常伴有缺血性心脏病、心力衰竭、肾功能不全和脑血管疾病。目前推荐的标准是：如果患者有严重高血压，即血压$>$0.22 kPa(1.63 mmHg)时应推迟手术时间，并调整直至血压$<$0.22 kPa(1.63 mmHg)。

5.肺部疾病

肺部疾病可增加肺部围术期并发症的发生率。肺部围术期并发症的预测因子有：心力衰竭、慢性阻塞性肺疾病、吸烟和阻塞性睡眠呼吸暂停等。改善阻塞性疾病的通气状况，治疗感染和心力衰竭，积极的肺扩张策略（咳嗽、深呼吸、呼气末正压通气、持续正压通气等）可降低肺部围术期并发症的发生率。

6.阻塞性睡眠呼吸暂停

阻塞性睡眠呼吸暂停患者患糖尿病、高血压、心房颤动、心动过速、心律失常、肺动脉高压、扩张型心肌病和冠状动脉疾病的概率更高。同时气道阻塞的发生率也更高，术前需仔细评估。

7.糖尿病

患者可能合并多器官功能障碍、肾功能不全、卒中和外周神经病变等，罹患心血管疾病也很常见。长期血糖控制不佳可增加合并症的发生率，增加手术风险。

8.过度肥胖

过度肥胖定义为体质指数$\geq$40。可伴有阻塞性睡眠呼吸暂停、糖尿病、高血压、肺动脉高压、气道阻塞、动脉血氧和降低等。可能需要特殊设备，如特制血压计袖带等。

9.贫血

贫血是围术期不良事件发生率增加的标志。贫血原因不明时，应推迟择期手术。

10.高龄

年龄过大可增加手术和麻醉的风险，增加肺部围术期并发症的风险。

二、麻醉前准备

麻醉前准备包括患者准备和麻醉医师准备两个方面。

成人患者应在麻醉前 12 小时内禁食，4 小时内禁水。小儿代谢旺盛，体液丧失较快，禁食、禁水时间应做相应调整。3 岁以上小儿应在麻醉前禁食 8 小时（牛奶看作固体食物），禁水 3 小时；6 个月～3 岁的小儿应在麻醉前禁食 6 小时，禁水 3 小时;<6 个月的小儿麻醉前应禁食 4 小时,禁水 2 小时,如果手术延迟,应补充饮水或静脉输液。

实施任何麻醉方式前麻醉医师均应对麻醉器械、监测仪器和药品进行仔细检查,核对麻醉器具并确认可用。麻醉药品和急救药品必须标示清晰准确。

对于病情危重的患者,应请示上级医师,必要时报危重报告备案。麻醉开始前应制定应急预案,并积极联系相关科室给予患者术后治疗。麻醉诱导期和苏醒期,患者情况变化较大,很多危急情况常出现在此期,对于危重患者,此期应保证有 2 名以上医师在场,以备抢救工作。

三、麻醉前用药

实施麻醉的第一步是麻醉前用药,可以稳定患者情绪,缓解焦虑;减少气道分泌物,利于保持呼吸道通畅;提高痛阈,减少麻醉药用量及不良反应的发生;还可避免不良神经反射,提高麻醉质量。常用麻醉前用药有以下几类。

(一)镇静药

使患者情绪稳定、记忆消失(顺行性遗忘),并可预防和治疗局部麻醉药中毒。常用药物有地西泮,5～10 mg,口服;咪哒唑仑,0.04～0.08 mg/kg,肌内注射。

(二)催眠药

使患者的紧张情绪得到缓解。常用药物有苯巴比妥,0.1～0.2 g,肌内注射。

(三)镇痛药

增强麻醉效果,减少麻醉药用量。常用药物有吗啡,5～10 mg,皮下注射;哌替啶,1 mg/kg,肌内注射。老人、小儿慎用;心、肺功能不全的患者酌情减量或不用;新生儿及预计 6 小时内分娩的孕妇禁用。

(四)抗胆碱药

减少腺体分泌,保持呼吸道通畅,并能防止迷走神经反射亢进。常用药物有阿托品,0.01～0.02 mg/kg,肌内注射。心动过速、甲状腺功能亢进(简称甲亢)及发热的患者不适用,必需使用时可改用东莨菪碱,0.2～0.6 mg/kg,肌内注射。盐酸戊乙奎醚是新型抗胆碱药,最大特点是对 M 型胆碱受体具有高度选择性,有效抑制腺体分泌的同时对循环系统没有明显影响,可广泛用于各种患者的麻醉前用药。用法为 0.5 mg 麻醉前静脉注射。

（五）组胺 H$_2$受体拮抗剂

减少胃液分泌，降低胃液酸度，降低反流和误吸的发生率，一旦发生可减轻损害。同时也可降低应激性溃疡的发生率。

麻醉前用药应根据病情及拟行麻醉方法确定用药的种类、剂量、给药时间及方式。全身麻醉患者以镇静药和抗胆碱药为主，有剧痛者可加用镇痛药以缓解疼痛，并可增强全身麻醉药的作用。椎管内麻醉以镇静药为主。合并高血压及冠状动脉疾病的患者，镇静药剂量可适当增加，但心功能差及病情严重者应酌量减少，抗胆碱药以东莨菪碱或盐酸戊乙奎醚为宜。一般状况差、年老体弱、恶病质及甲状腺功能低下者，对镇静药及镇痛药都较敏感，用量应减少；年轻体壮或甲亢患者，应酌量增加。休克患者麻醉前用药时尽量采用静脉注射，剂量也相应减少，甚至不用。

麻醉前用药一般在麻醉前 30～60 分钟肌内注射或口服（地西泮）。紧张和焦虑情绪较重者，可于术前晚口服催眠药或镇静药。随着新型强效麻醉药的问世，麻醉前用药的方式也进行了调整，很多医院采取了进入手术室后静脉使用麻醉前用药的给药方式。

四、麻醉中监测

虽然医疗条件得到了改善，但老年和危重患者仍在逐渐增多，各类手术的范围也不断扩大，对麻醉处理提出了新的要求。麻醉期间监测技术的完善，可以及时发现病情变化，进行抢救和治疗，提高麻醉和手术的安全性。

美国麻醉医师协会规定的基本监测项目包括心电图、血压、脉搏氧饱和度、呼气末二氧化碳分压和体温。我国以心电图、无创血压和脉搏氧饱和度作为基本监测项目，全身麻醉和气管插管患者还需监测呼气末二氧化碳分压。小儿、老人、危重患者及体外循环心内直视和肝移植手术的患者还应监测体温。合并高血压、冠心病、休克、预计出血量较大等循环功能不稳定的患者，应同时监测有创动脉压、中心静脉压和尿量。此外，特殊情况下还需使用 Swan-Ganz 漂浮导管监测肺毛细血管楔压及心排血量，以便全面了解心血管系统功能，指导危重患者的治疗。

麻醉中监测可分为以下几个方面。

（一）心血管系统监测

1.心率或脉搏监测

心率或脉搏是最简单的心血管功能监测。脉搏的强弱在一定程度上与血压的高低成正比,可观察波形幅度或直接触诊,通过脉搏的强弱分析血压变化趋势。

2.动脉压监测

动脉压为必需的生命监测指标。常用无创监测方法,目前比较普及的是电子血压计监测。在可能出现循环剧烈变化的阶段(如麻醉诱导期和苏醒期)应缩短测量间隔时间,甚至短期内采用连续监测模式。袖带宽度不合适,手术操作者的体位干扰,高频电刀信号干扰和患者体动等因素可能会影响到测量准确性。因此,在预计术中心血管功能不稳定者(如心血管手术、严重创伤)、有心血管系统合并症和预计术中需反复动脉采血(如存在呼吸系统合并症、严重电解质紊乱)的患者建议进行有创连续动脉压监测,以提高手术的安全性。常用监测部位有桡动脉、足背动脉、肱动脉、股动脉等。使用前应先进行 Allen 试验,并遵循先外周动脉,后中心动脉,先非主力侧肢体,后主力侧肢体的原则选择监测部位。穿刺操作严格遵循无菌原则,减少操作损伤,尽量缩短留置导管的时间,同时用肝素持续冲洗,以减少并发症的发生。

3.心电图监测

术中心电图监测包括监测心律失常、心肌缺血的发生和变化趋势等。术中常采用改良的双极肢体导联,有 3 导联系统和 5 导联系统,其中标 2 导联是最常采用的导联。5 导联系统可同时监测 2 导联和 V_5 导联,心肌缺血监测阳性率达到 80%,常用于合并心脏疾病患者的监测。手术室中使用的各种仪器(如高频电刀)产生的干扰,是术中心电图监测误差的主要原因,可使用接地线等方法减少干扰。

4.中心静脉压监测

主要反映右心室前负荷,与血容量、静脉张力和右心功能有关。大手术可能有大量体液丢失,潜在的低血容量,严重创伤、失血,脏器移植手术,合并严重心肺功能不全的患者,需进行此项监测。此外,中心静脉可为胃肠外营养提供途径,进行消化系统手术需行胃肠外营养的患者,也进行此项操作。常用部位有右颈内静脉、右锁骨下静脉等。

5.某些特殊患者需进行血流动力学监测

血流动力学监测包括漂浮导管进行肺动脉压、肺毛细血管楔压、心排血量、混合静脉血氧饱和度等参数测定。对心排血量的监测除标准的 Swan-Ganz 漂浮导管测定外,近年来出现的经外周动脉心排血量测定,经食管超声心动图测定等微创监测技术,与标准心排血量测定相关性高,可行性好,有广泛的临床应用前景。

(二)呼吸系统监测

(1)呼吸功能监测：包括潮气量、每分钟通气量、气道压力及峰值压、呼吸频率、呼吸比值、呼气末正压通气、氧浓度等项目。

(2)脉搏血氧饱和度监测：所有麻醉患者均应监测脉搏血氧饱和度。成人脉搏氧饱和度正常值≥95%，<90%时为低氧血症。根据脉搏氧饱和度可粗略估计氧分压的对应值，如脉搏氧饱和度是95%，对应氧分压约为10.67 kPa（80 mmHg），脉搏氧饱和度是90%，对应氧分压约为8.00 kPa（60 mmHg）。指甲油，肢体运动，末梢循环不良等可能造成干扰，使脉搏氧饱和度监测出现误差。

(3)呼气末二氧化碳分压监测：正常值为4.67～6.00 kPa（35～45 mmHg），是肺通气，呼吸回路情况，全身循环情况及代谢状况的综合表现。目前是判定气管插管成功与否的金标准，包括波形监测和数值监测两个方面。呼吸环路中水蒸气是测量误差的主要来源。

(4)术中血气分析可评价肺功能、电解质和酸碱平衡状况及动态监测血细胞比容变化，利于保持患者内环境稳定，改善预后。

(三)麻醉深度监测

麻醉深度监测是指全身麻醉药的控制作用与手术刺激反作用之间相平衡时所表现的中枢神经系统功能状态。理想的麻醉深度应保证患者术中无痛觉和意识活动，血流动力学稳定，术后苏醒完善且无回忆。目前临床使用较多的是脑电双频指数和应用于吸入麻醉的肺泡最低有效浓度。近年来将物理概念熵引入临床，出现了熵指数这一新指标。

1.脑电双频指数

建立在脑电图基础上，是目前临床主要应用的麻醉深度监测指标。脑电双频指数是一个统计数值，范围从0（等电位脑电图）～100（完全清醒）。一般全身麻醉中比较适宜的数值是40～60，>80认为患者很可能处于清醒状态；<40则认为麻醉较深。

2.肺泡最低有效浓度

在吸入麻醉中应用，吸入不同的麻醉药，肺泡最低有效浓度是不同的，临床用以指导用药。

3.熵指数

采集脑电图及额肌肌电图信号进行熵计算，表达信息的无规律性，分为状态熵和反应熵。状态熵主要反映大脑皮质状态,反应熵还包括了肌电活动变化,反应快于状态熵。状态熵范围是 0～91,反应熵范围是 0～100。一般认为反应熵、状态熵 40～60 为浅麻醉状态,40 以下为深麻醉状态,60 以上需使用麻醉药物才能进行手术。在全身麻醉期间,如麻醉深度适中,反应熵和状态熵是相等的,如不相等,可能是由于面部肌肉活动过频,如浅麻醉状态。

(四)体温监测

体温分为中心体温及外周体温。中心体温恒定在 36.3～37.2 ℃,低于 36 ℃称为围术期低体温。中心体温监测部位包括食管、肺动脉、鼻咽部和鼓膜。鼻咽温度和鼓膜温度可反映脑组织情况。直肠温度和膀胱温度与中心体温相关性良好,但反应滞后于中心体温。外周体温以皮肤温度为代表,因干扰因素较多,术中监测很少采用。体温监测适用于小儿,老人,发热、休克、长时间大手术的患者等。以上患者极易出现围手术期低体温,进而出现寒战;而老人及合并循环系统疾病的患者将出现供氧和耗氧严重失衡,使围术期心血管意外的发生率大大增加。因此进行体温监测,并采取积极措施保持患者体温恒定具有重要临床意义。此外,体温监测对于恶性高热也很有意义。

(五)其他监测

其他监测包括凝血功能监测、肌松监测、尿量监测等。其中尿量监测可以反映肾脏功能。在无肾功能障碍时可根据尿量推测体内器官灌注、水平衡及血容量等情况。正常每小时尿量不少于 40 mL(0.5 mL/kg),24 小时尿量不少于 400 mL。

五、常用麻醉方法

麻醉方法与麻醉药物的选择需根据患者全身状况、重要脏器损害程度、手术部位和时间长短、麻醉设备条件及麻醉医师技术的熟练程度作出综合考虑。可选择的麻醉方法包括局部浸润麻醉、神经阻滞麻醉、椎管内麻醉、全身麻醉及联合应用两种或两种以上麻醉方法的联合麻醉。

(一)局部浸润麻醉

局部浸润麻醉适用于腹壁、疝、阑尾炎等简单手术。

(二)神经阻滞麻醉

神经阻滞麻醉包括颈丛神经阻滞麻醉、臂丛神经阻滞麻醉、下肢周围神经阻滞麻醉、肋间神经阻滞麻醉和椎旁神经阻滞麻醉等。颈丛神经阻滞麻醉可用于颈部包块、甲状腺、甲状旁腺等部位的手术,但当病变复杂或并存其他疾病时,常为全身麻醉所代替。肋间神经阻滞麻醉、椎旁神经阻滞麻醉等在现代临床麻醉中使用较少,一般可用于胸壁、乳腺等部位较小的手术。

(三)椎管内麻醉

椎管内麻醉包括蛛网膜下腔阻滞麻醉、硬膜外麻醉和脊硬联合阻滞麻醉。蛛网膜下腔阻滞麻醉适用于2~3小时的下腹部、盆腔等手术。硬膜外麻醉有单次硬膜外麻醉和连续硬膜外麻醉两种,其中连续硬膜外麻醉是临床上较普遍应用的麻醉方法之一。连续硬膜外麻醉可选择不同穿刺点以阻滞相应节段,满足手术操作要求,可留置硬膜外导管,满足手术时间要求,与蛛网膜下腔阻滞麻醉相比有很大优势,但有时会出现阻滞不全现象给手术造成困扰。脊硬联合阻滞麻醉同样适用于下腹部、盆腔等手术,综合了蛛网膜下腔阻滞麻醉和连续硬膜外麻醉的优点,即起效快,麻醉效果确实,肌肉松弛良好,且不受手术时间的限制,目前应用比较广泛。进行上腹部手术时,高平面蛛网膜下腔阻滞对患者生理干扰较大,高位硬膜外阻滞则难以完全阻断自主神经的脊髓上行通路,内脏牵拉反射不能完全被抑制,且常限制呼吸肌运动,不利于通气,尤其是一旦出现低血压,易使冠状动脉灌注不足,诱发心绞痛。因此,上腹部手术多采用全身麻醉。此外,当存在患者不配合、穿刺部位感染、病变、凝血功能障碍和颅内高压等椎管内麻醉禁忌情况时,全身麻醉则是最适宜和安全的麻醉方法。

(四)全身麻醉

全身麻醉在技术和设备条件充分满足的情况下,麻醉效果满意率和可控性都优于硬膜外麻醉。全身麻醉可充分供氧,保证通气,改善冠脉血氧状况及维持呼吸功能;有利于术中呼吸、循环管理;既保证患者安全,又使手术操作顺利。在病情复杂、病变侵袭范围大或长时间手术时采用全身麻醉安全性更高,是目前普通外科手术,尤其是中上腹部手术最常采用的麻醉方法。

第二节　常见普通外科手术麻醉的选择

一、甲状腺和甲状旁腺手术麻醉

甲状腺疾病是常见的普通外科疾病,以甲状腺瘤、结节性甲状腺肿多见,麻醉处理一般无困难。功能异常性疾病,如各种甲状腺功能亢进、甲状腺功能低下、甲状旁腺功能亢进等则需进行充分的术前准备及采取适当的麻醉方法。

(一)甲状腺瘤、结节性甲状腺肿

1.病理生理及麻醉要点

围麻醉期的重点是确保呼吸道通畅。巨大甲状腺可压迫气管,引起气管移位、狭窄及软化,患者可有明显的上呼吸道梗阻表现,特别是平卧后呼吸困难加重。术前应照颈部 X 线片,评估气管受压,狭窄及软化的程度和部位,以及对气道的影响。如气管受压明显且患者有呼吸困难,应选择合适型号的气管导管,且需行气管插管。此类患者在手术结束准备拔出气管导管时也要非常谨慎,可在气管导管内留置引导管的情况下,尝试拔管,如有气道梗阻,立即重新插管,必要时气管切开,务必保证患者安全。

甲状腺血供非常丰富,术后出血可压迫气管,引起呼吸困难,是普通外科急症之一,应做好再次气管插管、气管切开及伤口切开的准备。术中喉返神经损伤是甲状腺手术的重要合并症,单侧喉返神经损伤可引起一侧声带麻痹,患者声音无力、嘶哑。双侧喉返神经损伤引起双侧声带麻痹,造成上呼吸道梗阻和窒息,需要气管内插管或气管切开。

2.麻醉选择

可选择局部浸润麻醉、颈丛神经阻滞麻醉、高位硬膜外麻醉和全身麻醉。如手术时间短,基础代谢率在＋20％以下,可在充分镇静的基础上采用局部浸润麻醉或颈丛神经阻滞麻醉,局部麻醉药中不能加肾上腺素。颈丛神经阻滞麻醉后可能出现一过性喉返神经阻滞、星状神经节阻滞、臂丛神经阻滞或膈神经阻滞,患者表现为声音嘶哑、颜面潮红、复视、上肢感觉运动异常,多单侧出现,个别患者可合并呼吸困难,术终多能恢复。对于以上患者,轻症者可在密切监护下继续手术,但若患者呼吸困难较重或有严重的紧张和焦虑情绪,则应改做全身麻醉,切忌盲目加大镇静药剂量,否则可能引起严重呼吸抑制,导致呼吸和心跳停止的严重后果。必须注意的是,两侧颈深丛不宜同时阻滞,若合并双侧膈神经或喉返神经阻滞则可能严重影响呼吸功能,威胁患者的生命安全。

高位硬膜外麻醉选择 $C_{4\sim5}$ 或 $C_{5\sim6}$ 间隙穿刺置管,因并发症后果严重,目前临床上很少采用,为全身麻醉所代替。

全身麻醉是甲状腺等颈部手术最常采用的麻醉方法,多采用气管内插管,全凭静脉麻醉或静脉吸入复合麻醉方法。麻醉中应避免使用可能增强交感神经活性的药物,同时提供足够的麻醉深度。在麻醉诱导期、苏醒期、拔管期要密切注意气道情况,备有再次气管插管的器械,个别患者还需备有紧急气管切开器械。

(二)甲亢

1.病理生理

甲状腺激素分泌增加引起甲亢,包括 Graves 病、高功能腺瘤等。其他原因有妊娠引起的甲状腺激素过度释放、亚急性甲状腺炎甲状腺激素渗出等。临床表现为:情绪紧张、兴奋易激惹、怕热、易出汗、食欲亢进、身体消瘦、手颤、凸眼。心血管反应包括血压升高、脉压增大、心律失常(如窦性心动过速、房颤)等高动力循环状态,严重者可出现收缩期杂音和充血性心力衰竭。甲亢危象为甲状腺功能极度亢进,机体处于高代谢、高消耗、高兴奋状态,如不控制可迅速导致衰竭和死亡。麻醉状态下,甲亢危象的症状可被掩盖,如果甲亢患者术中出现难以控制的心动过速及体温升高,则危象的诊断可确定,需积极治疗以改善病情转归。

2.麻醉处理

(1)麻醉前准备:甲亢患者的术前准备非常重要,其目的是预防术中、术后发生甲亢危象及预防和治疗心房纤颤、充血性心力衰竭等循环衰竭的危险情况。应达到的标准是:T_3、T_4正常,临床症状减轻,心率 80 次/分左右,血压不高于 0.21 kPa(0.56 mmHg)。术前常用的治疗药物有硫氧嘧啶、甲巯咪唑或卡比马唑、卢弋氏液、左甲状腺素钠、β受体阻滞剂。麻醉前用药剂量宜偏大,可使用苯二氮䓬类或巴比妥类药物。抗胆碱药物(如阿托品)易影响心率及热调节系统,一般不宜应用,如确实存在分泌物旺盛的情况可选用盐酸戊乙奎醚麻醉前静脉注射。

(2)麻醉选择:全身麻醉是目前最常采用的方法。甲亢患者精神过度紧张,尤其基础代谢率在+30%以上者,需全身麻醉。米达唑仑(咪唑安定)、依托咪酯或异丙酚具有良好的镇静作用,静脉诱导迅速、平稳,适合甲亢患者麻醉。阿片类药物(如芬太尼)剂量可适当偏大,以减弱插管引起的循环波动。有些甲亢患者可能合并肌无力,肌松药应选用对心血管作用较小的中、短效药物,如维库溴铵、阿曲库铵等。潘库溴铵可使心率增加,甲亢患者不宜使用。维持麻醉可选用异氟醚、七氟醚或复合一氧化二氮吸入。氟烷可能引起甲状腺激素增加和心律失常,应避免使用。丙泊酚与芬太尼家族药物联合使用,辅以肌松药的全凭静脉麻醉方法,此方法对心血管干扰小,麻醉维持平稳,临床应用非常广泛。对合并肌无力的患者,建议术中监测神经肌肉接头功能以指导肌松药使用,力争达到术终自动恢复,避免肌松作用残余,如确需拮抗残余肌松作用,应谨慎进行。

3.甲亢危象的治疗

甲亢危象高发于术后 6～18 小时,术前准备不充分是发生甲亢危象的危险因素。个别术前诊断不明确的患者也有在术中发生,常与挤压或探查高功能腺瘤等手术操作相关。如患者术中出现难以控制的心动过速及体温升高,则需高度警惕甲亢危象,给予以积极治疗。治疗方法以支持疗法、对症疗法为主,结合抗甲亢药物,包括静脉输液、物理降温、使用 β 受体阻滞剂等。艾司洛尔为超短效、高选择性 β 受体阻滞剂,在甲亢危象的治疗中很受重视。肾上腺功能不全者可给予氢化可的松。

(三)甲状旁腺功能亢进

1.病理生理

甲状旁腺激素的生理作用为调节细胞外钙离子吸收,动员骨钙进入循环,造成骨内钙含量下降。甲状旁腺功能亢进的原因包括良性甲状旁腺瘤、甲状旁腺癌或甲状旁腺增生引起甲状旁腺素分泌过度等。其中,良性肿瘤占 90%,甲状旁腺癌少见。甲状旁腺功能亢进的临床表现为高血钙、内脏器官钙化、溶骨性改变(如骨骼变形、病理性骨折等)、心电图改变(P-R 间期延长及 Q-T 间期缩短),个别患者可合并胰腺炎、心力衰竭等。术前应积极治疗,血钙浓度<3.5 mmol/L 为宜。

2.麻醉选择

麻醉方法的选择和管理与甲状腺手术基本相同。虽然有的患者存在肌无力症状,对去极化肌松药非常敏感,但由于高血钙对非去极化肌松药呈现抵抗作用,因此需加强对神经肌肉接头功能的监测并指导肌松药使用。甲状旁腺功能亢进患者存在不同程度的溶骨现象,因此搬动患者、安置体位时应轻柔,以防发生病理性骨折。术后近 1/3 患者可能发生低血钙,表现为口唇麻木或手足搐搦,严重者全身惊厥、喉痉挛,甚至窒息。术后应常备 10% 葡萄糖酸钙或氯化钙,出现症状者给予钙剂治疗,并保证呼吸道通畅。

二、乳腺手术麻醉

乳腺疾病见于各年龄段女性,以青壮年女性最多见。多数患者术前身体状况良好,麻醉处理相对简单,个别患者合并其他系统疾病,对麻醉选择有一定影响。根据患者的一般状况、手术部位及难易程度,考虑麻醉方法。可选择局部浸润麻醉、连续硬膜外麻醉和全身麻醉。

(一)乳腺良性疾病

乳腺良性肿瘤的手术方式多变,从单纯肿瘤切除到乳腺切除都有可能,可选择局部浸润麻醉、硬膜外麻醉和全身麻醉。

局部浸润麻醉适用于病变单一且较小,患者耐受能力较强的情况,但需注意短时间内反复多次注入局部麻醉药可能造成药物总量过多,从而发生局部麻醉药中毒。连续硬膜外麻醉根据手术部位可选择 $T_{2,3} \sim T_{5,6}$ 等部位进行穿刺置管。此类手术侵袭性不大,手术范围较小,只需低浓度和小剂量的局部麻醉药,就可满足手术要求,临床比较常用。对多发病变,或者根据患者意愿,也可选择全身麻醉。

(二)乳腺癌

可选择连续硬膜外麻醉和全身麻醉。

连续硬膜外麻醉可控性强,对循环、呼吸、代谢及肝肾功能影响小,患者术中神志清醒,术后护理方便,可保留硬膜外导管术后镇痛,但应注意对局部麻醉药浓度和剂量的掌握,低浓度和小剂量容易镇痛不全,高浓度和大剂量可使膈肌、肋间肌麻痹,致呼吸抑制而引起严重后果。硬膜外穿刺选择的部位属脊髓的中、高段,对操作技术要求较高,一旦出现神经损伤则后果严重。近年来,连续硬膜外麻醉已逐渐被全身麻醉取代。

全身麻醉是最常采用的麻醉方法,术中循环稳定,麻醉深度易于掌控。与硬膜外麻醉相比,术中镇痛效果好,安全性高,是危重患者和呼吸循环功能不良者的首选麻醉方法。对于老年患者的麻醉选择,主要取决于全身状况,麻醉药用量应使用其最小有效剂量。

三、消化道疾病手术麻醉

(一)胃肠手术

1.病理生理

胃肠道疾病可引起严重的病理生理改变。呕吐、腹泻、发热的患者,持续胃肠减压的患者和肠梗阻的患者,可出现脱水和营养障碍,严重者内环境紊乱,干扰脏器功能。肠梗阻时由于肠壁通透性增加及肠道菌群迁移,还可引起感染性休克。溃疡性疾病可能侵蚀血管,如果侵蚀到小血管,长期慢性失血可能引起术前贫血状态,起病隐匿,术前可达重度贫血程度,需进行输血治疗来纠正患者贫血状态,提高氧储备能力,保证手术安全;如果侵蚀到大血管,还可发生急性大出血,低血容量性休克,需立即采取相应抢救措施。胃肠手术的预后很大程度上取决于患者术前的生理状态和患者对麻醉及手术的耐受能力。

2.麻醉选择

上消化道手术对心血管和呼吸系统都有影响。根据患者临床状况,可选择连续硬膜外麻醉或全身麻醉。

单独硬膜外麻醉难以完全阻断自主神经上行通路,内脏牵拉反射不能完全抑制,且常限制呼吸肌运动,不利于通气,同时胃肠道疾病常合并不同程度的内环境紊乱。因此除非手术时间短,侵袭程度很轻,胃肠手术很少单独采用硬膜外麻醉,多采用全身麻醉。

全身麻醉是目前最常采用的麻醉方法。胃肠道疾病由于胃肠功能紊乱,常合并梗阻等原因,麻醉诱导时发生呕吐或反流的可能性大于一般手术,一旦发生可导致急性呼吸道梗阻、吸入性肺炎或肺不张等严重后果,应采取有效预防措施,如胃肠道准备、麻醉前放置胃管等。麻醉诱导推荐采用静脉快速诱导,在肌松药辅助下进行气管内插管以控制通气。有肠梗阻的患者麻醉诱导时尽量避免使用去极化肌松药,如琥珀酰胆碱,因可引起胃内压增高,增加反流误吸的发生率。面罩辅助通气过程中可通过体位调整,压迫环甲膜等方法,预防和减少反流误吸的发生。维持麻醉可采用全凭静脉麻醉、吸入麻醉或静脉吸入复合麻醉。

需注意术前接受肠道准备的患者,因富含电解质的肠道液体大量丢失,可能出现脱水,如不补充,在麻醉期间极易发生液体容量不足和低血压,接受硬膜外与全身联合麻醉的患者尤其严重。手术期间应注意补充液体容量,以胶体溶液为优先考虑。胃肠手术时间通常较长,术中热量和蒸发量大,建议进行体温监测并采取积极措施保持患者体温恒定,改善预后。

(二)急性阑尾炎手术

急性阑尾炎是普通外科最常见的疾病,在急诊手术中占有很大比例。阑尾炎通常局限在下腹部,全身症状较轻,机体内环境改变不明显。通常手术时间较短,可采用局部浸润麻醉、连续硬膜外麻醉、脊硬联合阻滞麻醉和全身麻醉等方法。

局部浸润麻醉不能抑制内脏牵拉反射,只适用于体形较瘦,阑尾位置靠近腹壁的患者,目前临床较少采用。

连续硬膜外麻醉和脊硬联合阻滞麻醉是最常采用的麻醉方法。脊硬联合阻滞麻醉起效迅速,效果确切,麻醉平面易于调控,临床应用广泛,但穿刺位置较低,一旦手术时间过长,麻醉平面难以维持,可能出现较严重的牵拉反应及镇痛不全。对于肥胖患者,手术暴露困难,局部粘连严重,阑尾位置特殊等预计手术难度较大、需时较长的情况,建议选择连续硬膜外麻醉或全身麻醉。另外,手术期间,探查阑尾或牵拉摆放肠道时,应注意肠道或肠系膜牵拉造成的反射性心率减慢、低血压,甚至心搏骤停,一旦发生应立即停止刺激,必要时使用阿托品治疗。

（三）腹部外疝手术

腹部外疝手术是普通外科另一常见手术，手术通常比较简单，耗时较短，麻醉方法参照阑尾炎手术。但遇有嵌顿疝、绞窄疝等病情比较复杂，尤其病史较长者，肠管情况难以预料，且可能合并不同程度的内环境紊乱，需慎重对待。建议采用全身麻醉较为安全。

（四）肛管手术

可采用局部浸润麻醉、骶管麻醉、鞍区麻醉、脊硬联合阻滞麻醉等。

局部浸润麻醉较常采用。由于肛周区神经分布丰富，局部浸润麻醉应注射一圈，特别是两侧与后方要阻滞完全。其适用于手术范围小的肛门部手术，如单纯痔结扎切除、内痔注射、肛裂切除、浅表肛瘘切除、血栓外痔切取血栓等。

骶管是硬膜外腔的一部分，骶管麻醉是硬膜外麻醉方法的一种，可采取简易骶管麻醉穿刺法，即以 7 号注射器短针头在骶裂孔上方凹陷处穿刺注药。因骶裂孔解剖变异较多，骶管麻醉穿刺困难或失败的概率较高，对骶裂孔辨认不清时应选择鞍区麻醉或脊硬联合阻滞麻醉比较可靠。

四、肝胆胰疾病手术麻醉

（一）肝脏手术

1.病理生理

肝脏具有极其复杂的生理生化功能，肝功能障碍患者的病理生理变化是全身性和多方面的。肝脏疾病常起病隐匿，围手术期风险取决于疾病的性质，严重程度和肝功能损害程度。手术对肝脏功能的损害主要是缺血-再灌注损伤，其次是组织损伤。肝脏患者常合并肝功能储备减少，因此对缺血-再灌注损伤尤其敏感，可在肝切除前钳夹肝动脉和门静脉实行缺血预处理，使肝脏在后续的延长缺血中得到保护，减轻损伤。常温下肝门阻断时间不宜超过 20 分钟。肝动脉血流具有自我调节机制，在一定程度上可以保证肝脏的血供。术中对氧需求的增加，可通过气管内插管控制通气以增加氧摄取来实现。

2.麻醉选择

气管内插管全身麻醉是肝脏手术最主要的麻醉方法，关键在于麻醉用药、麻醉技术和手术操作对肝血流量的影响。控制失血及保护肝功能是麻醉和手术的主要原则。手术本身对肝脏的自主神经有抑制作用。现在临床使用的异氟烷、七氟烷及地氟烷对肝血管抑制很轻，且在体内代谢极低，毒性很小，可安全的用于临床。但对首次应用氟烷后发生原因不明的发热、黄疸，或在短期内(28 天)使用过氟烷，以及有活动性肝炎及严重肝功能衰竭的患者，以避免使用氟烷为好。许多麻醉药物(如瑞芬太尼)并不通过肝脏代谢，持续输注是术中镇痛的良好选择；阿曲库铵、顺式阿曲库铵是通过假性胆碱酯酶代谢，肾脏排泄，是肝功能异常患者的首选药。丙泊酚用于肝脏手术是安全的，丙泊酚辅以瑞芬太尼及肌松药的全凭静脉麻醉方法，术中能达到满意的麻醉效果，并减轻肝脏负担，改善患者预后，这种方法已成为临床肝脏手术的主流，但术后需注意及时追加镇痛药物。

3.麻醉管理

肝脏患者的术中管理比麻醉方法更为重要。术中管理的焦点是维持血流动力学稳定，尽可能维持有效的肝血流以保持良好的肝供氧，保护和支持肝脏的代谢。应遵循如下原则。

(1)做好充分的术前准备，尽一切可能纠正内环境紊乱。合并凝血障碍的患者，常使用新鲜冰冻血浆，因其包含丰富的凝血因子，可以改善凝血功能。

(2)术中减少一切不必要的用药，以减轻肝脏负担。

(3)术中监测应根据患者的术前状态、手术情况以及预计失血的情况进行选择。有创动脉压监测用于血流动力学波动较大(如阻断门静脉)或需频繁抽血检查的手术。中心静脉压监测利于控制中心静脉压，并利于药物输注。血气监测在肝脏手术中非常重要，能快速鉴别贫血，代谢异常及呼吸功能不全。肝脏手术时间长，大量输液，易使机体热量丧失，需监测体温，积极使用体温保护措施。

(4)术中力求血流动力学平稳，维持肝血流。降低中心静脉压可减少肝脏充盈，显著减少术中失血，因此避免中心静脉压过高是减少术中失血的重要策略，中心静脉压控制在 0.40～0.67 kPa(3～5 mmHg)的水平是适宜的。降低中心静脉压最常用的方法是在肝切除前限制补液，但应避免因有效血容量不足引起的低血压和肾脏、肝脏血供减少的发生，可用血管活性药物维持血压，保证灌注。但血管收缩药物也会引起内脏血管收缩，肝脏缺血。因此，必须在维持一定血压和控制低血容量之间取得平衡。在液体容量补充上，优先选用胶体溶液已达成共识。

(二)胆道系统手术

1.病理生理

胆道系统梗阻(包括结石和肿瘤)，胆汁淤积可造成肝功能损害，凝血因子合成减少，维生素 K 吸收障碍，影响凝血功能。黄疸与围手术期肾功能损害关系密切,术前应仔细评估。胆道系统自主神经丰富,迷走神经密集,在游离胆囊床、胆囊颈及探查胆总管时或胆道压力过高,冲洗过快时,可发生"胆-心反射"及"迷走-迷走反射"。

2.麻醉选择

(1)麻醉方法同肝脏手术,主要是全身麻醉。

(2)因迷走神经反射常见,监测非常重要,尤其是要保持与手术操作的同步化,建议常规监测有创动脉压和心电图。此外,黄疸患者常合并较复杂的凝血异常,更易出血而发生低血压危象和肾功能衰竭,应通过监测中心静脉压来指导液体平衡,加强循环容量的补充,特别是胶体溶液及血浆的补充。

(三)胰腺手术

1.胰腺导管腺癌

(1)病理生理:胰腺导管腺癌是最常见的上皮组织外分泌性肿瘤,80%~90%位于腺体头部。胰头癌及十二指肠壶腹癌常需行胰十二指肠切除术。该类手术侵袭范围大,时间长,加上术前患者常合并黄疸、低蛋白血症及肝功能异常,手术野渗血渗液多,易致循环容量减少,手术中应积极输血输液,维持循环稳定,保护肝肾功能。

(2)麻醉选择:胰腺手术患者通常存在多种合并症,且手术使机体储备能力降低,因此合并症及其对全身状态的影响成为麻醉考虑的重要方面。麻醉方法同肝、胆手术,主要是全身麻醉。所有接受胰腺手术的患者都需要开放大管径的静脉通路、气管插管和控制呼吸。手术侵袭范围较大时,应考虑使用有创监测,术后镇痛治疗及监护病房支持治疗。

2.胰岛素瘤

(1)病理生理:胰岛素瘤是胰岛细胞肿瘤中最常见的一种,恶性比例低于10%。患者有低血糖症状,包括癫痫发作、唤醒困难、昏睡等,还可引起儿茶酚胺释放,导致出汗、焦虑和心悸。禁食期间及术中处理肿瘤时,需备有50%的葡萄糖溶液和钾溶液,对血糖和电解质的严密监测应从术前晚开始,持续整个围术期。手术操作时可能出现剧烈变化,尤应注意。

(2)麻醉选择:选择全身麻醉。二氮嗪能够有效地控制60%患者的低血糖,但可能会引起麻醉中长时间低血压,应在手术前至少一周停药。七氟烷具有抑制胰岛自发分泌的作用而受到推荐,异氟烷对代谢影响很小也可使用。丙泊酚静脉麻醉对血糖的控制无明显影响,临床应用广泛。

(四)门静脉高压症患者的麻醉

1.病理生理

门静脉高压症形成后可发生下列病理生理变化:脾大、脾功能亢进、交通支扩张。最大的临床意义是胃底、食管交通支扩张,常易破裂引起大出血,失血性休克,加重肝脏功能损害,腹水形成,肝功能损害,凝血功能改变。Child-Pugh 评分将不同程度的血清胆红素、腹水、血清清蛋白浓度、凝血酶原时间及肝性脑病5 个指标,分为 3 个层次计分,是当今国际通用的肝硬化储备功能的分级标准,对术前评估、指导治疗、判断预后及药物疗效均有重要参考价值(A 级:1 和 2 年的生产率分别是 100% 和 85%;B 级:80% 和 60%:C 级:45% 和 35%。)。门静脉高压症患者的心血管功能总的特点为高动力循环状态即高心排血量、低外周血管阻力,对儿茶酚胺的敏感性降低。放腹水可降低腹压从而改善心血管功能,应在密切监测基础上缓慢进行。

2.麻醉选择

选择全身麻醉。肝功能障碍常并发腹水、水肿、低蛋白血症、电解质紊乱。低蛋白质血症时,药物与蛋白质结合减少,有药理活性的部分增多,可能发生"意外的"药物敏感性增强。

麻醉管理原则与肝脏手术的管理原则相同。

(五)肝移植患者的麻醉

1.麻醉选择

选择全身麻醉。丙泊酚辅以瑞芬太尼及肌松药的全凭静脉麻醉方法,可减轻肝脏负担,最为常用。异氟烷使肝脏供氧和耗氧关系更为合理,也可使用。阿曲库铵、顺式阿曲库铵不经肝脏代谢,为首选药。使用经肝脏代谢的肌松药(如维库溴铵或罗库溴铵)时应使用肌松监测仪。高潮气量、低频率机械通气,加入0.5 kPa 的呼气末正压通气有助于维持足够的肺泡通气量,并可防止气栓的发生。

2.麻醉中监测

心血管功能不稳定,大量失血,低体温,迅速而显著的电解质和酸碱平衡紊乱及凝血障碍在肝移植手术中很常见,必须加强监测。

(1)血流动力学监测:包括心电图、有创动脉压、中心静脉压和肺动脉压及心排血量测定等。当肝移植过程中经常出现血压变化和血流动力学不稳定的情况时,必须对心脏前负荷和心功能进行评估。右颈内静脉放置两个导管,一个用于快速扩容及必要时连接静脉-静脉旁路；另一用于肺动脉导管,肺动脉导管可对右心室舒张末期容积和心排血量进行持续监测,但由于并发症及准确性方面的原因,应用不是很广。经食管超声心动图相对无创,可提供连续的心室及瓣膜功能及前负荷监测,对空气或栓子栓塞也可及时诊断,应用越来越广。

(2)连续监测动脉血气,分析酸碱状态、电解质、葡萄糖及血细胞比容等。由于高血糖在脑缺血-再灌注损伤中的不利效应,应尽量维持血糖在正常范围内。

(3)监测凝血酶原时间、部分凝血酶活酶时间、纤维蛋白原、血小板计数、纤维蛋白裂解产物等,分析凝血功能的变化。血栓弹性描记器显示血凝块的形成速度、硬度及稳定性,可用于指导凝血治疗。

(4)神经功能监测可为脑的状况及麻醉深度估计提供资料,新肝再灌注可能产生暂时的等电位大脑活动。目前主要采用颅内压监测和脑电双频指数监测。

(5)尿量监测可以反映组织的灌注情况。在无肾功能不全和未应用利尿剂的情况下,0.5～1 mL/(kg·h)的尿量表明液体容量充足,心血管功能正常。如给予充足的液体治疗后尿量依旧很少,可应用利尿剂。

3.麻醉管理

麻醉管理的基础是全面的了解病因、治疗及手术操作的影响。

(1)必须建立快速输液通路,能在必要时快速大量输血输液。

(2)体温监测和管理:肝移植手术由于失血量大,需大量输血输液,无肝期机体产热减少,再灌注期热量丧失等原因极易导致低体温。体温过低将使心血管系统、神经系统功能抑制,肝血流和肝代谢降低,并使凝血机制受损、血小板功能障碍,加重凝血系统紊乱,必须进行体温监测,积极维持体内热量平衡,纠正体温调节紊乱。可采用鼻咽温度电极或鼓膜温度电极,因放置食管温度电极有引发食管静脉曲张破裂出血的危险,应尽可能避免。应采取加温和保温措施,包括升高环境温度;使用强力暖风机连接变温气毯,变温气毯覆盖及置于患者身下以保证热量供应;使用密闭呼吸回路;静脉输入温液体及温血;温液体冲洗及灌注等。

(3)血流动力学管理:迅速而严重的血流动力学变化很常见,通常继发于手术操作,如钳夹血管,突然出血和肝的再灌注等。在切除肝脏的过程中,钳闭下腔静脉和门静脉时会明显降低静脉回流,使心排血量为40%～50%,同时伴有动脉血压显著下降。解决方法包括静脉-静脉转流,下腔静脉部分钳闭等技术,可减少心排血量,减弱血流动力学变化,维持血压稳定。

供体肝中常含有低温保护液,其中混有大量高钾溶液、炎症因子和介质。新肝再灌注过程中,混有这些液体的血液进入循环,可出现血流动力学严重不稳定,表现为心率、心肌收缩性和外周血管张力明显降低,常伴有动脉低血压。这一现象称为"再灌注综合征"。再灌注阶段常可发生心律失常、心力衰竭及气体栓塞,是术中死亡的主要原因。下腔静脉吻合期间,用冷生理盐水通过门静脉冲洗肝脏,可冲掉供肝的保存液、代谢产物和空气。吻合完成后,密切观察血流动力学状态的同时逐步开放门静脉和下腔静脉,以免大量胃肠道血液和残留的肝保存液快速回心;新肝进入循环前给予大剂量糖皮质激素,抑制免疫反应,以上措施可有效降低"再灌注综合征"的严重程度。不严重的"再灌注综合征"通常持续时间较短,不需治疗;较严重者需使用血管升压药支持,常用药物有肾上腺素和去甲肾上腺素。

(4)输血和输液:肝移植手术失血量较大。出血通常不是由于大血管的吻合存在问题,而是由于门、体静脉间复杂的侧支血管引起。术中常需大量补液以满足组织器官,尤其是肾脏灌注。循环容量的补充优先选用胶体溶液,不含乳酸的晶体溶液如醋酸林格液,既可维持体内电解质平衡,又可避免进一步的乳酸中毒。新鲜冰冻血浆因含有丰富的凝血因子而常规使用。红细胞悬液(比容40%～50%)提高血液的携氧能力,增加组织器官的供氧,经常使用。血液保护措施可以降低血制品的用量。另外,液体及血制品应加温后输入,以维持患者体温。大量输入胶体溶液、晶体溶液和血制品,可能增加肝脏充盈,导致术中失血量增加,也通过血液稀释作用而使凝血异常更加严重,同时在新肝再灌注的早期存在循环容量过负荷的风险,而过度限制循环容量常需使用大量血管收缩药物,存在全身尤其是肾脏低灌注的风险,因此必须在维持一定血压和控制低血容量之间找到平衡。中心静脉压控制在 $0.40～0.67$ kPa($3～5$ mmHg)的水平是适宜的,对低血压患者,应该首先纠正低血容量,在此基础上使用血管收缩药物。

(5)电解质管理:库存血的钾负荷很高,快速输库存血可能出现高钾血症,尤其在合并肾功能不全和酸中毒时。因此,必须常规检测血钾浓度,积极治疗高钾血症。措施包括葡萄糖-胰岛素注射,利尿,用洗血细胞机洗涤库存血及血液滤过等。低钾血症危险性小一些,常在手术后期因移植的肝对钾的再摄取而发生。补钾应慎重,警惕过度治疗。

(6)凝血机制紊乱的处理:大量输液的稀释,病理性纤维蛋白溶解,人工胶体溶液的影响和从新肝中释放的肝素样物质和炎症介质,使肝移植手术中存在纤溶过度的情况,可使用抗纤溶药治疗。血小板、血浆和冷沉淀仍然是凝血治疗的主要药物。维持体温正常也是保持凝血功能的重要手段。

凝血监测在处理术中出血方面有很重要的意义。除血小板计数外,血栓弹力图可以迅速地提供全血中血块形成的速度和机械强度信息,并可清楚监测出非正常纤维蛋白溶解,可指导治疗。同时,肝移植手术中血栓形成和高凝状态也可能引起致死性并发症。血栓性并发症可发生在手术的任何阶段,经食管超声心动图在快速诊断方面显示了优越性。术中和术后为避免血栓形成,血红蛋白输入应控制在 100 g/L 以内。

(7)脑保护:在病肝切除和新肝再灌注过程中,颅内压可能升高,颅内压低于 2.93 kPa(22 mmHg)是广泛接受的标准。当高于 2.93 kPa(22 mmHg)10 分钟以上时,应予以干预,方法包括头高位倾斜 30°,甘露醇或高张生理盐水注射等。过度通气可通过收缩血管迅速降低颅内压,但只作为紧急情况的急救措施而短时间采用,需避免脑血管长时间痉挛,导致供氧减少。

(8)手术后期管理:新肝的肝动脉流量具有压力依赖性,此时应维持全身动脉血压。如肝动脉流量仍然不足,应通过主动脉架桥重建肝动脉。新肝功能良好的标志是:肝动脉流量良好、早期形成胆汁、体温上升、凝血状态改善、酸中毒纠正、血钾降低和二氧化碳排出增加。

(9)肝移植手术后,患者转移到重症监护病房进行术后护理。

五、腹腔镜手术麻醉

腹腔镜手术具有术后疼痛轻、活动早、美容效果好、住院时间短等优点,在普通外科手术中所占比例越来越大。近年来,腹腔镜的适用范围逐渐扩大,一些高龄和危重患者也成为手术适用人群,这使麻醉医师面临严峻考验。一方面,腹腔镜手术可能严重影响这些患者的心血管功能和呼吸功能;另一方面,腹腔镜手术本身是一种微创操作,与开腹手术相比很有优势。麻醉医师必须对患者的情况进行更准确的评估,对可能出现的并发症早期诊断、早期处理,避免不良后果的发生。

腹腔镜手术必须向腹腔内注入气体(通常是二氧化碳),形成气腹状态以利于手术操作。气腹和患者的特殊体位将导致一系列病理生理改变。患者的自身状况,包括病态肥胖,年龄及心肺合并症等,也决定着心血管反应发生的严重程度。麻醉医师需全面了解腹腔镜手术的病理生理改变,为外科手术提供更安全的技术支持。

(一)病理生理改变

病理生理改变最主要的因素是腹压和患者体位的影响。

建立气腹是向腹腔内充入二氧化碳气体,为腹腔内操作提供良好视野和足够空间。手术过程中不可避免的存在二氧化碳吸收,高碳酸血症本身可增加每分钟通气量,使交感神经兴奋,血压、心率和心肌收缩力增加,可导致心律失常。气腹必然会引起腹压升高,并对心血管系统、呼吸系统和神经系统产生显著影响,患者的不利体位将进一步影响心脏和肺功能,增加反流的风险,并可能导致神经损伤。

1.对循环系统的影响

最主要的血流动力学变化有动脉血压变化(低血压和高血压)、心律失常和心搏骤停。

腹压一般维持在 $1.60\sim2.00$ kPa($12\sim15$ mmHg)。不同水平的腹压影响不同,<2.00 kPa(15 mmHg)时,内脏血管床受到挤压,静脉回流增加,心排血量增加。同时,高碳酸血症使心脏的交感神经兴奋性增加,外周血管收缩,心脏充盈压增加,这是心排血量增加的另一个原因。而且,心脏的交感神经兴奋性增加也使体循环阻力增加,心指数降低。腹压 >2.00 kPa(15 mmHg)时,下腔静脉和血管床受压严重,静脉回流减少,可致心排血量降低和低血压。心律失常有快速型和缓慢型。快速型心律失常主要是由于二氧化碳吸收和儿茶酚胺水平增高。缓慢型心律失常包括心动过缓、房室分离、结性心律和心搏骤停等,原因包括气腹引起的腹膜牵张反应,迷走神经刺激,二氧化碳气栓等。

患者体位变化也影响心血管变化。头高位减少静脉回流和心排血量,结果是动脉压和心指数下降,外周血管和肺血管阻力增加。相反,头低位增加静脉回流,血压维持正常。心血管功能正常的患者可以很好的耐受前负荷和后负荷及体位变化,但患有心血管疾病的患者耐受能力降低,严重者可出现急性肺水肿,心脏功能衰竭,需对循环容量负荷、体位和气腹压力仔细地观察和调控。

2.对呼吸系统影响

腹腔镜引起的肺功能变化包括肺容量降低,气道压增加及由于腹压升高和患者体位变化引起的肺顺应性下降。

腹压升高使膈向头侧移动,一方面导致功能残气量降低,出现术中肺不张,通气-灌注比例失调;另一方面,还可使支气管插管的发生率增高。这些病理生理变化将引起缺氧和高碳酸血症,最终导致缺氧性肺血管收缩。气腹可降低呼吸系统顺应性,使气道压增加。高腹压使胸廓顺应性降低更多,并可由于肺泡压增加引起气胸和纵隔积气,尤其是有严重肺部疾病的患者,在行腹腔镜上腹部手术时更易发生。呼吸机制和血气变化也受患者体位和气腹时间的影响:头高位对呼吸功能的影响小,头低位对呼吸功能的影响大;气腹时间越长,二氧化碳吸收越多,血气变化越明显。

有严重肺功能障碍的患者,术前应做动脉血气分析和肺功能检查,术中应留置桡动脉套管针,监测血气变化。当术中发生难治性低氧、高碳酸血症,或高气道压时,应放掉气腹。如果缓慢充气,维持低腹压,仍发生以上并发症,必须转为开腹手术。

3.对神经系统影响

高碳酸血症、头低位和腹压升高,都会伴随颅内压高,进而引起脑灌注压降低,因此颅内压顺应性降低的患者进行腹腔镜手术是不适宜的。

(二)腹腔镜手术的禁忌证

(1)绝对禁忌证包括:休克,颅内压高,高度近视和(或)视网膜剥离,外科器械不足和监测设备不足。

(2)相对禁忌证包括:有肺大疱、自发性气胸病史,妊娠,威胁生命的急症等。长于6小时的腹腔镜操作常伴有酸中毒和低氧血症,需慎重考虑。新开展的腹腔镜操作,必须精心准备,慎重操作。

(三)麻醉方法

腹腔镜手术的麻醉,特别强调心血管稳定性好,药物短效、恢复迅速和术后疼痛轻等方面。气管内插管全身麻醉可以控制通气,是最安全和有效的方法。

吸入麻醉药和静脉麻醉药、阿片类镇痛药、肌松药都可用于腹腔镜手术麻醉,主要选择短效药物,如七氟烷、地氟烷、丙泊酚等。使用脑电双频指数监测来精确控制麻醉深度,可以明显减少麻醉药物需要量,缩短恢复时间。超短效阿片类镇痛药,如瑞芬太尼心血管反应轻,可提供良好的血流动力学稳定性,没有术后呼吸抑制和恢复延迟的风险,在腹腔镜手术中应用越来越广。肌松药以维库溴铵、阿曲库铵、顺式阿曲库铵和米库氯铵等中、短效药物为主,在神经肌肉阻滞监测的指导下使用,能实现术终神经肌肉阻滞的恢复。

气腹过程中需维持呼气末二氧化碳分压在正常水平。慢性阻塞性肺疾病患者和有自发性气胸、肺大疱病史的患者,增加呼吸频率好于增加潮气量,可降低气胸的风险。心功能不全的患者,应该避免使用对心脏有直接抑制作用的药物。输注血管扩张剂,如尼卡地平,降低气腹引起的心血管反应,对心脏病患者可能有益。腹腔镜手术中由于迷走神经紧张性增加,有反射增强的潜在可能,对阿托品的使用应持积极态度。

(四) 术中监测

腹腔镜手术中必须使用合适的监测项目,以减少并发症,确保麻醉安全有效。心电图、动脉血压、气道压、脉搏氧饱和度、呼气末二氧化碳分压、肌松监测都是常规使用项目。对于血流动力学不稳定或合并心肺功能障碍的患者及病态肥胖患者,应加用心血管监测和血气分析及尿量监测。

腹腔镜手术经常使用无创呼气末二氧化碳分压评估通气功能是否足够。但由于存在通气-灌注失衡,呼气末二氧化碳分压与动脉血二氧化碳分压相比,可能存在很大差异,心肺功能不全的患者,二者之间差异更大。因此,并存心肺疾病的患者和术中可能出现低氧、高气道压或呼气末二氧化碳分压升高的患者,需留置动脉套管针,持续动脉压监测和动脉血气分析。

肌松监测保证提供足够的肌肉松弛,良好的腹壁张力可减轻对腹压的依赖,并可避免患者的身体突然活动,减少器官意外损伤概率,非常实用。但在神经肌肉阻滞充分的情况下,可能发生麻醉深度不足引起患者知晓,使用脑电双频指数监测,可减少这种情况发生。此两项监测还可指导麻醉药用量,改善恢复质量。

(五) 腹腔镜手术的并发症

由于手术类型不同,外科医师受训程度和经验不同,腹腔镜手术的并发症差异很大。

1.腹膜外充气

因气腹针位置错误引起,可致血管内,皮下组织内,腹膜前间隙、内脏、网膜、肠系膜或腹膜后隙二氧化碳充气。

腹壁或腹膜血管撕裂,甚至直接血管内充气,可能导致气体栓塞,这种情况很少出现,但却是腹腔镜手术的致死性并发症。其表现为低血压、发绀、心律失常、心搏骤停。经食管超声心动图可以早期发现和确诊。如果怀疑有气栓,应立即停止注气,放掉气腹。患者转为左侧卧、头低体位,使气体转移到右心室顶端,防止进入肺动脉。纯氧过度通气,可加速二氧化碳排除,放置中心静脉导管吸出气体,随时准备心肺复苏。

二氧化碳皮下充气可引起皮下气肿,表现为胸壁或腹壁触及捻发音或握雪感,伴随气道压升高和呼气末二氧化碳分压升高,可致严重高碳酸血症和呼吸性酸中毒。多数患者不需要特殊干预,放掉气腹后会消退。

2.气胸

气腹时,气体可通过腹膜破口,或通过膈的先天缺陷(胸腹膜管未闭)进入胸腔而发生气胸,或由于气道压过高,肺大疱自发破裂也可导致气胸。气胸可以无症状,严重者也可表现为低血压和心搏骤停。治疗取决于心肺功能受抑制的程度,轻者可在严密观察下保守治疗,重者需做胸腔闭式引流。

3.纵隔积气和心包积气

皮下气肿从颈部延伸到胸腔和纵隔可能导致纵隔积气。纵隔气肿还可由于二氧化碳通过心包腔和腹腔间的胚胎性通道进入纵隔而形成。处理取决于心肺功能受损的严重程度。

4.血管损伤

意外损伤大血管,如主动脉、髂总动脉、下腔静脉等,可导致严重并发症,需立即转为开腹手术控制出血。其他小血管损伤,如腹壁血管等,可在腹腔镜下处理。

5.器官损伤

胃肠道损伤涉及小肠、结肠、十二指肠和胃,也有肝、脾和结肠系膜撕裂伤。腹腔镜手术前,胃肠减压和留置导尿管有一定保护作用。

六、其他手术麻醉

随着腔镜设备和外科手术技术的发展,微创手术应用范围越来越广,甲状腺腔镜、乳腺腔镜在临床也有应用。麻醉方法以全身麻醉为主。

第二章

抗菌术和灭菌术

第一节 外科灭菌和消毒法

一、热力灭菌和消毒法

(一)热力杀灭微生物的机制

热力是最古老,也是最有效的消毒灭菌法,可以杀灭各种微生物,但不同种类的微生物对热的耐受力不尽相同。如细菌繁殖体、真菌和酵母在湿热 80 ℃历时 5～10 分钟可被杀死,而真菌孢子比其菌丝体耐热力强,于 100 ℃历时 30 分钟才能被杀灭。细菌芽孢的抗热力要比繁殖体强得多,如炭疽杆菌的繁殖体在 80 ℃只能耐受 2～3 分钟,而其芽孢在湿热 120 ℃历时 10 分钟才能被杀灭。为了达到热力灭菌的目的,必须对不同抵抗力微生物的热力致死温度和时间有所了解。

热力杀灭微生物的基本原理是破坏微生物的蛋白质、核酸、细胞壁和细胞膜,从而导致其死亡。其中干热和湿热破坏蛋白质的机制是不同的,干热主要是通过氧化作用灭活微生物,而湿热使微生物的蛋白质凝固以致其死亡。在干热灭菌时,干燥的细胞不具备生命的功能,缺水更使酶无活力和内源性分解代谢停止,微生物死亡时仍无蛋白凝固的发生,死亡是由氧化作用所致。湿热使蛋白质分子运动加速,互相撞击,肽链断裂,暴露于分子表面的疏水基结合成为较大的聚合体而发生凝固和沉淀。蛋白质凝固变性所需的温度随其含水量而异,含水量越多,凝固所需的温度越低。

影响热力灭活微生物的外界因素很多。研究证明,溶液的类型、pH、缓冲成分、氯化钠和阳离子等对热力消毒均有一定的影响。如 pH<6.0 或>8.0 时,某些微生物对热的抵抗力降低;磷酸盐缓冲液能降低芽孢对湿热的抵抗力;微生物在高浓度的氯化钠溶液内加热,其抗热力降低。灭菌环境的相对湿度可决定微生物的含水量,相对湿度越高,微生物的灭活率越高。此外,气压直接影响着水及蒸汽的温度,气压越高,水的沸点越高,微生物的灭活率就越高。

(二)干热消毒和灭菌

1.火焰烧灼

其温度很高,可以直接灭菌,效果可靠,外科手术器械急用时可予以烧灼灭菌,但器械易遭破坏。

2.干热烤箱灭菌

干热烤箱灭菌是在烤箱内进行的,适用于玻璃制品、金属制品、陶瓷制品及不能用高压蒸汽灭菌的吸收性明胶海绵和油剂等物品,因为这些物品在高温下不会损坏、变质和蒸发,但不适用于纤维织物和塑料制品等灭菌。对导热性差的物品,适当延长高温的维持时间;对有机物品,温度不宜过高,因为超过 170 ℃就会炭化。

使用烤箱灭菌时,器械应先洗净,待完全干燥后再干烤。灭菌时间应从烤箱内达到所要求的温度时算起。物品包装不宜过大,粉剂和油剂不宜太厚,以利于热力穿透;物品之间留有空隙,以利于热空气对流。打开烤箱前待温度降至 40 ℃以下,以防炸裂。

3.红外线辐射灭菌

红外线有较好的热效应,以 1～10 μm 波长者最强,其灭菌所需温度和时间与用干热烤箱相同,可用于医疗器械的灭菌,但目前更多应用于注射器和安瓿的灭菌。

(三)湿热消毒和灭菌

1.煮沸

实用、简便而经济,适用于金属器械、玻璃、搪瓷及橡胶类等物品的消毒。橡皮、丝线及电木类物品可待水沸后放入,煮沸 10 分钟;金属及搪瓷类物品在水沸后放入,煮沸 15 分钟;玻璃类物品可先放入冷水或温水,待水沸后煮沸 20 分钟。上述物品在水中煮沸至 100 ℃,维持 10～20 分钟,一般的细菌可被杀灭,但芽孢至少需煮沸 1 小时,而有的甚至需数小时才能将其杀灭。煮沸消毒时,在水中加入增效剂可以提高煮沸消毒的效果。如在煮沸金属器械时加入碳酸氢钠,使成

1%的碱性溶液,可提高沸点至105 ℃,消毒时间缩短至10分钟,还可防止器械生锈。同样,0.2%甲醛、0.01%氯化汞和0.5%肥皂水(指加入后的浓度)均可作为煮沸消毒的增效剂,选用时应注意其对物品的腐蚀性。

锐利刀剪煮沸后,其锋利性易受损害,最好采用干热烤箱灭菌。疑有芽孢菌污染的器械,改用高压蒸汽灭菌。

煮沸消毒时注意事项:①先洗净物品,易损坏的物品用纱布包好,放入水中,以免沸腾时相互碰撞。水面应高于物品,加盖。自水沸腾时开始计算时间,如中途加入其他物品,重新计算时间。②消毒注射器时,应拔出内芯,针筒和内芯分别用纱布包好。③接触肝炎患者的器械,应煮沸30分钟。④高原地区气压低,沸点也低,一般海拔高度每增高300 m,应延长消毒时间2分钟,故可改用压力锅[其蒸汽压力可达1.3 kgf/cm²(1.21×10² kPa)]进行煮沸消毒,其中最高温度可达124 ℃左右,10分钟后即可达到消毒的目的。

2.低温蒸汽消毒

随着医学科学的不断发展,越来越多的医疗器械选用了不耐高温(121 ℃和134 ℃)的材质,从而灭菌方法不能选用高压蒸汽灭菌法,只能选用低温灭菌法。低温灭菌方法很多,在这几年中也发生了变化,由传统的化学消毒剂浸泡、熏蒸等方法发展到环氧乙烷、低温蒸汽甲醛灭菌和过氧化氢等离子等,目前已广泛用于怕高热器材的消毒,如各种内镜、塑料制品、橡胶制品、麻醉面罩和毛毡等。其原理是将蒸汽输入预先抽真空的高压锅内,温度的高低则取决于气压的大小。

低气压和低温度的蒸汽比相同温度的水有更大的消毒作用,这是因为蒸汽在凝结时释放出潜热,加强了消毒作用,而同样温度的水则没有潜热。例如80 ℃的低温蒸汽,可以迅速杀灭非芽孢微生物,但对怕热物品无明显损害。如在通入蒸汽之前加入甲醛,更可用以杀灭芽孢。

如低温蒸汽甲醛灭菌设备与预真空压力蒸汽灭菌器相似,采用预真空或脉动真空程序和甲醛气体与蒸汽输送混合程序,在73～83 ℃负压蒸汽下进行灭菌。不同于甲醛熏蒸,利用专门的设备精确控制甲醛加入的剂量、温度、湿度、作用时间、作用压力与作用状态,已作为常见的低温灭菌方法之一。它操作方便,容易掌握;周转时间快,1个周期4～6小时,作用速度能满足器材周转;容易穿透包装至深处,特别是管腔,灭菌效果佳,能杀灭所有微生物,包括芽孢;对器材的包装、功能无损害;对人安全无害,无残留物质污染环境;操作简易,短期培训即可掌握;运行成本低;监测方便,灭菌的物品质量得到了保证,降低医院感染率,满足了临床对灭菌物品的要求。

3.高压蒸汽灭菌

高压灭菌器有两大类:一种是较为先进的预真空压力蒸汽灭菌器,国外发达国家多已采用。灭菌器装有抽气机,用以通入蒸汽前先抽真空,便于蒸汽穿透。它具有灭菌时间短和损害物品轻微的优点,在物品安放拥挤和重叠情况下仍能达到灭菌,甚至有盖容器内的物品也可灭菌。整个灭菌过程采用程序控制,既节省人力又稳定可靠。国内最近投产 JWZK-I2A 型预真空压力蒸汽灭菌柜,性能良好。灭菌时最低真空度为 8.00 kPa(60 mmHg),最高温度为 132～136 ℃。另一种是目前广泛使用的下排气式高压灭菌器,其下部设有排气孔,用以排出内部的冷空气,分手提式、立式和卧式等类型。手提式是小型灭菌器,全重 12 kg 左右。立式是老式高压锅,使用时需加水 16 L 左右。卧式高压灭菌器可处理大量物品,最为常用,结构上有单扉式和双扉式两种,后者有前、后两个门,分别供放入和取出物品之用。灭菌室由两层壁组成,中有夹套,蒸汽进入灭菌室内,积聚而产生压力。蒸汽的压力升高,温度也随之升高。蒸汽压达103.95～137.29 kPa(1.06～1.40 kgf/cm²)时,温度上升至 121～126 ℃,维持30 分钟,能杀灭包括耐热的细菌芽孢在内的一切微生物,达到灭菌目的。

(1)适用范围:适用于各种布类、敷料、被服、金属器械和搪瓷用品的灭菌。对注射器及易破碎的玻璃用品,宜用干热灭菌。油脂、蜡、凡士林、软膏和滑石粉等不易被蒸汽穿透的物品灭菌效果差,宜用干热灭菌。一切不能耐受高温、高压和潮气的物品,如吸收性明胶海绵、塑料制品、橡胶和精密仪器等,可用环氧乙烷等消毒。

(2)使用方法:灭菌物品均须适当包装,以防取出后污染。物品包装不宜过大,每件不宜超过 30 cm×30 cm×50 cm,各包件之间留有空隙,以利于蒸汽流通。瓶、罐、器皿应去盖后侧放。灭菌开始时,先关闭器门,使蒸汽进入夹套,在达到所需的控制压力后,旋开冷凝阀少许,使冷凝水和空气从灭菌室内排出。再开放总阀,使蒸汽进入灭菌室。

到达灭菌所需时间后,立即熄火或关闭进气阀,逐渐开放排气阀,缓缓放出蒸汽,使室内压力下降至 0。灭菌物品为敷料包、器械、金属用具等,可采用快速排气法。如灭菌物品是瓶装药液,不宜减压过快,以免药液沸腾或喷出瓶外。将门打开,再等 10～15 分钟后取出已灭菌的物品,利用余热和蒸发作用来烤干物品包裹。

(3)高压蒸汽灭菌效果的测定。

热电偶测试法:使用时将热电偶的热敏电极插入物品包内,通过电流的变化反应测出作用温度,可从温度记录仪描出的记录纸上观察整个灭菌过程中的温度曲线。新式高压蒸汽灭菌器都带有热电偶和温度记录仪的装置。

留点温度计测试法:留点温度计的最高温度指示为 160 ℃,使用时先将其水银柱甩到 50 ℃ 以下,放在灭菌物品内,灭菌完毕后方可取出温度计观察温度数值。

化学指示剂测试法:将一些熔点接近于高压灭菌所需温度的化学物质晶体粉末装入小玻璃管内,在火上封闭管口,做成指示管。灭菌时将指示管放入物品内,灭菌完毕取出指示管,如其中化学物质已经熔化,说明灭菌室内的温度达到了指示管所指示的温度。常用化学物质的熔点为:安息香酸酚,110 ℃;安替比林,111~113 ℃;乙酰苯胺,113~115 ℃;琥珀酸酐,118~120 ℃;苯甲酸,121~123 ℃;二苯乙烯,124 ℃;硫黄粉,121 ℃,但国内多数医院所用的硫黄熔点为114~116 ℃,最低者仅 111.2 ℃,可见硫黄熔点法判断高压灭菌的效果是不可靠的。

1982 年上海市卫生防疫站研制了一种变色管,在 2% 琼脂内加入 1% 新三氮四氯溶液,趁热吸取溶液 1 mL 左右置入耐高压小玻璃管内,封口备用。使用时将其放入物品最难达到灭菌的部位。当灭菌时,温度达到(120±1)℃并维持15 分钟后,指示管内无色琼脂变为紫蓝色物质。若灭菌温度和时间未达到要求,则不会变色。

微生物学测试法:国际通用的热力灭菌试验代表菌株为脂肪嗜热杆菌芽孢,煮沸 100 ℃,致死时间为 300 分钟;高压蒸汽 121 ℃,致死时间是 12 分钟,132 ℃为 2 分钟;干热 160 ℃,致死时间为 30 分钟,180 ℃为 5 分钟。制成菌片,套入小封套,置入灭菌物品内部。灭菌完毕后,取出菌片,接种于溴甲酚紫蛋白胨液体培养管内,56 ℃下培养 24~48 小时,观察结果。培养后颜色不变,液体不浑浊,说明芽孢已被杀灭,达到了灭菌要求。若变成黄色,液体浑浊,说明芽孢未被杀灭,灭菌失败。

纸片测试法:现多采用 Attest™ 生物指示剂。高压蒸汽灭菌所用生物指示剂是以脂肪嗜热杆菌芽孢制备,干热灭菌和环氧乙烷灭菌所用生物指示剂则是以枯草杆菌黑色变种芽孢制备。

二、紫外线辐射消毒法

紫外线属电磁波辐射,其波长范围为 210~328 nm,其最大杀菌作用的波长为240～280 nm。现代水银蒸汽灯发射的紫外线 90％以上的波长在 253.7 nm。紫外线所释放的能量是低的,所以它的穿透能力较弱,杀菌力不及其他辐射。具有灭菌作用的紫外线主要作用于微生物的 DNA,使 1 条 DNA 链上的相邻胸腺嘧啶键结合成二聚体而成为一种特殊的连接,使微生物 DNA 失去转化能力而死亡。

临床上采用紫外线灯对空气进行消毒。在室内有人的情况下,为防止损害人的健康,灯的功率平均每立方米不超过 1 W。一般在每 10～15 m² 面积的室内安装 30 W 紫外线灯管 1 支,每天照射 3～4 次,每次照射 2 小时,间隔 1 小时,并通风,以减少臭氧;经照射,空气中微生物可减少 50％～70％。在无人的室内,灯的功率可增加到每立方米为 2～2.5 W,照射 1 小时以上。紫外线灯的强度和杀菌效能主要有 4 种方法:硅锌矿石荧光法、紫外线辐射仪测定、紫外线摄谱仪法和平皿培养对比法。

紫外线灯用于污染表面的消毒时,灯管距污染表面不宜超过 1 m,所需时间 30 分钟左右,消毒有效区为灯管周围 1.5～2.0 m 处。

三、微波灭菌法

研究表明,微波灭菌与其热效应和非热效应相关,后者包括电磁场效应、量子效应和超电导作用。微波的热效应是指当微波通过介质时,使极性分子旋转摆动,离子及带电粒子也做来回运动产热,从而使细胞内分子结构发生变化而死亡。但其热效应的消毒作用必须在一定含水量条件才能显示出来。微波灭菌作用迅速、所需温度低(100 ℃)、物品表面受热均匀,为灭菌提供了新的途径,有着广泛的应用前景,现已用于食品、注射用水和安瓿及口腔科器械的灭菌。

四、电离辐射灭菌法

利用 γ 射线、伦琴射线或电子辐射能穿透物品,杀灭微生物的低温灭菌方法,称为电离辐射灭菌法。电离辐射灭菌法的辐射源分两类:放射性核素 ^{60}Co γ 辐射装置源和粒子加速器。电离辐射灭菌法的灭菌作用除与射线激发电子直接作用于微生物 DNA 有关外,尚与射线引起细胞内水解离产生的自由基间接作用于 DNA 有关。它灭菌彻底,无残留毒性,保留时间长、破坏性小,适用于不耐热物品的灭菌,如手术缝线、器械、敷料、一次性塑料制品、人造血管和人工瓣膜及药物的灭菌。电离辐射灭菌将是 20 世纪 90 年代后工业发达国家中最为常用的灭菌方法。

五、化学药品消毒法

(一)醛类消毒剂

1.甲醛

通过阻止细菌核蛋白的合成而抑制细胞分裂,并通过竞争反应阻止甲硫氨酸的合成导致微生物的死亡,且能破坏细菌的毒素。甲醛对细菌繁殖体、芽孢、分枝杆菌、真菌和病毒等各种微生物都有高效的杀灭作用,对肉毒杆菌毒素和葡萄球菌肠毒素也有破坏作用,用 50 g/L 甲醛溶液作用 30 分钟可将其完全破坏。含 37%～40% 甲醛溶液能杀灭细菌、病毒、真菌和芽孢。10% 甲醛溶液可用作外科器械的消毒,浸泡 1～2 小时后,用水充分冲洗。

甲醛气体熏蒸有两种用途:一是在一般性密封的情况下消毒病室,用量为甲醛溶液 18～20 mL/m³,加热水 10 mL/m³,用氧化剂(高锰酸钾 9～10 g/m³或漂白粉 12～16 g/m³)使其气化。甲醛溶液的用量可依据病室内物品的多少做适当调整。密闭消毒 4～6 小时后,通风换气。二是用密闭的甲醛气体消毒间(或消毒箱)处理怕热、怕湿和易腐蚀的受污染物品。甲醛溶液的用量为 80 mL/m³,加热水 40 mL/m³,高锰酸钾 40 g/m³或漂白粉 60 g/m³。密封消毒 4～6 小时,如为芽孢菌,延长为 12～24 小时。

2.戊二醛

杀菌广,高效,快速,刺激性和腐蚀性小,被誉为继甲醇、环氯乙烷之后的第三代消毒剂。自发现戊二醛有明显的杀芽孢活性以来,许多科学家对其理化特性、杀菌活性、杀菌机制和毒性进行了广泛而深入的研究。研究表明,戊二醛具有杀菌广、高效、刺激性小、腐蚀性弱、低毒安全、易溶于水和稳定性好等优点。由于戊二醛类消毒剂价格低廉和独特的优点,作为一种高效消毒剂和灭菌剂已广泛应用于内镜等不耐热易腐蚀的医疗器械的灭菌。其灭菌作用主要依赖其分子结构中的两个自由丙醛作用于微生物的蛋白质及其他成分。

市售品为 25%～50% 酸性戊二醛溶液,性质稳定。用时加水稀释成 2% 戊二醛溶液。如加碳酸氢钠使成碱性戊二醛溶液(pH 7.5～8.5),则杀菌力增强,但稳定性差,贮存不超过 3 天,宜现用现配。常用 2% 碱性戊二醛溶液浸泡 10～30 分钟(一般病菌和真菌为 5 分钟,结核分枝杆菌和病毒为 10 分钟,芽孢菌为 30 分钟),可达到消毒目的。但当其含量下降到 1.98%±0.01% 时,灭菌剂就会失去有效杀菌及抑菌能力,通过对手术室使用中戊二醛 pH 监测发现,戊二醛被激活后 pH 保持在 7.30～7.60 时,具有强大的灭菌活性。通过 2 个周期悬液定量杀菌试验,证实戊二醛对大肠埃希菌(大肠杆菌)及金黄色葡萄球菌有较好的杀灭作用,当使用至第 32 天时,戊二醛已不能有效杀灭白假丝酵母,却仍可对大肠埃希菌及金黄色葡萄球菌进行有效杀灭。因此,手术室使用戊二醛消毒时,消毒时限为 32 天。

(二)烷基化气体消毒剂

本类消毒剂是一类主要通过对微生物的蛋白质、DNA 和 RNA 的烷基化作用而将微生物灭活的消毒剂,杀菌谱广,杀菌力强,其杀灭细菌繁殖体和芽孢所需的时间非常接近。环氧乙烷是其中一个代表,环氧乙烷穿透力强,不损坏物品,消毒后迅速挥发,不留毒性。本类消毒剂适用于怕热、怕潮的精密器械和电子仪器,以及照相机、软片、书籍的消毒。

环氧乙烷为易挥发和易燃液体,遇明火会燃烧爆炸,如与二氧化碳或氟利昂混合,则失去爆炸性。本品须装在密封容器或药瓶中。先将物品放入丁基橡胶尼龙布袋(84 cm×52 cm)中,挤出空气,扎紧袋口,将袋底部胶管与药瓶接通,开放通气阀,并将药瓶置于温水盆中,促其气化。待尼龙布袋鼓足气体后,关闭阀门,隔 10 分钟再加药 1 次,两次共加药 50～60 mL。取下药瓶,用塑料塞塞住通气胶管口,在室温放置 8 小时,打开尼龙布袋,取出消毒物品,通风 1 小时,让环氧乙烷挥发后即可使用。

环氧乙烷用量一般为 1.5 mL/L(1 335 mg/L),在 15 ℃消毒 16～24 小时,在 25～30 ℃消毒 2 小时。

本品应放阴凉、通风、无火电源处,轻取轻放,贮存温度不可超过 35 ℃。本品对皮肤、黏膜刺激性强,吸入可损害呼吸道。

(三)含氯消毒剂

含氯消毒剂的杀菌机制包括次氯酸的氧化作用、新生氧作用和氯化作用,其中以次氯酸的氧化作用最为重要。漂白粉是此类消毒剂的杰出代表,适用于食具、便器、痰盂、粪、尿及生活污水等的消毒。通常加水配成 20%澄清液备用。临用时再稀释成 0.2%～0.5%澄清液。加入硼酸、碳酸氢钠配制成的达金溶液、可用于切口冲洗,尤其是已化脓的切口。

(四)过氧化物类消毒剂

本类消毒剂杀菌能力较强,易溶于水,使用方便,可分解成无毒成分。其中过氧乙酸杀菌谱广、高效、快速。市售品为 20%或 40%溶液,消毒皮肤及手时用 0.1%～0.2%溶液,浸泡 1～2 分钟;黏膜消毒用 0.02%溶液;物品消毒用

0.042%～0.2%溶液,浸泡 20～30 分钟;杀芽孢菌用 1%溶液,浸泡 30 分钟。空气消毒用 20%溶液(0.75 g/m³),在密闭室内加热蒸发 1 小时,保持室温 18 ℃以上、相对湿度 70%～90%。污水消毒用 100 mg/L,1 小时后排放。高浓度过氧乙酸(指>20%)有毒性,易燃易爆,并有腐蚀性。

(五)醇类消毒剂

醇类消毒剂的杀菌作用机制主要为变性作用,干扰微生物代谢和溶解作用。醇类可作为增效剂,协同其他化学消毒剂杀菌。酒精能迅速杀灭多种细菌及真菌,对芽孢菌无效,对病毒作用甚差。皮肤消毒用 70%酒精擦拭。本品不宜用作外科手术器械的消毒。

(六)酚类消毒剂

酚作为原生质的毒素,能穿透和破坏细胞壁,进而凝集沉淀微生物蛋白质而致死亡,而低浓度的酚和高分子酚的衍生物则能灭活细菌的主要酶系统而致细菌死亡。

1.苯酚(石炭酸)

由于对组织的强力腐蚀性和刺激性,苯酚已很少用作消毒剂,仅供术中破坏囊壁上皮和涂抹阑尾残端之用。

2.煤酚

皂溶液能杀灭多种细菌,包括铜绿假单胞菌(绿脓杆菌)及结核分枝杆菌,但对芽孢菌作用弱。擦抹家具、门窗及地面用 2%～5%溶液;消毒器械用 2%～3%溶液,浸泡 15～30 分钟,用水洗净后再使用。因酚类可污染水源,已逐被其他消毒剂所替代。

酚类消毒剂被卤化后能增强杀菌作用,其中六氯酚是国外医院中用得较多的一种皮肤消毒剂。

(七)季铵盐类消毒剂

季铵盐类消毒剂是一类人工合成的表面活性剂或洗净剂,可改变细胞的渗透性,使菌体破裂;又具有良好的表面活性作用,聚集于菌体表面,影响其新陈代谢;还可灭活细菌体内多种酶系统。本类消毒剂包括苯扎溴铵(新洁尔灭)溶液和消毒净等品种,前两者使用较多。本类消毒剂能杀灭多种细菌及真菌,但对革兰氏阴性杆菌及肠道病毒作用弱,且对结核分枝杆菌及芽孢菌无效。其性质稳定,无刺激性。

苯扎溴铵消毒创面及黏膜用 0.01%～0.05%溶液,消毒皮肤用0.02%～0.1%

溶液;消毒手用 0.1%溶液,浸泡 5 分钟;冲洗阴道、膀胱用1:10 000～1:20 000的水溶液。消毒刀片、剪刀、缝针用 0.01%溶液,如在 1 000 mL 苯扎溴铵溶液中加医用亚硝酸钠 5 g,配成防锈苯扎溴铵溶液,更有防止金属器械生锈的作用。药液宜每周更换 1 次,注意勿与肥皂溶液混合,以免减弱消毒效果。

(八)碘及其他含碘消毒剂

碘元素可直接卤化菌体蛋白,产生沉淀,使微生物死亡,结合碘的渗透性能加强含碘消毒剂的杀菌效果。

1.碘酊

常用为 2%～2.5%碘酊。用于消毒皮肤,待干后再用 70%酒精擦除。会阴、阴囊和口腔黏膜处禁用。

2.碘伏

碘伏是碘与表面活性剂的不定型结合物,表面活性剂起载体与助溶的作用,碘伏在溶液中逐渐释出碘,以保持较长时间的杀菌作用,一般可持续 4 小时。

聚维酮碘是通过聚维酮与碘结合而制成,具有一般碘制剂的杀菌能力,易溶于水。含有效碘 1%的水溶液可用于皮肤的消毒,含有效碘 0.05%～0.15%的水溶液可用于黏膜的消毒。用含有效碘 0.75%的肥皂制剂可用作术者手臂及手术区皮肤的消毒。

近期已用固相法制成固体碘伏,含有效碘 20%,加入稳定剂和增效剂,大大增强其杀菌能力,且便于储存和运输。

(九)其他制剂

(1)器械消毒溶液:由苯酚 20 g、甘油 226 mL、95%酒精 26 mL、碳酸氢钠 10 g,加蒸馏水至 1 000 mL 配成,用作消毒锐利手术器械,浸泡 15 分钟。

(2)氯己定(洗必泰,双氯苯双胍己烷)是广谱消毒剂。它能迅速吸附于细胞表面,破坏细胞膜,并能抑制细菌脱氢酶的活性,杀灭革兰氏阳性和阴性菌的繁殖体和真菌,但对结核分枝杆菌和芽孢菌仅有抑制作用。本品为白色结晶粉末,难溶于水,多制成盐酸盐、醋酸盐与葡萄糖酸盐使用。病房喷雾消毒用 0.1%溶液,每天 2～3 次,每次约数分钟。外科洗手及皮肤消毒用 0.5%氯己定酒精溶液擦洗,创面及黏膜冲洗用 0.05%水溶液。金属器械的消毒用 0.1%水溶液,浸泡 30 分钟,如加入 0.5%亚硝酸钠也有防锈作用。

(3)诗乐氏是由双氯苯双胍己烷、戊二醛等制成的一种高效复合刷手液,具有迅速、持久的杀菌效应。本品可迅速杀灭甲、乙型肝炎病毒,对金黄色葡萄球菌、大肠埃希菌、铜绿假单胞菌和真菌均有极强的杀灭作用。pH 为 6.8～7.2,无刺激,无毒,可用于手术者手臂消毒,也可用于手术器械消毒。急用时直接用原液浸泡 2 分钟,平时可稀释至 5 倍,浸泡 5 分钟,用无菌水冲净。

(4)爱护佳是以 1%葡萄糖酸氯己定和 61%酒精为主要有效成分的消毒液,可杀灭肠道致病菌、化脓性球菌和致病性酵母,适用于手术前医护人员手的消毒。

第二节　手术室的灭菌和消毒

手术室的灭菌和消毒是一个很重要的问题。从手术室的建筑要求、布局及一些管理制度都要有利于灭菌的实施和巩固。如手术室内要划分无菌区和沾污区,并分别建立感染手术室、无菌手术室和五官科手术室。应采用牢固和耐洗的材料建造室顶和墙壁,以便于清洁;墙角做成弧形,以免灰尘堆积;地面有一定的倾斜度,低处留有排水孔,以便尽快排出冲洗地面的水。限制参观手术人员的数目。凡患有急性感染和上呼吸道感染者,不得进入手术室。凡进入手术室的人员,必须换上手术室专用的清洁衣裤、鞋帽和口罩。定期清洁和彻底大扫除制度极为重要。

一、空气消毒

消除空气中的微生物,可应用紫外线灯照射、化学药品蒸熏和过滤等方法。下面主要讲后面两种。

(一)药物蒸熏消毒

(1)乳酸消毒法:在一般清洁手术后,开窗通风 1 小时。按 100 m^3 空间,用 80%乳酸溶液 120 mL 倒入锅内,加等量的水,置于三脚架上,架下点一盏酒精灯,待蒸发完后熄火,紧闭门窗 30 分钟后再打开通风。在铜绿假单胞菌感染手术后,先用乳酸进行空气消毒,1～2 小时后进行扫除,用 1∶1 000 苯扎溴铵溶液擦洗室内物品,开窗通风 1 小时。

(2)甲醛消毒法:用于破伤风、气性坏疽手术后。按每立方米空间用 40%甲醛溶液 2 mL 和高锰酸钾 1 g 计算,将甲醛溶液倒入高锰酸钾内,即产生水蒸气,12 小时后开窗通风。

(二)过滤除菌法

空气滤器通常是用纤维素酯、玻璃棉、玻璃棉纤维的混合物、含树脂的氟化碳、丙烯酸黏合剂等制成。装有空气调节设备者,空调机的滤过装置要定期做细菌学检查。目前广泛运用各种净化装置,其程序包括污染空气的进入、前置过滤、高效过滤、净化空间和气流排出等。净化气流的方向有垂直层流式和水平层流式两种。凡达至 100 级的洁净技术,即允许含尘量为 3.5 颗/升,粒径为 0.5 μm,才符合空气消毒的要求。

二、手术器械、用品的消毒和灭菌

见前节有关内容。

三、感染手术后手套、敷料和器械的处理

见表 2-1 所示。

表 2-1 感染手术后手套、敷料和器械的处理

手术种类	手套、敷料的处理	器械的处理
化脓性感染手术	1:1 000 苯扎溴铵溶液浸泡 1~2 小时	1:1 000 苯扎溴铵溶液清洗后煮沸 10 分钟,锐利器械可浸泡 1~2 小时
铜绿假单胞菌感染手术	1:1 000 苯扎溴铵溶液浸泡 1~3 小时	1:1 000 苯扎溴铵溶液浸泡 1~3 小时,煮沸 10 分钟。锐利器械可浸泡 2 小时
破伤风、气性坏疽手术后	1:1 000 苯扎溴铵溶液浸泡 4 小时	1:1 000 苯扎溴铵溶液浸泡 2 小时,煮沸 20 分钟。锐利器械可浸泡 4 小时
乙型肝炎抗原阳性患者手术后	2%戊二醛溶液或 0.2%过氧乙酸溶液浸泡 1 小时	2%戊二醛溶液或 0.2%过氧乙酸溶液浸泡 1 小时
艾滋病病毒阳性感染手术后	焚烧	高压蒸汽 121 ℃15 分钟,或 126 ℃10 分钟;干热 160 ℃2 小时;煮沸消毒 100 ℃10~30 分钟

第三节 手术人员的准备

手术人员手臂皮肤的清洁与消毒,通常采用机械清洁法+化学消毒法和单纯化学消毒法,前者主要指普通肥皂洗手并刷手后涂抹新型灭菌剂或 0.5%碘伏

消毒液,后者则仅以自来水清洗双手臂后再涂抹灭菌剂消毒液,其后再穿无菌衣和戴无菌手套。有报道证实,以自来水清洗手臂后涂抹 0.5% 碘伏消毒液组的手部皮肤细菌检出率显著高于以 0.5% 碘伏消毒液刷手后再涂抹碘伏消毒液组,所以刷手比洗手方法对细菌清除率更高。虽然目前沿用多年的肥皂刷手法逐渐被化学灭菌法所代替,但其基本原则仍应遵守。认真洗手是控制医院感染的一项重要措施,是对患者和医护人员双向保护的有效手段。

一、洗手法

(一)准备工作

(1)先更换洗手衣、裤、鞋。要脱去套衫,内衣的衣领和衣袖要卷入洗手衣内。

(2)戴好无菌口罩和帽子。口罩须遮住鼻孔。帽子要盖住全部头发,不使外露。

(3)修剪指甲。

(4)手臂皮肤有化脓性感染者,不能参与手术。

(二)刷洗手、臂

(1)用肥皂洗去手、臂的污垢和油脂。

(2)如用酒精浸泡消毒者,取无菌刷蘸肥皂冻按下列顺序依次刷洗手、臂3 遍,共约 10 分钟:先刷指尖甲缝、手指、指蹼,然后刷手掌、手背、腕、前臂直至肘上 10 cm 处;刷洗时,双手稍抬高;两侧交替刷洗,一侧刷洗完毕后,取手指朝上、肘部朝下的姿势,用清水冲掉手臂上的肥皂沫。

(3)全部刷洗完毕后,用无菌小毛巾的一面依次擦干一侧的手、腕、前臂和肘部,取其另一面擦干另一侧的手臂。擦过肘部的毛巾不能再擦手部。

(三)消毒手、臂

(1)酒精浸泡法:将手臂浸泡在 70% 酒精内 5 分钟,浸泡范围至肘上 6 cm处。浸泡毕,取手指朝上、肘部朝下的姿势(如拱手姿势)沥干酒精,也可取无菌毛巾擦干。

(2)苯扎溴铵溶液浸泡法:仅需刷手、臂一遍。按上述同样方法将手臂浸泡在 0.1% 苯扎溴铵溶液内 5 分钟,并取小毛巾轻轻擦洗皮肤。浸泡完毕,取出手臂,也呈拱手姿势,令其自然干燥。

(3)碘伏洗手法:用含有效碘 1% 的吡咯烷酮碘溶液刷手、臂 3 分钟,流水冲净,再取少许刷手、臂 7 分钟,流水冲净后即可穿戴无菌手术衣和手套。

(4)诗乐氏液洗手法:手术前用清水冲洗手臂,勿用肥皂,然后取诗乐氏洗手液3~5 mL刷洗手臂,3分钟后用流水冲净。取无菌毛巾擦干手臂,再取0.5~1 mL揉搓双手、腕部和前臂,晾干2分钟后穿戴手术衣和手套。

(5)爱护佳液洗手法:手术前用普通肥皂液清洗双手及前臂,擦干后,取5~6 mL爱护佳液按通常洗手方法,擦洗双手及前臂3~6分钟,自然晾干后即可穿手术衣。

(四)接连进行手术时的洗手法

(1)在施行无菌手术后,需接连进行另一手术时,由他人解开衣带,将手术衣向内翻转脱下。脱衣袖时,顺带将手套上部翻转于手上。戴手套的右手伸入左手套返折部(不能接触皮肤),脱下左手套;未戴手套的左手拿右手套的贴皮肤面(不能接触手套的外面),脱下手套。重刷手、臂一遍,按同法进行浸泡或取碘伏、诗乐氏洗手液擦手一遍。

(2)在施行污染手术后,需接连进行另一手术时,重新刷洗手并消毒。

二、戴手套

(一)戴干手套法

先穿手术衣,后戴手套。双手可沾滑石粉少许,按图2-1所示戴上手套。注意在未戴手套前,手不能接触手套的外面;已戴手套后,手不能接触皮肤。最后,用无菌盐水冲净手套上的滑石粉。

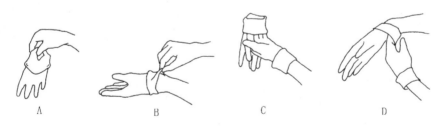

A　　　　　B　　　　　C　　　　　D

图2-1　戴干手套法

(二)戴湿手套法

先戴湿手套,后穿手术衣。戴手套方法如图2-2所示。注意戴好手套后,要抬手使手套内积水顺腕部流出。

三、穿手术衣

穿手术衣的方法如图2-3所示。注意将手术衣袖折压于手套腕部之内。

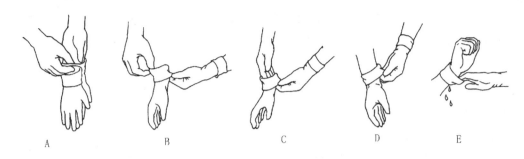

图 2-2　戴湿手套法

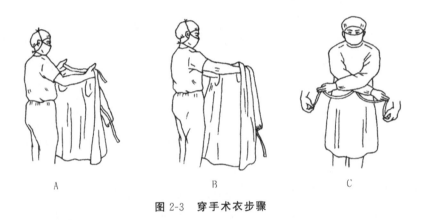

图 2-3　穿手术衣步骤

A.手提衣领两端抖开全衣;B.两手伸入衣袖中;C.提出腰带,由他人系带

第四节　手术区的准备

一、手术区皮肤消毒

手术区皮肤准备,除急症外,需于手术前完成。颅脑手术须于当日早晨或手术前一天下午剃光头发。手术区皮肤消毒的用药:均先用乙醚或汽油拭净皮肤上的油脂或胶布粘贴的残迹。

术前备皮可以降低手术切口被皮肤及毛发本身所携带的细菌污染的概率,降低术后切口感染的可能性。目前国内外常用的备皮方法有剃毛备皮法、脱毛剂备皮法、脱毛备皮法、不剃毛备皮法。常用的备皮用具有刮胡安全刀片、脱毛剂或电动剃毛器。清洁皮肤及剃毛备皮后皮肤细菌检出率可降至 20%～60%，提示清洁皮肤可以降低皮肤表皮携带细菌数量，且备皮时间与手术时间越近越好；手术日早晨用刮胡刀片备皮组感染率 6.4%，电动剃毛器备皮的感染率仅为 1.8%。对于剃毛与不剃毛备皮研究发现，不剃毛备皮组术后切口感染率低于剃毛备皮组，且脱毛剂对金黄色葡萄球菌、大肠埃希菌及铜绿假单胞菌等常见致病菌有一定的抗菌作用。因此提倡用电动剃毛器或化学脱毛法备皮。但需注意的是，无论使用何种备皮用具（刮胡安全刀片或电动剃毛器）都必须严格消毒。在使用化学脱毛剂前需做皮肤过敏试验。

(一)碘酊

用 2.5%～3% 碘酊涂擦皮肤，待碘酊干后，以 70% 酒精将碘酊擦净两次。

(二)苯扎溴铵酊或氯己定酊

适用于婴儿面部皮肤、口腔黏膜、肛门和外生殖器等处的消毒。用 0.1% 苯扎溴铵酊或氯己定酊溶液涂擦两次。

(三)吡咯烷酮碘

用 0.75% 吡咯烷酮碘溶液涂擦两次。

(四)点尔康

有多种商品名，均为碘伏制剂。涂擦手术区皮肤两次，不用酒精。

注意事项：涂擦上述药液时，应由手术区中心部向四周涂擦。如为感染伤口或肛门等处的手术时，应自手术区外周涂向感染伤口或会阴肛门处。皮肤消毒范围要包括手术切口周围 15 cm 的区域。已接触污染部位的纱布，不得接触清洁区。皮肤消毒时应注意夹持纱布的钳头要始终朝下，以防接触污染区后的消毒液流到钳柄再反流到皮肤污染术区。

二、铺无菌单，保护手术野

小手术仅盖一块孔巾。对较大手术，须铺盖无菌巾、无菌单等。除手术野外，至少要铺盖两层布单。顺序是由相对不洁区如下腹部、会阴部或操作者的对面开始，最后铺自己同侧，先铺四块小单，并用巾钳固定，防止移动。如果铺巾的位置不对则只可由内向外移，而不能由外向内移；然后再铺中单，中单铺好后，最后铺大单。大单头侧应盖过麻醉架，两边及足侧应超过手术台边缘 30 cm。铺好大单后，术区皮肤贴无菌塑料薄膜，应注意要与皮肤贴紧，防止气泡及皱褶。

第三章

围术期处理

第一节　术　前　准　备

术前准备最基本的内容是全面了解病情,包括病史、重要器官功能和危险因素的评估,以及完成针对性检查以确立疾病的诊断。无论手术大小,术前都应该认真完成术前小结书写、高年资医师手术审批等规范性步骤。针对手术的特殊准备也应包括在内。此外,术前还应把病情及治疗计划与患者及其家属充分沟通。

一、术前准备

(一)输血和补液

施行大、中型手术者,术前应做好血型和交叉配合试验,备好一定数量的血制品。对有水电解质和酸碱平衡失调及贫血的患者应在术前予以纠正。发热、频繁呕吐、消化道瘘等患者常有脱水、低钾血症及酸碱失衡的表现,都应检测动脉血气及血电解质浓度,针对性给予补充治疗,待其基本纠正之后再做手术。对于急症患者,也需在患者内环境基本稳定后再行手术。如果一味追求尽早手术,而忽视了内环境的失衡,患者常难以耐受手术创伤,术后很可能会出现器官功能障碍甚至衰竭,导致治疗失败。当存在大动脉出血、开放性气胸等危急情况时,则必须紧急手术。

术前判断患者的血容量状态很重要,可从体征(如皮肤弹性及舌部湿润度等)获得最基本的迹象,每小时尿量也是有价值的指标。重症、复杂患者则需根据中心静脉压测定值来判断。急性失血患者,可先给予血浆代用品以快速纠正其低血容量状态;然后,再根据血常规检测结果决定是否需要补充血制品;若血红蛋白浓度低于 70 g/L,血细胞比容低于 30%,应给予浓缩红细胞。老年、心肺功能不良者,补充血制品的指征可放宽,血红蛋白浓度以达到 100 g/L 水平为宜。慢性贫血患者由于其对低血红蛋白水平已有耐受性,且其血容量已处于相对平衡的状态,因此只需小量补充浓缩红细胞以改善贫血状态,若过量补充则反而会有诱发心力衰竭的危险。

(二)营养支持

慢性病及恶性肿瘤患者的营养不良发生率较高。营养不良者的免疫功能及组织愈合能力均很差,术后并发症的发生率明显增加,但改善其营养状态并非易事。存在的病因(如恶性肿瘤、消化道梗阻或瘘)使患者不可能在短期内口服摄入更多的食物。因此,一经诊断有不同程度的营养不良(根据体重变化、血浆清蛋白、前清蛋白水平等),就应施行 2 周左右的肠外营养或肠内营养。

(三)预防感染

术前应采取多种措施提高患者的体质,预防感染,如及时处理龋齿或已发现的感染灶、患者在术前不与罹患感染者接触等。术中严格遵循无菌技术原则,手术操作轻柔,减少组织损伤等都是防止手术野感染的重要环节。下列情况需要应用预防性抗生素:①涉及感染病灶或切口接近感染区域的手术;②肠道手术;③操作时间长、创伤大的手术;④开放性创伤,创面已污染或有广泛软组织损伤,创伤至施行清创的间隔时间较长,或清创所需时间较长及难以彻底清创者;⑤癌肿手术;⑥涉及大血管的手术;⑦需要植入人工制品的手术;⑧器官移植术。

(四)胃肠道准备

胃肠道手术患者在术前 1 天开始食用流质饮食;各类手术前 12 小时禁食;术前 4 小时停止饮水。这些常规措施可使胃保持空虚,防止麻醉或手术过程中因呕吐而发生呼吸道吸入。有幽门梗阻的患者在术前应行洗胃术。行结直肠手术的患者在手术前 1 天口服泻剂或行清洁灌肠术,并从手术前 2~3 天开始口服肠道抑菌药物(如卡那霉素、甲硝唑等),以减少肠道菌对手术野的污染。

(五)其他准备

手术前夜可酌情给予镇静药,以保证良好的睡眠。如发现患者出现与疾病无关的体温升高,或妇女月经来潮等情况,应延迟手术日期。患者在进手术室前应排尽尿液。估计手术时间长或是盆腔手术,应留置导尿管。由于疾病原因或手术需要,可在术前放置胃管。术前应取下患者的可活动义齿,以免麻醉或手术过程中脱落或造成误咽。手术区皮肤上的毛发一般不做常规剃除,位于头皮、腋部、会阴部的备皮范围以不影响手术操作为度。备皮宜在送手术室之前进行,避免因过早剃毛所致的皮肤微小破损而留存潜在的感染灶,增加术后感染的发生。

二、患者的心理及生理准备

患者及其家属对手术的认识不一。有些患者及其家属认为手术很简单,以往健康状态又很好,因此对可能发生的并发症或意外无思想准备;有些患者及家属则是对手术有明显的恐惧、焦虑情绪;这两种思想状态都应在术前予以纠正,既不能太乐观,也不要过分紧张。医护人员应从关怀、鼓励的角度出发,就病情、施行手术的必要性及可能取得的效果,手术的危险性及可能发生的并发症,术后恢复过程和预后,以及清醒状态下施行手术因体位造成的不适等,以恰当的言语和安慰的口气对患者做适度的解释,使患者能以正确的心态配合手术和术后治疗。同时,也应就疾病的诊断、手术的必要性及手术方式,术中和术后可能出现的不良反应、并发症及意外情况,术后治疗及预后估计等方面,向患者家属和(或)负责人做详细介绍和解释,取得他们的信任和同意,协助做好患者的心理准备工作,使整个治疗过程顺利进行。术前应履行书面知情同意手续,包括手术知情同意书、麻醉知情同意书、输血治疗同意书等,由患者本人或法律上有责任的亲属(或监护人)签署。遇到为挽救生命的紧急手术而家属来不及赶到时,必须在病历中有病情、紧急手术指征、上级医师的决定等详细记录。特殊情况下,需在术前向科室主任、医院相关部门汇报、备案。

术前与患者充分沟通的内容还包括:正确对待术后创口疼痛,理解术后早期下床活动的可能性及重要性;强调术后咳痰的重要性,并训练正确的咳痰方法等。

第二节 术后的常规处理

术后处理是围术期的一个重要阶段,是连接手术与术后康复之间的桥梁。术后处理得当,能减轻手术应激、减少并发症的发生。及时发现异常情况,并做积极处理,可使病情转危为安。

一、术后医嘱及术后病程记录

术后应立即完成术后医嘱及术后病程记录这两项医疗文件,特别是术后病程记录不能忽略。病情变化存在不可预见性,一旦术后发生病情突变,在场的急救医师唯有从术后病程记录中得知手术名称、术中发现及手术过程等信息,作为施行急救的重要参考资料。术后医嘱应很完整,包括生命体征监测、吸氧、静脉输液、抗生素及其他药物的应用,以及伤口护理,各种管道、插管、引流物的处理等。

二、卧位

术后卧式的选择是根据麻醉方式、患者状态、原发病的性质、术式等因素而定。除非有禁忌,全身麻醉尚未清醒的患者应平卧,头转向一侧,使口腔内分泌物或呕吐物易于流出,避免吸入气管。蛛网膜下腔阻滞麻醉的患者应平卧或头低卧位 12 小时,以防止因脑脊液外渗而致头痛。

颅脑手术后,如无休克或昏迷,可取 15°～30°头高脚低斜坡卧位。施行颈、胸手术后,多采用高半坐位卧式,以便于呼吸及有效引流。腹部手术后,多取低半坐位卧式或斜坡卧位,以减少腹壁张力。脊柱或臀部手术后,可采用俯卧或仰卧位。腹腔内有感染的患者,在病情许可情况下,尽早改为半坐位或头高脚低位。休克患者,应取下肢抬高 15°～20°、头部和躯干抬高 20°～30°的特殊体位。肥胖患者可取侧卧位,有利于呼吸和静脉回流。

三、监测

术后多数患者可返回原病房,需要监护的重症患者可以送进外科重症监测治疗室。常规监测的生命体征包括体温、脉搏、血压、呼吸频率、每小时(或数小时)尿量,出入水量。有心、肺疾病或有心肌梗死危险的患者应予无创或有创监测中心静脉压、肺动脉楔压及心电监护,采用经皮氧饱和度监测仪动态观察动脉血氧饱和度。

四、静脉输液

术后患者应酌情给予一定量的静脉输液。术中经手术野有不少不显性液体丢失,手术创伤又会使组织水肿,大量液体重新分布到第三间隙,可能使有效循环血量减少;患者术后又往往不能立即恢复摄食,因此静脉输液很有必要。术后输液的用量、成分和输注速度,取决于手术的大小、患者器官功能状态和疾病严重程度。肠梗阻、肠穿孔及腹膜炎等患者,术后 24 小时内需补给较多的晶体溶液。休克和脓毒症患者存在毛细血管渗漏现象,血管内水分渗漏至组织间隙后可使血容量不足,全身则出现组织水肿。此时应在限制晶体溶液的同时给予适量的胶体溶液。

五、预防性抗生素的应用

凡清洁类手术,如甲状腺手术、疝修补术等一般不用抗生素。对于可能有感染的手术,可在手术开始前 1 小时静脉给予一个剂量的广谱抗生素,如胆囊切除术等;胃肠道手术则可在术后第一天再加 1 次剂量。只有如器官移植、人工替代物植入等特殊手术,预防性抗生素的使用时限才需延长。对于已有严重感染或已存在感染的患者,抗生素是作为治疗措施,不属于预防性使用的范畴。

六、引流物的处理

根据治疗的需要,术后患者常需放置引流管。除伤口内放置的引流管外,还有放在体腔内和空腔器官内的引流管。各种引流管的安放均有一定的适应证和作用。术后对引流管要予以妥善固定,防止滑脱至体外或滑入伤口、体腔或空腔器官内。连接吸引装置要准确无误,并保持管道畅通。负压吸引装置的吸力要恰当,处理引流管时要严格执行无菌操作。每天需观察引流液的量和性质,并予以记录,以便比较和判断病情的变化。当今,由于手术技巧的成熟、麻醉的进步,手术器械也在不断改进和完善,手术的安全性已大为提高,许多手术已不再常规放置引流管,腹部手术对胃肠道的影响也更小,术后放置胃管也不再作为常规。

七、饮食

非腹部手术在麻醉作用消退之后,若患者无腹胀、恶心呕吐,从术后 6 小时就可开始少量饮水,然后较快地改为半流质或普通饮食。腹部手术对胃肠道的影响较大,其中主要是胃及结肠动力的恢复较慢,通常是在术后 2~3 天,待消化道动力恢复之后开始口服摄食,也先从流质饮食开始,逐步改为半流质和普通饮食。一些复杂患者,或存在严重腹膜炎者,肠功能处于障碍甚至衰竭状态,患者的自然摄食需在病情被控制平稳之后。若患者不能正常摄食超过 7 天,则需经静脉给予营养物质的补充。

八、活动

应鼓励患者在术后早期下床活动,这将有利于增加肺活量,减少肺部并发症,改善全身血液循环,促进切口愈合,减少因静脉血流缓慢并发深静脉血栓形成的发生率。在有良好的镇痛措施、留置的导管及引流管较少的情况下,患者在早期下床活动是完全可能的。早期活动还有利于患者肠道蠕动和膀胱收缩功能的恢复,减少腹胀和尿潴留的发生。有休克、心力衰竭、严重感染、出血、极度衰弱等情况,以及施行过有特殊固定、制动要求的手术患者,则不宜早期活动。

九、各种不适的处理

(一)疼痛

在麻醉作用消失后,会出现不同程度的切口疼痛。术后疼痛可使呼吸、循环、胃肠道和骨骼肌功能发生变化,甚至引起并发症。胸部和上腹部的术后疼痛,患者会自觉或不自觉地固定胸肌、腹肌和膈肌,不愿深呼吸,以致容易发生术后肺不张。术后由于活动减少,可引起静脉淤滞、血栓形成和栓塞。术后疼痛还会导致儿茶酚胺和其他激素释放,引起血管痉挛、高血压,严重时甚至发生脑卒中或心肌梗死。对术后疼痛采取有效的措施,不仅可避免上述各种问题,而且也能让患者早期下床活动。目前常用的措施是经硬膜外导管的镇痛泵药物(芬太尼等)阻滞,药物剂量很小,仅可以维持术后 1～2 天。

(二)呃逆

术后呃逆者并不少见,持续不断的呃逆使患者极为烦恼,影响休息和睡眠。术后 8～12 小时发生的呃逆多由神经刺激反射所致,常可自行停止。术后持续较久的呃逆,要考虑有无胃潴留、胃扩张等。施行上腹部手术后,患者如果出现顽固性呃逆,要警惕是否因有吻合口或十二指肠残端漏,导致膈下感染的可能。此时,应做计算机断层扫描或超声检查以助诊断。一旦明确有膈下积液或感染,需及时做针对性处理。对于一般的术后呃逆者,可采用压迫眶上缘,短时间吸入二氧化碳,抽吸胃内积气、积液,以及给予镇静或解痉药物等措施。不明原因而症状顽固者,可考虑在颈部用 0.25% 普鲁卡因做膈神经阻滞。

(三)腹胀

腹胀多见于腹部手术后。腹膜后的脊柱手术、肾切除术等也可引起术后腹胀。此时胃肠道功能受抑制,肠腔内积气过多。一般情况下,腹胀在术后 2～3 天即自行消退,不需特殊处理。如腹胀严重,可给患者放置胃管做持续性胃肠减压,或放置肛管排气减压。芒硝外敷脐部,针刺足三里、气海、大肠俞等穴位,也有减轻腹胀的作用。严重腹胀可因膈肌升高而影响呼吸功能,也可压迫下腔静脉而影响血液回流,会影响胃肠吻合口和腹壁切口的愈合。若术后数天仍有明显腹胀,且无肠鸣音闻及,要怀疑腹膜炎或其他原因所致的肠麻痹。如腹胀伴有阵发性绞痛,又有肠鸣音亢进,甚至有气过水声或金属音,则提示可能存在术后早期粘连性肠梗阻。虽不需要急症手术,但应做针对性的处理。

(四)术后发热

术后 1～3 天的发热属机体对手术创伤的应激反应,不需做特殊处理,更不应随意使用抗生素。对热度较高者（39 ℃），可采取降温措施，如酒精擦浴、冰袋置于体侧和头部等，以减轻患者的不适。常用的降温药是水杨酸盐类或吩噻嗪类药物，前者可使患者大量出汗而降低体温，后者直接作用于下丘脑，使周围血管舒张散热而降低热度。在小儿高热时不宜应用水杨酸盐类退热，以免出汗过多引起虚脱。若患者术后 3～4 天仍发热不退，则应考虑有感染性并发症的可能。首先应检查手术切口有无感染征象；其次应检查有无肺不张或肺炎，或肾盂肾炎、膀胱炎等；必要时需做血、尿检查，超声或计算机断层扫描等来获得感染灶的证据，并及时做针对性处理。对排除了各种感染可能性之后的高热者，若留有中心静脉营养导管，应怀疑导管性脓毒症的可能，应将其立即拔除。

十、缝线拆除

缝线的拆除时间根据切口部位、局部血液供应情况、患者年龄来决定。一般头、面、颈部在术后 3～5 天拆线，下腹部、会阴部在术后 6～7 天拆线，胸部、上腹部、背部、臀部在术后 7～9 天拆线，四肢在术后 10～12 天拆线（近关节处可再适当延长），减张缝线 14 天拆线。青少年患者可适当缩短拆线时间，年老、营养不良患者则应延迟拆线时间，还可根据患者的实际情况采用间隔拆线。

拆线时应记录切口及愈合情况，各分为 3 类。切口分为以下几种。①清洁切口（Ⅰ类切口）：即指无菌切口，如甲状腺患侧腺叶切除术的切口等；②可能污染切口（Ⅱ类切口）：指手术时可能带有污染的切口，如胃大部切除术的切口等；③污染切口（Ⅲ类切口）：指邻近感染区或组织直接暴露于污染或感染物的切口，如阑尾穿孔的阑尾切除术、肠梗阻的坏死肠段切除术的切口等。

切口的三级愈合分别如下。①甲级愈合：用"甲"字表示，指愈合优良；②乙级愈合：用"乙"字表示，指愈合处有炎症反应，如红肿、硬结、血肿、积液等，但未化脓；③丙级愈合：用"丙"字表示，指切口化脓，经引流等处理后愈合。应用上述分类分级方法，观察切口愈合情况并做记录。如甲状腺大部切除术的术后愈合优良，则记以"Ⅰ/甲"；胃大部切除术切口血肿，则记以"Ⅱ/乙"，余类推。

第三节　术后并发症的防治

术后并发症的种类很多，有些是各种手术后都可能发生的并发症，如术后出血、切口感染、切口裂开、肺炎、尿路感染等。另一些则是在某些特定手术之后发生的并发症,如甲状腺切除术后的甲状旁腺功能减退、肠吻合术后的肠瘘等。本节重点介绍前一类的并发症。

一、术后出血

术中止血不完善、创面渗血未完全控制、原痉挛的小动脉断端舒张、结扎线脱落、凝血障碍等,都是造成术后出血的原因。术后出血可以发生在手术切口、空腔器官或体腔内。腹腔手术后 24 小时之内出现休克,应考虑到有内出血,患者表现为心搏过速、血压下降、尿排出量减少及外周血管收缩。如果腹内持续大量出血,可致腹围增加,超声检查及腹腔穿刺有助于明确诊断,但穿刺呈阴性并不能完全排除其可能性。胸腔手术后,胸腔引流管的出血量若超过 100 mL/h,就提示有内出血;胸部 X 线片可显示胸腔积液。术后一旦出现循环衰竭,应首先考虑有内出血,但也要做必要的鉴别诊断,如肺栓塞、心律失常、气胸、心肌梗死和严重的变态反应等也都可能是循环衰竭的原因。当排除上述因素,且在输入足够晶体溶液和胶体溶液后休克征象及监测指标均无好转,或继续加重,或一度好转后又恶化时,则提示确有术后出血,应当迅速再手术止血。

二、切口并发症

(一)切口血肿

切口血肿是最常见的并发症,几乎都应归咎于止血技术存在缺陷。促成因素包括:药物(阿司匹林或小剂量肝素)、凝血功能障碍、术后剧烈咳嗽,以及血压升高等。其表现为切口部位不适、肿胀和边缘隆起、变色,有时经皮肤缝线渗出血液。甲状腺、甲状旁腺或颈动脉术后引起的颈部血肿特别危险,迅速扩展的血肿可压迫呼吸道而致患者窒息。切口小血肿能被吸收,但伤口感染概率增加。对于已有血液溢出的切口大血肿需在无菌条件下清除凝血块,结扎出血点,再次缝合伤口。

(二)切口血清肿

切口血清肿是伤口内的液体积聚,而不是积血或积脓,与手术切断较多的淋巴管(如乳房切除术、腹股沟区域手术等)有关。血清肿会使伤口愈合延迟,从而使发生感染的概率增加。对较大的血清肿可用穿刺抽吸法,再以敷料加压包扎。腹股沟区域血管手术之后的血清肿,抽吸有损伤血管的可能,常让其自行吸收。

(三)切口感染

发生切口感染的原因有很多,高龄、应用糖皮质激素、肥胖、营养不良等因素可使切口感染率明显增加。手术时间越长,切口感染的概率也就增加。放置引流管的伤口容易引发感染,目前提倡尽量少放引流管,已置的引流管也宜尽早拔除。切口感染还可能是院内感染的结果,住重症监护室较久的患者发生感染的概率增加。切口感染与局部情况密切相关,如局部组织缺血、坏死、血肿、异物等都易发生感染。若是在术后 3～4 天切口疼痛加重,伴有脉率加快和间歇性低热,伤口有红肿,且压痛加剧,则切口感染的诊断就可确立,但不一定已形成脓肿。可取切口分泌物做革兰氏染色检查和细菌培养,必要时拆除部分缝线,撑开切口取积液做涂片和培养。一旦确定伤口已感染化脓,则应拆开伤口缝线,冲洗并予以引流。感染伤口在敞开引流后一般不需要再用全身性抗菌药物。但对于面部切口感染、疑伴有脓毒症或扩展性蜂窝织炎者,应加用抗生素,以防感染扩展至颅内或全身。

(四)切口裂开

切口裂开大都发生于腹部正中线或腹直肌分离切口。患者营养不良、切口缝合技术有缺陷、切口内积血或积液感染者容易发生伤口裂开。此外还有多量腹水、癌症、肥胖、低蛋白血症等因素。手术后咳嗽、呃逆、呕吐、打喷嚏等使腹压力突然升高,也是切口裂开的原因。腹部切口裂开一般发生在手术后的 1 周内。腹部切口裂开有完全裂开及部分裂开两种:完全裂开是指腹壁缝线已断裂,网膜或肠襻从伤口内脱出,伴有较多的血性渗液流出;切口部分裂开则是深层组织已裂开而皮肤缝线尚完整,网膜或肠襻已达皮下。预防措施包括手术时加用全层腹壁减张缝线,术后 2 周再予以拆除;告知患者咳嗽时要合理用力,避免突然升高腹压;及时处理腹胀,腹部用腹带包扎等。对于腹部切口完全裂开者,应立即送手术室做再次缝合。继发于切口感染的切口裂开,肠襻或网膜已暴露于伤口底部,由于肠襻已与伤口粘连固定,若不发生肠梗阻,则暂不予以再手术。待感染控制后,切口底部形成肉芽组织,两侧皮缘可相向爬行而使切口愈合。对于腹部切口部分裂开者,一般不立即重做缝合,待以后再择期做切口疝修补术。

三、术后感染

(一)腹腔脓肿和腹膜炎

患者表现为发热、腹痛、腹部触痛及血白细胞增加。如为腹膜炎,应立即进行剖腹探查。如感染局限,行腹部和盆腔超声或计算机断层扫描常能明确诊断。腹腔脓肿定位后可在超声引导下做穿刺置管引流,必要时需开腹引流。选用抗生素应针对肠道菌,或根据药物敏感试验结果。

(二)真菌感染

临床上多为假丝酵母所致,常发生在长期应用广谱抗生素的患者。若有持续发热,又未找出确凿的病原菌,此时应想到真菌感染的可能性。应行一系列的真菌检查,包括口腔分泌液、尿液的涂片检查及血培养等。拔除全部静脉插管,检查视网膜是否有假丝酵母眼内炎,治疗可选用两性霉素 B 或氟康唑等。

四、呼吸系统并发症

术后发生呼吸系统并发症的可能性很大。在术后死因分析中,呼吸系统并发症占第二位。年龄超过 60 岁、有慢性阻塞性肺疾病(慢性支气管炎、肺气肿、哮喘、肺纤维化)者易发生呼吸系统并发症。

(一)肺膨胀不全

上腹部手术的患者,肺膨胀不全(肺不张)发生率为 25％。老年、肥胖、长期吸烟和有呼吸系统疾病的患者更常见,最常发生在术后 48 小时之内。此时由于肋间肌和膈肌运动减弱,加上体位和活动受限,以致肺组织的回缩弹性减弱。同时肺泡和支气管内又积聚较多分泌液,可堵塞支气管。肺泡内原有的气体被肺间质吸收后,肺泡随之萎瘪,导致肺不张的发生。如果持续超过 72 小时,肺炎则不可避免。患者的临床表现为突然发热和心跳加速,而呼吸道症状常很轻微,易被忽略。肺部检查可以发现肺底部呼吸音降低,出现支气管呼吸音。大块肺不张时,可出现呼吸困难、发绀和血压下降等,体检可发现气管向患侧移位。胸部 X 线检查可见肺不张阴影。

预防措施包括术前深呼吸训练、术前戒烟,有急性上呼吸道感染者应推迟手术;术后叩击胸、背部,鼓励咳嗽和深呼吸;以及经鼻吸引气管内分泌物等。治疗方法有雾化吸入支气管扩张剂、溶黏蛋白药物的应用等。经支气管镜吸引气道内阻塞的分泌物,对肺不张有较好的治疗效果。

(二)术后肺炎

肺膨胀不全、异物吸入和支气管内积聚大量的分泌物是发生术后肺炎的主要原因。严重腹腔感染需要长期辅助呼吸者,发生术后肺炎的危险性最高。气管插管损害黏膜纤毛转运功能,肺水肿、吸入异物和应用糖皮质激素等都会影响肺泡巨噬细胞的活性,容易发生肺炎。在手术死因分析中,约半数直接或间接与术后肺炎有关。50％以上的术后肺炎由革兰氏阴性杆菌引起。

(三)肺栓塞

肺栓塞包括肺动脉的脂肪栓塞和栓子脱落所致的血栓性栓塞。90％的长骨骨折和关节置换术,在肺血管床内均可发现脂肪颗粒。肺脂肪栓塞常见,但很少引起症状。脂肪栓塞多发生在创伤或术后12～72小时,临床表现有神经系统功能异常,呼吸功能不全,腋窝、胸部和上臂出现瘀斑,痰和尿中可见脂肪微滴,有血细胞比容下降、血小板计数减少、凝血参数改变等。一旦出现脂肪栓塞的表现,应立即行呼吸机呼气末正压通气和利尿治疗。脂肪栓塞的预后与其呼吸功能不全的严重程度有关。血栓性肺动脉栓塞的后果极为严重,一旦发生,常导致猝死。此类患者常有动脉粥样硬化和心律失常病史。

五、泌尿系统并发症

(一)尿潴留

术后尿潴留多见于老年、盆腔手术、会阴部手术者。切口疼痛会引起膀胱和后尿道括约肌反射性痉挛,以及患者不习惯床上排尿等,也是常见原因。蛛网膜下腔或硬膜外麻醉药量过大可抑制术后排尿反射。若术后6～8小时尚未排尿,或者排尿量少而频繁,都应做下腹部检查。耻骨上区叩诊呈浊音即表明有尿潴留,应及时处理。可先协助患者坐于床沿或直立位排尿,如无效则需行导尿术,导尿管一般应留置1～2天,有利于膀胱逼尿肌收缩力的恢复。有器质性病变,如骶前神经损伤、前列腺肥大等,则导尿管留置时间应酌情延长。

(二)泌尿道感染

下泌尿道感染是最常见的获得性医院内感染。泌尿道已有的感染、尿潴留和各种泌尿道的操作是泌尿道感染的主要原因。急性膀胱炎患者表现为尿频、尿急、尿痛和排尿困难,伴轻度发热。急性肾盂肾炎患者则有高热、腰部疼痛与触痛。尿液检查有大量白细胞和脓细胞,细菌培养有确诊价值。

预防措施包括术前处理泌尿系统感染、预防和迅速处理尿潴留,以及在无菌条件下进行泌尿系统的操作。治疗措施包括给足量的液体、膀胱彻底引流和抗生素的应用。

第四章

甲状腺及乳腺疾病

第一节　甲状腺良性疾病

一、概述

甲状腺是人体重要的内分泌器官之一,甲状腺良性疾病主要包括功能异常、甲状腺肿大和甲状腺结节,一般好发于女性。功能异常以全身症状为主,可能会伴有甲状腺肿大;甲状腺肿大和甲状腺结节则以颈前区肿物和压迫产生的局部症状为主;颈部疼痛一般少见,可发生于急性或亚急性甲状腺炎,以及甲状腺结节快速增大时。临床上需要接受外科治疗的主要以甲状腺结节为主。

二、诊断要点

(一)临床诊断依据

(1)临床表现:甲状腺功能亢进患者会出现心慌、多汗、烦躁易怒、易饿消瘦、手颤等高代谢和神经兴奋性增高的全身症状;原发性甲状腺功能亢进患者还会伴有突眼症;甲状腺功能减退患者则表现为淡漠、食欲下降、黏液性水肿、畏寒等低代谢和神经兴奋性减低的全身症状。

甲状腺结节和甲状腺肿大除了颈前区肿块以外多无自觉症状,当甲状腺病变压迫或侵袭周围组织器官时患者可出现声音嘶哑、呼吸困难和吞咽梗阻等症状。

(2)体格检查:颈前可以触及无痛性,有能随吞咽上下移动的肿物,肿物较大时可伴有气管向健侧偏移。颈侧方触及多发淋巴结肿大时也应考虑与甲状腺有关。

(二)辅助检查

(1)颈部超声检查和甲状腺功能检查是必需的。其中颈部超声是评估甲状腺结节性质的首选检查,包括1 cm以下的甲状腺结节。当超声检查难以判断甲状腺结节性质时,可以辅以细胞学检查,超声引导下的细针穿刺检查对于5 mm以上的甲状腺结节一般都能诊断出。甲状腺功能检查能准确反映甲状腺是否存在功能异常,以及异常的类型和程度。

(2)计算机断层扫描、磁共振成像一般用于巨大或者坚硬固定的甲状腺肿物,以及伴有多发颈部淋巴结肿大时。两者主要用于判断甲状腺肿物与周围重要器官(特别是气管)的关系,甲状腺的下缘(胸骨后甲状腺肿),肿大淋巴结与血管的关系及分布范围等。

(3)伴有声音嘶哑时还需用喉镜检查声带,伴有吞咽梗阻时还需行食管检查。

(三)鉴别诊断

(1)青春期甲状腺肿:发生于青春期,甲状腺肿大常不明显,质地正常偏软,可伴有轻度的甲状腺功能异常,不伴有甲状腺结节。

(2)桥本病:可发生于各个年龄阶段,中青年多见。临床可表现为甲状腺无痛性肿大,质地中等或较硬且不均匀,甲状腺功能检查可发现甲状腺相关抗体明显增高,可伴有进行性甲状腺功能减退或甲状腺结节。

(3)亚急性甲状腺炎:表现为疼痛性颈前肿物,发病前常有上呼吸道感染史,甲状腺区触痛明显,超声检查显示甲状腺内有片状低回声区,可伴有一过性甲状腺功能异常。

(4)甲舌囊肿:表现为颏下无痛性肿物,可缓慢增大,位于甲状软骨上方,质地囊性。

(5)甲状旁腺肿瘤:超声检查可以提示肿物位于甲状腺背侧及甲状腺以外,发射型计算机断层扫描甲状旁腺时可有阳性发现。

三、治疗

(一)非手术治疗

单纯的甲状腺功能异常多不需要手术治疗。甲状腺功能亢进可以给予抗甲状腺药物或^{131}I治疗;甲状腺功能减退则给予适量左甲状腺素进行替代治疗。

(二)手术治疗

(1)适应证:甲状腺功能亢进非手术治疗无效或复发;甲状腺结节考虑为

恶性或恶性可能；甲状腺或甲状腺结节肿大明显，位于胸骨后或伴有压迫症状。

（2）术前准备：完善常规术前检查。行甲状腺及颈部淋巴结超声检查，必要时加做颈部计算机断层扫描或磁共振成像。电子喉镜检查声带运动情况，气管软化试验了解气管有无软化的可能。

（3）手术方式：根据甲状腺结节的分布和性质，选择甲状腺单侧或双侧腺叶全切或近全切，如果术前未行细胞学检查，明确性质可在术中进行冰冻切片检查。根据颈部淋巴结超声检查结果及术前或术中甲状腺结节的诊断结果，决定是否需要进行淋巴结清扫和清扫范围。

（4）术后观察要点：术后 24 小时内重点观察患者有无颈部肿胀、呼吸困难及引流情况，少量活动性出血可给予局部压迫止血。如怀疑有明显活动性出血或颈部血肿形成，需及时打开伤口以免发生窒息。其他还需注意患者术后有无发声改变、饮水呛咳和手足麻木、抽搐等症状，如果术中注意保护了喉上神经、喉返神经和甲状旁腺，则上述症状多能在术后 1～3 个月恢复，恢复期间给予患者对症治疗，如鼓励练习发声、神经营养药物和钙剂补充等。

（5）术后随访：需长期监测甲状腺功能并给予左甲状腺素替代治疗。

四、注意事项

（一）喉上神经和喉返神经

术中必须始终紧贴甲状腺操作，特别是对甲状腺或甲状腺结节肿大明显的患者，随着甲状腺的游离和牵拉，喉返神经可能会明显偏离正常的解剖位置，只有始终紧贴甲状腺操作，才能有效地避免损伤神经。如果术前或术中发现肿瘤侵犯喉返神经无法分离，可考虑离断后重新吻合神经。要特别小心避免损伤双侧的喉返神经，因为双侧的喉返神经损伤会引起双侧声带固定于正中位，导致术后出现呼吸困难甚至窒息。

（二）甲状旁腺

上极甲状旁腺的位置一般比较固定，在平行或稍高于环状软骨下缘的水平，容易被识别和保留。下极甲状旁腺应首先尝试寻找并保留其血管蒂，如果不能原位保留需将其分离出行自体种植。识别困难时可考虑术前使用纳米碳等材料负染甲状旁腺，帮助我们术中识别和保护。尽量避免甲状旁腺的双侧切除和种植，以减少低钙血症的发生。所有切除的标本在送病理检查前都应仔细寻找有无甲状旁腺被切除。

(三)特殊类型的颈部肿物

如食管憩室和气管囊肿,两者均属于胚胎期发育异常。但是术前超声检查常常难以与甲状腺结节相区分,如术中发现肿物位于甲状腺背侧且与甲状腺关系不密切时,应慎重处理,以避免出现神经损伤或术后食管狭窄、食管瘘。

第二节　甲　状　腺　癌

一、概述

(一)甲状腺癌的定义

甲状腺癌是指来源于甲状腺上皮的恶性肿瘤。它是全球范围内发病率上升最快的恶性肿瘤。2012 年,其发病率位列韩国女性恶性肿瘤的第一位,在我国位列第四位。甲状腺内质地硬而固定、表面不平、移动性较小的肿块是各型甲状腺癌的共同表现。有些患者的甲状腺肿块不明显,因发现转移灶(常为颈部淋巴结肿大)而就诊。

(二)甲状腺癌的病理类型

病理类型分为乳头状癌、滤泡状癌、髓样癌、未分化癌 4 种。前两者合称为分化型甲状腺癌,超过 90% 的甲状腺癌为分化型。乳头状癌以颈部淋巴结转移为主,早期较易出现颈淋巴结转移,发生率为 21%～90%;滤泡状癌以血行转移为主,颈部淋巴结转移发生率为 10%;髓样癌既有淋巴结转移,又有血行转移。

(三)甲状腺癌的危险因素

(1)童年期头颈部放射线照射史或放射性尘埃接触史。

(2)全身放射治疗史。

(3)有甲状腺癌、髓样癌或多发性内分泌腺瘤Ⅱ型、家族性多发性息肉病等既往史或家族史。

(4)男性。

二、诊断要点

(一)病史与体征

1.病史

患者常因甲状腺肿块、颈部淋巴结肿大而就诊。如果上述症状是逐渐出现，而患者的年龄在40岁以下，则腺癌的可能性较大；如果短期内出现上述症状，则未分化癌的可能性较大。

除肿块增长明显外，还伴有侵犯周围组织的特性。晚期患者可有声音嘶哑、呼吸及吞咽困难，以及交感神经受压引起 Horner 综合征及侵犯颈丛出现耳、枕、肩等疼痛和局部淋巴结及远处器官转移等表现。

髓样癌尚可有腹泻、颜面潮红、低钙血症等表现，应排除Ⅱ型多发性内分泌瘤。对合并家族史和出现腹泻、颜面潮红、低钙血症时注意不要漏诊。

2.体征

(1)甲状腺肿块：肿块常为无痛性、质地硬、表面不平、随吞咽上下移动范围较小。这是各型甲状腺癌的共同表现。

(2)颈淋巴结肿大：临床常见，甚至有为首发临床表现。

(3)其他：如局部皮肤侵犯、破溃；气管受压迫、移位，甚至呼吸道梗阻表现等。

(二)辅助检查

1.实验室检查

所有甲状腺肿块患者均须检查甲状腺功能，可检测降钙素、甲状旁腺素。

2.B超检查

对甲状腺肿块，应首选行高分辨率超声检查，必要时行三维弹性成像、超声造影检查。甲状腺癌超声表现为显著低回声、微小钙化、边缘不规则、纵径大于横径、血供丰富、疑有淋巴结转移等。

3.X线检查、计算机断层扫描、磁共振成像

就早期发现甲状腺癌及鉴别甲状腺肿块良、恶性而言，它们并不优于B超检查，但有助于了解肿瘤的解剖位置、局部侵犯情况、是否为胸骨后甲状腺、纵隔淋巴结转移情况、有否远处转移等。

4.核素显像

了解甲状腺肿块吸碘能力及血流情况。甲状腺癌常表现为冷结节、凉结节，但不能据此诊断或排除甲状腺癌，尤其是对于儿童患者。

5.甲状腺细针穿刺活检

甲状腺细针穿刺活检是术前评估甲状腺结节良、恶性敏感度和特异度最高的方法。术前甲状腺细针穿刺活检诊断甲状腺癌的敏感度为83%(65%～98%),特异度为92%(72%～100%),阳性预测率为75%(50%～96%),假阴性率为5%(1%～11%),假阳性率为5%(0～7%)。

(三)鉴别诊断

甲状腺癌主要与下列3种甲状腺疾病鉴别。

(1)亚急性甲状腺炎:由于在数天内发生甲状腺肿胀,容易引起误诊。要注意病史中多有上呼吸道感染,血清中T_3、T_4浓度增高,但放射性碘的摄取量却显著降低,这种分离现象很有诊断价值。试用小剂量泼尼松后,颈部疼痛很快缓解,甲状腺肿胀随即消失,也是值得推荐的鉴别方法。

(2)慢性淋巴细胞性甲状腺炎(桥本甲状腺炎):由于甲状腺肿大,质硬,也可以误诊为甲状腺癌。此病多发生在女性,病程较长,甲状腺肿大呈弥漫性、对称,表面光滑。试用左甲状腺素后腺体可明显缩小。

(3)乳头状囊性腺瘤:由于囊内出血,短期内甲状腺腺体迅速增大,特别是平时有甲状腺结节存在者更容易误诊。患者病史中常有重体力劳动或剧烈咳嗽史。

三、治疗

(一)甲状腺癌的治疗方法

甲状腺癌的治疗方法包括手术治疗、^{131}I治疗、促甲状腺激素抑制治疗、外照射、靶向治疗、化学治疗等。

(1)手术治疗是除了未分化癌以外,各型甲状腺癌的基本治疗方法,包括传统手术和腔镜手术。手术切除包括甲状腺切除、颈部淋巴结清扫,必要时联合器官切除和转移病灶切除。切除范围基本要求:患侧腺叶及峡部切除+(单侧或双侧)Ⅵ组淋巴结清扫。甲状腺癌最小切除范围:患侧腺叶及峡部切除。

(2)^{131}I治疗用于甲状腺癌术后的"清甲治疗""清灶治疗"及术后复发转移的治疗。

(3)促甲状腺激素抑制治疗用于甲状腺癌术后的治疗。

(4)外照射用于未分化型甲状腺癌的治疗。

(5)靶向治疗用于常规治疗无效且病情处于进展状态的患者。

(6)化学治疗仅作为姑息治疗或其他治疗手段无效后的尝试治疗,不作为常规治疗手段。

(二)术前准备

(1)常规准备:喉镜检查,颈部 X 线检查、计算机断层扫描或磁共振成像,检测血清钙离子浓度,备血,必要时行气管软化试验,检测甲状旁腺素、降钙素等。

(2)特殊准备:合并甲状腺功能亢进(简称甲亢)者,予抗甲亢药物治疗 2～4 个月,待甲亢症状控制后再手术。若甲状腺肿大在二度以内,术前可不服用复方碘溶液。

(3)相关科室会诊必要时请相关科室会诊,如麻醉科等。

(三)各型甲状腺癌的治疗

1.甲状腺癌的治疗

(1)甲状腺切除术:包括甲状腺全切除术或近全切除术,甲状腺患侧腺叶及峡部切除术等,具体如下。

甲状腺全切除术或近全切除术(即保留＜1 g 的正常腺体)。①适应证:童年期有颈部放射性照射史或放射性尘埃接触史;原发灶最大直径＞4 cm;多癌灶,尤其是双侧癌灶;不良的病理亚型,如乳头状癌的高细胞型、柱状细胞型、弥漫硬化型、实体亚型,低分化型甲状腺癌;已有远处转移、术后需行^{131}I 治疗;伴有双侧颈部淋巴结转移;伴有腺体外侵犯(如气管、食管、颈总动脉或纵隔转移)。②相对适应证:肿瘤最大直径 1～4 cm,伴有甲状腺癌高危因素或合并对侧甲状腺结节。

(2)甲状腺患侧腺叶及峡部切除术。①适应证:局限于一侧腺叶内、单发的甲状腺癌,并且原发肿瘤≤1 cm、复发危险度低、无童年头部放射接触史、无颈部淋巴结转移和远处转移、对侧腺叶内无结节。②相对适应证:局限于一侧腺叶单发的甲状腺癌,并且肿瘤原发灶≤4 cm、复发危险度低、对侧腺叶内无结节;微小浸润型滤泡状癌。

(2)颈部淋巴结清扫。①Ⅵ组淋巴结:应常规清扫。常规清扫单侧,必要时清扫双侧。②侧颈区淋巴结:只行治疗性清扫;不做预防性清扫。术式分为改良颈淋巴结清扫、传统颈淋巴结清扫。

(3)^{131}I 治疗:理论上,除了 $T_1N_0M_0$ 外,各期均可行^{131}I 治疗。

(4)促甲状腺激素抑制治疗:术后应及时给予促甲状腺激素抑制治疗;需行^{131}I 治疗者,待治疗结束后给予。给予左甲状腺素空腹顿服,根据促甲状腺激素,T_3、T_4 等水平调整剂量,同时进行双风险(服用左甲状腺素风险、复发风险)

评估。促甲状腺激素抑制治疗量为 0.1～0.5 mU/L；必要时促甲状腺激素可低于 0.1 mU/L 或高于 0.5 mU/L，但不能超过 2 mU/L；而 T_3、T_4 等在正常值范围内。5～10 年后如无复发，可仅行替代治疗。

2.髓样癌的治疗

手术方式与甲状腺癌相同。必要时给予左甲状腺素替代治疗。术后不行 [131]I 治疗、促甲状腺激素抑制治疗。

3.未分化癌的治疗

主要是外照射治疗，如肿瘤可手术切除。

四、手术并发症

常见手术并发症有出血、切口感染、呼吸困难，甚至窒息、甲状旁腺损伤（一过性或永久性低钙血症）、喉返神经损伤、喉上神经损伤（外侧支、内侧支）和麻醉相关的并发症等。

五、术后康复

(1)术日即可下床活动。可进半流质或普通饮食。

(2)术后第 1 天、第 3 天、第 30 天查甲状旁腺素、血清钙离子水平等，若低钙血症，给予补钙治疗[静脉和(或)口服]，直至正常。

(3)术后 3 周开始进行颈部功能锻炼，直至术后 3～6 个月。

(4)术后需行 [131]I 治疗者，术后不予左甲状腺素治疗，低碘饮食 1～2 周，避免应用含碘造影剂和药物（如胺碘酮等），直至治疗结束。

(5)术后随访：应定期复查甲状腺功能，甲状腺球蛋白，抗甲状腺球蛋白，颈部 B 超、X 线检查等。

(6)给予左甲状腺素治疗后（初始剂量 12.5～100 μg/d，须根据患者具体情况而定），1 个月至 1 个半月复查甲状腺功能，据此调整左甲状腺素药量。术后 1 年内，每 2～3 个月检测促甲状腺激素等；术后 2 年内，每 3～6 个月检测促甲状腺激素等；术后 5 年内，每 6～12 个月检测促甲状腺激素等。

六、诊治要点

(1)甲状腺肿块患者，常规行甲状腺功能、B 超检查。

(2)临床可疑甲状腺癌者，应定期复查颈部 B 超检查（每 3～6 个月）。若肿块增大（体积增大 50%以上，或至少有 2 条径线增加超过 20%并且超过 2 mm），则手术治疗，或者进行促甲状腺激素部分抑制治疗 3～6 个月，肿块不缩小甚至增大者,应手术治疗。

(3)甲状腺肿块迅速、进行性增大者,应考虑为甲状腺未分化癌的可能,可行粗针穿刺活检,结合免疫组织化学检测,常可确诊。

(4)合并高血压、高血清钙者,应警惕有甲状腺髓样癌合并嗜铬细胞瘤、甲状旁腺功能亢进的可能。

(5)避免喉返神经损伤是甲状腺手术的难题之一。可采取"解剖法"(即常规解剖喉返神经)、"避开法"(即操作时紧贴甲状腺腺体,避开喉返神经),有条件可借助喉返神经探测仪来避免损伤喉返神经。无论采取何种方法,术中均应解剖精细、手术野清晰、辨认精准、操作精巧。

(6)避免甲状旁腺功能减退是甲状腺手术的另一难题。保护甲状旁腺,应遵循"1＋X"原则,至少原位保留(即保留甲状旁腺的供血血管)一枚甲状旁腺。术中辨认甲状旁腺的方法有二:一是肉眼观察辨认(这是最重要的方法),二是通过纳米碳负显影辨认保护技术辨认。找到甲状旁腺后,用非可吸收线将其标记,并尽可能原位保留。若将其误切或发现其血供不好,应采用"颗粒包埋法"或"匀浆注射法"将其移植于颈部带状肌、胸锁乳突肌或前臂。

(7)术后呼吸困难、窒息的防治术中应探查气管有无软化,必要时行气管悬吊术。术中仔细止血,减少对气管、喉部的刺激,放置颈部引流管。术后床边常规备气管切开包。

(8)Ⅶ组淋巴结肿大:肿大的Ⅶ组淋巴结常可从颈部切口进行清扫;此时应仔细分离、结扎、切断、确切止血,防止切断后再出血。切忌盲目操作,以避免损伤上纵隔的血管,造成难以控制的出血。

(9)术中疑似为甲状腺癌,而无病理诊断支持者,行甲状腺患侧腺叶及峡部切除术。

(10)追加二次手术:需追加二次手术者,应在第一次手术后数天内或3个月后进行。

(11)甲状腺恶性淋巴瘤:术前、术后病理诊断为"甲状腺恶性淋巴瘤"者,按"(淋巴)结外恶性淋巴瘤"处理,予以化学治疗等,不需要手术治疗。

(12)发生远处转移的处理:甲状腺癌患者发生远处转移,仍应积极切除甲状腺、清扫淋巴结,甚至切除可切除的远处转移灶,为[131]I治疗创造有利条件,尤其是对儿童甲状腺癌患者。

(13)术前呼吸困难、窒息的处理是给予气管插管或行气管切开术。

第三节 急性乳腺炎

一、概述

急性乳腺炎是乳腺的急性化脓性感染,多因乳汁淤积与细菌入侵所致,患者多为产后哺乳的妇女,尤以初产妇更为多见,往往发生在产后 3～4 周。临床多以乳房疼痛、局部红肿、发热等急性化脓性感染症状为主。近年来,随着孕期和产褥期卫生知识的普及,哺乳期乳腺炎的发病率已呈下降趋势,而非哺乳期乳腺炎则呈上升趋势。

二、诊断要点

(一)病史与体检

1.病史

(1)哺乳期乳腺炎以初产妇多见,多发生在产后 3～4 周,也可发生于断奶时,6 个月后婴儿已长牙,易致乳头损伤。

(2)患者感觉乳房疼痛、局部红肿、发热。

(3)一般起初呈蜂窝织炎表现,数天后形成脓肿。

(4)可形成乳房脓肿,严重者可并发脓毒症。

(5)非哺乳期乳腺炎的发病高峰在 20～40 岁,50% 以上患者为未婚未育的年轻女性。非哺乳期乳腺炎囊括了婴儿期、青春期、绝经期和老年期。

(6)乳房痛,脓肿形成,全身炎症反应轻。

(7)常有乳房反复炎症及疼痛史,可有反复手术引流史。

2.体格检查

(1)哺乳期乳腺炎:①乳房局部红肿,压痛;②随着炎症发展,患者可有寒战、高热、脉搏加快;③常有患侧淋巴结肿大、压痛;④形成脓肿后,脓肿可以是单房或多房性,可向外溃破。

(2)非哺乳期乳腺炎:①是一种非细菌性、有自愈过程的炎症表现;②乳房压痛,脓肿形成;③部分患者脓肿可自行穿破、流脓;④全身反应较轻;⑤瘘管可与乳头附近的输入管相通,经久不愈,严重者多发瘘管及乳房变形。

(二)辅助检查

(1)血常规检查:白细胞计数明显增高,有核左移表现。

(2)B超检查:初期无明显变化,疾病进展可有脓腔形成,甚至形成乳房后脓肿。

(3)细针穿刺活检和病理学检查:在压痛最明显的炎症区域进行穿刺,抽到脓液表示脓肿已形成,病理学以脓细胞为主,脓液应做细菌培养及药物敏感试验。

(三)鉴别诊断

炎性乳腺癌并不多见,局部皮肤可呈炎症样表现。特点是发展迅速、预后差、开始时比较局限,不久即扩散到乳房大部分皮肤,皮肤发红、水肿、增厚、粗糙、表面温度升高。抗生素治疗无效。主要通过细针穿刺活检与病理学检查鉴别。

三、治疗

(一)非手术治疗

1.哺乳期乳腺炎

原则是消除感染,排空乳汁。呈蜂窝织炎表现而未形成脓肿前,应用抗生素治疗可获得良好的结果。

(1)主要病原菌为金黄色葡萄球菌,可不必等待细菌培养结果,应用青霉素治疗,或用苯唑西林钠,每次 1 g,每天 4 次肌内注射或静脉滴注。

(2)若患者青霉素过敏,则应用红霉素治疗。

(3)如果治疗后病情无明显改善,应重复穿刺证明有无脓肿形成,并根据细菌培养结果指导用药。

2.非哺乳期乳腺炎

根据临床表现选择治疗方案,有感染时,可应用抗生素治疗。

(二)手术治疗

(1)哺乳期乳腺炎脓肿形成后,主要治疗措施是及时行脓肿切开引流术。①手术时要有良好的麻醉。②为避免损伤乳管而形成乳瘘,应做放射状切开。③乳晕下脓肿应沿乳晕边缘做弧形切口。④深部脓肿或乳房后脓肿可沿乳房下缘做弧形切口,经乳房后间隙引流。⑤脓腔较大时,可在脓腔的最低部位另加切口作为对口引流。

(2)非哺乳期乳腺炎脓肿形成后可行脓肿引流术加扩创术。反复手术引流复发者可考虑行皮下乳房切除术或全乳切除术。部分年轻患者可同期选择或择期行乳房再造术。

第四节　乳房纤维腺瘤

一、概述

乳房纤维腺瘤,又称乳腺纤维腺瘤,是一种常见的乳房良性疾病,多见于年轻女性,发病高峰为 20～25 岁。本病主要临床表现为边界清楚、活动性好的结节状物,偶伴疼痛,多数为单发。本病产生的原因是小叶内纤维细胞对雌激素的敏感性异常增高,可能与纤维细胞所含雌激素受体的量或质的异常有关。雌激素是本病发生的刺激因子,所以纤维腺瘤发生于卵巢功能期。

二、诊断要点

(一)病史与体检

1.病史

(1)高发年龄是 20～25 岁,其次为 15～20 岁和 25～30 岁。

(2)患者常无明显自觉症状,多在无意中发现乳房有肿块,偶伴疼痛。

(3)肿块增大缓慢,月经周期对肿块大小并无影响。

2.体格检查

(1)肿块多发于乳房外上象限,约 75% 为单发,少数属多发。

(2)呈圆形或椭圆形,质似硬橡皮球的弹性感,表面光滑,易于推动,活动良好,与表皮和胸肌无粘连。

(二)辅助检查

(1)B超检查:B超检查能显示乳腺各层次软组织结构及肿块的形态、大小和密度。

(2)细针穿刺细胞学检测:导管上皮细胞分布多呈团片状,排列整齐、不重叠,如铺砖状,有较多双极裸核细胞,诊断符合率达 90% 以上。

(三)鉴别诊断

(1)乳腺癌:肿块质硬,表面不光滑,与周围组织分界不清楚,在乳房内不易被推动。钼靶 X 线片和细针穿刺细胞学检测可鉴别。

(2)乳腺囊性增生病:多见于中年妇女,特点是乳房胀痛,肿块可呈周期性,与月经周期有关。肿块或局部乳腺增厚与周围乳腺组织分界不明显。

三、治疗

(一)观察

经穿刺确诊为纤维腺瘤的患者,大多数患者可进行观察随诊。纤维腺瘤的恶变潜力很低,一小部分纤维腺瘤可以不经治疗自行消失,大部分病灶会保持大小不变或慢慢增大。

(二)手术治疗

手术切除是治疗纤维腺瘤的唯一有效的方法。因为妊娠可使纤维腺瘤增大,所以在妊娠前或妊娠后发现的纤维腺瘤一般都应手术切除。应将肿瘤连同其包膜整块切除,以周围包裹少量正常乳腺组织为宜,肿块必须做常规病理检查,排除恶性病变的可能。

四、诊治要点

(1)乳房 B 超检查对鉴别囊性及实性肿块准确率很高,但对于实性肿块,超声诊断与病理诊断的一致性存在差距。如果超声检查结果怀疑恶性,则需要乳房钼靶 X 线片来协助鉴别疾病的性质。

(2)细针穿刺细胞学检测诊断符合率达 90% 以上,但少数胞核较大,有明显异型性,染色质粗糙,细胞大小不等,可被误诊为癌,造成假阳性,应特别注意。

第五节 乳 腺 癌

一、概述

乳腺癌是乳腺上皮细胞来源的恶性肿瘤,是女性最常见的恶性肿瘤之一。根据病理类型可分为非浸润性癌(包括导管内癌、小叶原位癌和乳头湿疹样乳癌)、浸润性癌(浸润性导管癌、浸润性小叶癌、硬癌、腺癌、无大量细胞浸润的髓样癌等)、浸润性特殊癌(包括乳头状癌、髓样癌、鳞癌、黏液腺癌等)和其他罕见类型癌。可通过局部扩散及淋巴和血行转移到远处。

二、诊断要点

(一)临床表现

主要表现为患侧乳腺的无痛性单发或多发乳腺肿块,肿块质硬,边界不清,欠规则,与周围组织分界不清。肿块增大可引起局部隆起,累及 Cooper 韧带可出现酒窝征,皮肤淋巴管回流受阻可表现出橘皮样改变。伴有淋巴结转移可出现腋窝淋巴结肿大。

(二)辅助检查

(1)B超检查:高分辨乳腺 B 超检查有助于发现乳腺肿块。对于乳腺内边界不清(蟹足样、毛刺样改变)、血流丰富且有不规则低回声的结节需要高度警惕恶性的可能。乳腺 B 超检查可以鉴别是囊性肿块还是实质性肿块。

(2)X线检查。3 种情况需要考虑乳腺癌的可能:①单纯的细小密集钙化灶;②高密度不规则病变(结构扭曲、毛刺、不对称);③高密度影伴有钙化。

(3)磁共振成像:具有比 B 超检查更高的敏感性,可以发现非常小的早期病灶。

(4)针吸细胞学:可以鉴别囊肿和实质性肿块,对于实质性肿块通常需要组织活检。

(三)组织学活检

组织学活检可以采用粗针穿刺活检和肿块切除活检,可根据具体情况选择合适的方式。

三、鉴别诊断

(1)纤维腺瘤:好发于年轻女性,肿瘤大多圆形或类圆形,边界清楚,活动度大,进展缓慢,B超和活检有助于与乳腺癌鉴别。

(2)慢性乳腺炎:可表现为乳腺肿块、皮肤水肿,通常伴有皮肤红肿、疼痛,抗生素治疗可以缩小但很难消失,有脓性分泌物流出。在没有红肿破溃的情况下需要排除乳腺癌可能。

(3)乳腺结核好发于中青年女性,病程长,进展缓慢,可有疼痛,冷脓肿。

四、治疗

近年来,乳腺癌的治疗更加注重综合治疗和个体化规范治疗。

(一)手术治疗

手术治疗是乳腺癌的主要治疗方法之一,根据切除范围分为保乳手术、全乳腺切除术、乳腺癌改良根治术。关于手术方法的选择目前分歧较大,没有一种手术方法适合所有情况的乳腺癌,此外还需要综合考虑患者的意愿。

(二)化学治疗

根据使用时间分为术前新辅助化学治疗和术后辅助化学治疗。乳腺癌是否需要化学治疗也需要综合考虑,对于年龄<70岁、身体情况可以耐受化学治疗的乳腺癌患者,一般认为除原位癌和 Luminal A 型微小癌可以不化学治疗外,其余均需要考虑化学治疗。术前新辅助化学治疗可以减轻肿瘤负荷、降低乳腺癌分期。辅助化学治疗的方案均可用于新辅助化学治疗。常用的乳腺癌化学治疗方案有:以蒽环类药物为主的 CEF(C:环磷酰胺,E:多柔比星、表柔比星,F:氟尿嘧啶)、CAF(A:多柔比星)和以紫杉类药物为主的:AT(T:多西他赛)、ET、TCH(T:多西他赛,C:卡铂,H:曲妥珠单抗)等。

内分泌治疗主要适用于雌激素受体和(或)孕激素受体呈阳性表达的乳腺癌,主要药物有:①与雌激素竞争性抑制的药物,如他莫昔芬、托瑞米芬等;②降低绝经后妇女雌激素生成的芳香化酶抑制剂和清除剂,如来曲唑、阿那曲唑、依西美坦等;③雌激素受体清除剂:氟维司群,部分高雌激素水平的年轻女性患者需要卵巢去势治疗,去势治疗包括药物去势如戈舍瑞林(诺雷得),手术去势和放射治疗去势。

(三)放射治疗

放射治疗是乳腺癌局部治疗的手段之一,是保乳手术后的重要组成部分。局部是否放射治疗需要结合患者年龄、肿瘤分期和分类情况综合考虑。对于肿瘤体积较大或局部有侵犯或怀疑有胸骨旁淋巴结转移或较多腋窝淋巴结转移的患者通常需要放射治疗。

(四)生物靶向治疗

近年来,逐渐推广应用的曲妥珠单抗(赫赛汀)在 *Her-2* 过表达的乳腺癌患者中已经取得良好治疗效果。此外,针对表皮生长因子的小分子酪氨酸激酶抑制剂拉帕替尼也开始用于乳腺癌的治疗。

五、注意要点

(一)炎性乳癌

炎性乳癌好发于年轻女性,发展迅速,进展快,预后差,开始时病变较为局限,很快扩展到乳房大部分及全部。主要表现为皮肤发红、水肿、增厚,有时很难与急性乳腺炎鉴别,早期活检是必要的。对于确诊的炎性乳癌,建议先使用新辅助化学治疗,再手术。

(二)湿疹样乳癌

湿疹样乳癌表现为乳头湿疹样改变,乳头皮肤经久不愈,皮肤有瘙痒、烧灼感,皮肤粗糙糜烂。晚期发生淋巴结转移。

(三)男性乳腺癌

乳腺癌较少发生于男性,但对于有乳腺增生并发现有乳腺结节的老年男性需要警惕男性乳腺癌的发生。

第五章

消化道出血

第一节　上消化道出血

上消化道出血是指源自十二指肠悬韧带以上的消化道出血。急性上消化道出血的发病率为 $0.05\%\sim0.15\%$ ，病死率为 $6\%\sim10\%$ ，是消化系统常见的危急重症之一。临床上主要表现为呕血、黑便或便血，严重时可伴有急性循环衰竭。

一、病因

引起上消化道出血的病因很多，根据导致出血的病因可分为两类：一类是由食管、胃底静脉曲张破裂及门静脉高压性胃病导致的出血，这类出血病死率较高，治疗有其特殊性。肝硬化患者 $60\%\sim65\%$ 的出血由此原因引起。另一类为非静脉曲张性出血，胃十二指肠溃疡出血是其中最常见的原因，其他原因有胃黏膜糜烂、反流性食管炎、食管贲门黏膜撕裂症、恶性肿瘤、血管发育畸形等。胆道损伤、主动脉瘤破入上消化道及凝血功能异常等引起的上消化道出血则较少见。

(一)食管、胃底静脉曲张破裂出血及门静脉高压性胃病

食管、胃底静脉曲张破裂出血是肝硬化门静脉高压症最常见的并发症。在肝炎、肝硬化高发区，这类出血患者往往比消化性溃疡患者更为常见。肝硬化门静脉高压症的患者出现上消化道出血时，临床医师常常认为是由食管胃底静脉破裂所致，但随着急诊胃镜的广泛应用，发现这类患者的出血原因很大一部分是门静脉高压性胃病，而并非食管、胃底静脉曲张破裂所致。门静脉高压症一方面使门体循环的交通支开放，食管下段和胃底静脉曲张，另一方面又使胃黏膜下动静脉短路开放，使胃黏膜血流量显著减少，胃黏膜屏障受到破坏，扩张的血管因

粗糙食物、化学性刺激等因素而突然破裂出血,此即门静脉高压性胃病。

(二)胃十二指肠溃疡出血

胃十二指肠溃疡出血占消化道出血患者的50%。溃疡出血多因周围血管受到腐蚀破裂所致,一般不易自行停止。即使暂时止血也极易再次发生活动性出血。胃溃疡的出血部位多在小弯侧,源自胃左或胃右动脉的分支。十二指肠溃疡出血则多位于球部后壁,溃疡可侵蚀胃十二指肠动脉或胰十二指肠上动脉及其分支。

(三)急性胃黏膜病变

急性胃黏膜病变居上消化道出血病因的第三位,且近年来呈明显上升趋势。急性胃黏膜病变是指患者在严重创伤、大型手术、危重疾病、严重心理障碍等应激状态下或酒精、药物等理化因素直接刺激下,胃黏膜发生程度不一的以糜烂、浅表处溃疡和出血为标志的病理变化。药物主要包括阿司匹林等非甾体抗炎药物、氯吡格雷等抗血小板类药物、皮质类固醇等激素类药物、抗肿瘤及抗生素类药物。其中,当阿司匹林与氯吡格雷联合应用(双抗治疗)时,消化道出血发生率明显高于单用一种抗血小板药物,其风险增加2~3倍。非甾体抗炎药物和抗血小板类药物可通过局部和全身作用造成胃黏膜损伤。饮酒、吸烟、进食刺激性食物等也可以通过直接及间接的机制造成胃黏膜损伤而产生急性胃黏膜病变。

(四)食管贲门黏膜撕裂症

食管贲门黏膜撕裂症是指胃内压力或腹压骤然升高,可造成食管下段或贲门的黏膜或黏膜下层纵向裂伤,从而引起上消化道出血,严重时裂伤可深及肌层。干呕或呕吐是胃内压升高的主要因素,诱因包括酗酒、妊娠反应、急性胃肠炎、内镜检查等。一般可以自限止血,如累及小动脉可引起大量出血。患有食管裂孔疝的患者更易发生本病。

(五)肿瘤

恶性肿瘤如食管癌、胃癌、壶腹周围癌等可因肿瘤的坏死而造成出血,也可以通过对周围重要血管的侵蚀而造成大出血。消化道出血是消化道间质瘤的常见症状,通常由肿瘤坏死引起。

(六)Dieulafoy 病

Dieulafoy病在以前很少报道,随着近年来对本病认识的不断深入,发现患者不断增加,已占消化道出血病因的 1.2%~5.8%。本病是一种先天性黏膜下血管畸形,又称消化道黏膜下恒径小动脉破裂出血,多发生于食管与胃连接部以下 6 cm 范围的小弯侧。该处动脉分支由浆膜面垂直贯入黏膜下,若管径不减小即保持恒径,这种恒径动脉属先天性发育异常。其病理特点为局部有 2~5 mm 伴轻度炎症的微小黏膜缺损,不侵犯肌层,在缺损黏膜下有一异常的动脉。在循环高压状态下,该扭曲的恒径动脉易发生硬化,血管壁顺应性降低,即可导致破裂出血。该病在老年人中多见,发病时出现呕血,甚至血压下降。若局部血栓形成,出血可暂时停止,原来裸露的血管可潜入黏膜下,以致在胃镜检查甚至手术探查时都不能发现出血病灶,这成为漏诊的重要原因。

二、临床表现

(一)呕血、黑便及便血

上消化道出血的临床表现取决于出血的速度和出血量的多少及血液在消化道内停留的时间。呕血或黑便是上消化道出血的特征性表现。呕血会有黑便伴随其后,而黑便则不一定伴有呕血。出血量多、速度快时,血液在胃内停留时间将变短,呕出的血液多为鲜红色;血液积存胃内较久,在胃酸的作用下多呈棕褐色咖啡样。当血液在肠道内停留时间较长时,血液中的血红蛋白与肠道内硫化物在细菌作用下会形成硫化铁,主要表现为黑便,也称柏油样便。鲜血便多见于急性下消化道出血的患者,也可见于出血量大、速度快的上消化道出血的患者,由于肠蠕动过速,便出的血液也相当鲜红。临床上不能简单地认为呕血者的病变部位均在幽门近端,也不能认为黑便及便血者的病变部位均在幽门远端。

(二)失血性休克

出血量达全身血容量的 15% 左右(约 800 mL)时,即可出现直立性低血压,当大量出血达全身血容量的 30%~50% 时(1 500~2 500 mL),即可发生休克。临床上表现为血压下降,收缩压<12.00 kPa(90 mmHg),脉压<2.67 kPa(20 mmHg);心率加快,且心率变化常出现在血压变化之前。外周血管收缩和血液灌注不足使皮肤湿冷,呈紫灰花斑;精神萎靡、烦躁不安,重者反应迟钝,意识模糊;尿量减少直至无尿。

(三)实验室检查

急性上消化道大出血的血常规改变为正细胞性贫血。在出血的早期,红细胞计数、血红蛋白量和血细胞比容无明显变化。3~4 小时后因扩容治疗或组织液代偿性渗入血管内以补充血浆容量,此时血红蛋白和红细胞因稀释而数值降低。上消化道大量出血后 2～5 小时,白细胞计数可升至 $(10～20)×10^9/L$,止血后 2～3 天才恢复正常。但如同时有脾功能亢进,则白细胞计数可不增高。由于血红蛋白的分解及肾小球滤过率降低时可出现血尿素氮增高,并在 24～48 小时达到高峰,一般在 3～4 天降至正常;血尿素氮/血肌酐比值>25∶1,提示上消化道出血。部分患者可同时伴有胆红素及转氨酶的增高。

三、诊断

上消化道出血诊断应包括以下几点。

(一)判断是否为上消化道出血

在诊断上消化道出血前必须排除以下几种情况。

(1)咯血:咯血多继发于呼吸系统、循环系统的疾病,如支气管扩张症、心脏病等。出血前常有喉部痒感、胸闷、咳嗽、咳痰等症状。咯血中多混有痰及泡沫物,多呈碱性变化,血痰可持续数天。呕血物多为酸性,其中可有食物残渣。

(2)鼻咽部出血:鼻咽部的血液可流入口腔,或被咽下形成大便隐血阳性。体检时可发现出血病灶。

(3)药物及饮食引起的粪便颜色发黑:动物血、铁剂、铋剂及中草药的摄入可使粪便颜色发黑,仔细询问病史不难排除。

(4)下消化道出血:上消化道短时间内大量出血也可表现为暗红色或鲜红色血便,若不伴有呕血则难与下消化道出血鉴别。同样,高位小肠或右半结肠出血,如血液在肠腔停留时间较长,也可表现为黑便。结肠镜、胶囊内镜和小肠镜有助于鉴别诊断。

(二)判断失血量

临床上可根据呕血、黑便或便血量,包括经胃肠减压引流量初步估计出血量。一般认为出血量>5 mL/d 时,粪便隐血试验便可呈阳性;出血量>60 mL/d 时即可出现柏油样便。出现呕血时,表示胃内积血量已经>300 mL;出血量<400 mL时,一般不引起全身症状。出血后血压及脉搏的变化对判定出血量有一定的提示作用,起立时血压下降[血压下降≥1.34 kPa(10 mmHg)]伴有明显头晕、出汗等症状提示血容量减少 15%;当患者出现血压降低[≤12.00 kPa(90 mmHg)]和脉搏细速、烦躁不安、皮肤苍白等休克症状时,出血量已超过血容量的 30%。脉率/收缩压比值称为休克指数(shock index,SI),也可作为估计失血量的方法。

SI 为0.5 时,提示出血量<500 mL;SI 为 1.0 时,提示出血量为 500~1 000 mL;SI>1.5 时提示出血量超过 1 500 mL。在急性出血的早期,红细胞、血红蛋白及血细胞比容变化不明显,尚不能反映出血程度。

(三)对活动性出血、出血停止和再出血的判定

(1)出现下列情况时提示存在活动性出血:①反复呕血或频繁黑便、便血;②经胃管或三腔两囊管仍可吸出鲜红色血液,或冰生理盐水洗胃后引流液仍呈鲜红色;③积极输液、输血仍不能稳定血压和脉率,或经过迅速输液、输血后中心静脉压仍在下降;④血红蛋白、红细胞计数与血细胞比容进行性下降,血尿素氮持续升高或再次升高。对于应用垂体后叶素治疗的患者,即使出血已经停止,也可因药物的作用使肠蠕动加快,可继续排出积聚在肠道内的血液,此时应根据生命体征判断是否仍有活动性出血。

(2)出血已经停止的提示:①黑便次数和量减少,排便间隔时间延长,黑便由稀转干或成形;②已停止呕血,或胃管引流液的颜色逐渐变浅;③血常规及尿素氮结果逐渐恢复正常或趋于稳定;④血压、心率及中心静脉压恢复正常或趋于稳定。

(四)病情评估与危险度分层

上消化道出血的病情严重程度及预后与年龄、有无伴发病、失血量等指标相关。年龄超过 65 岁、伴发重要器官疾病、休克、血红蛋白浓度低及需要输血者的再出血危险性高。Rockall 评分系统仍是目前临床广泛使用的评分依据,该系统依据患者年龄、休克状况、伴发病、内镜诊断和内镜下出血征象 5 项指标,将患者分为高危、中危或低危人群,预测患者再出血和死亡危险性(表 5-1)。Blatchford 评分包含了血尿素氮、血红蛋白等实验室检查信息,可根据 Blatchford 评分系统分级(表 5-2),筛出需要早期内镜干预处理的急性上消化道出血的患者,中高危者 50% 以上需要内镜干预治疗。

表 5-1　急性上消化道出血患者的再出血和死亡危险性 Rockall 评分

	评分			
	0	1	2	3
年龄/岁	<60	60~79	≥80	—
休克状况	无休克[a]	心动过速[b]	低血压[c]	—
伴发病	无	—	心力衰竭、缺血性心脏病和其他严重伴发病	肝衰竭、肾衰竭、癌肿播散

续表

	评分			
	0	1	2	3
内镜诊断	无病变、Mallory-Weiss 综合征	溃疡等其他病变	上消化道恶性疾病	—
内镜下出血征象	无或有黑斑	—	上消化道血液潴留,黏附凝血块,血管显露或喷血	

a 收缩压＞100 mmHg(1 mmHg＝0.133 kPa),心率＜100 次/分;b 收缩压＞100 mmHg,心率＞100 次/分;c 收缩压＜100 mmHg,心率＞100 次/分;积分≥5 分为高危,3~4 分为中危,0~2 分为低危

表 5-2　急性上消化道出血的 Blatchford 评分

项目	检测结果	评分
收缩压(mmHg)	100~109	1
	90~99	2
	＜90	3
尿素氮(mmol/L)	6.5~7.9	2
	8.0~9.9	3
	10.0~24.9	4
	≥25	6
血红蛋白(g/L)男性	120~129	1
	100~119	3
	＜100	6
女性	100~119	1
	＜100	6
其他表现	脉率≥100 次/分	1
	黑便	1
	晕厥	2
	肝脏疾病	2
	心力衰竭	2

评分≥6 分为中高危,＜6 分为低危

(五)出血部位及出血原因的判断

(1)病史和临床表现:节律性、周期性上腹痛服用抗酸药可缓解者可能为消化性溃疡,而出血前疼痛加剧,出血后疼痛缓解者更有助于诊断。急性胃黏膜病变出血者可有酗酒或近期服用水杨酸类等非甾体抗炎药物史,也可发生于严重

创伤、重度感染和休克等应激状态。食管、胃底静脉曲张破裂出血或门静脉高压性胃病者既往多有长期酗酒、肝炎、血吸虫病史。体格检查见蜘蛛痣、肝掌、脾大、腹水等。中年以上有进行性体重下降、食欲缺乏表现者应多考虑胃癌出血。

呕鲜红色或暗红色血往往表明出血位置较高，速度较快，量较大，在胃内停留时间短。一般多见于食管、胃底静脉曲张破裂、消化性溃疡及贲门撕裂小动脉出血者。患者无呕血且仅有黑便，常提示出血缓慢，出血量少，一般多见于十二指肠球部或以下的出血，如十二指肠球部溃疡出血、胆道出血或空肠上段的出血。

(2)内镜检查：胃镜检查有助于确定出血原因、判断再出血危险性、及时采取止血措施，从而改善患者的转归，是上消化道出血患者首选的诊断方法。当生命体征稳定后，应在24小时内对急性上消化道出血患者进行胃镜检查。早期检查(24小时内)能够显著减少患者死亡、手术治疗率、再出血风险，缩短住院时间。检查前应用胃动力药物(红霉素等)能够促进胃排空，清除积血和食物，增加胃内可见度，显著减少需要再次检查的可能。

内镜检查是病因诊断中的关键，应仔细检查贲门、胃底部、胃体小弯、十二指肠球部后壁及球后等比较容易遗漏病变的区域。对检查至十二指肠球部未能发现出血病变者，应深插内镜至乳头部检查。若发现有2个以上的病变，要判断哪个是出血性病灶。食管、胃底静脉曲张破裂出血的患者在内镜下可见扩张的静脉呈蚯蚓状或结节状，出血在6～12小时，约有不到1/3的患者可见到局部活动性出血，另外1/3的患者可见到局部红色或白色血栓，但仍有1/3多的患者看不到出血部位。门静脉高压性胃病者的内镜检查可见散在樱桃红斑、蛇皮征或马赛克征，呈弥漫性黏膜糜烂、出血。胃镜检查时对非静脉曲张性出血病灶应做改良的Forrest分级治疗，Forrest Ⅰa(喷射样出血)、Forrest Ⅰb(活动性渗血)、Forrest Ⅱa(血管裸露)、Forrest Ⅱb(凝血块附着)、Forrest Ⅱc(黑色基底)、Forrest Ⅲ(基底洁净)，再出血风险随分级逐级降低。一般不进行有计划的二次胃镜检查，如初次检查不满意或者疑有再出血时则应再次行胃镜检查。

上消化道出血的其他内镜检查项目还有胶囊内镜及小肠镜等，主要应用于病因不明的消化道出血的诊断。

(3)不适合内镜检查，或者内镜检查未能发现出血原因者，可进一步行影像学检查。

计算机断层扫描：能够发现出血速度0.3 mL/min的消化道出血，敏感性优于数字减影血管造影检查，在显示消化道活动性出血方面的准确性高达98%。

同时计算机断层扫描的普及程度高、检查时间短,又为无创检查,是目前急性消化道出血影像学检查的首选方法。完整的三相扫描(计算机断层扫描、动脉相及门静脉相)能够为正确诊断上消化道出血提供必需的信息。通过计算机断层扫描可以区分活动性出血和消化道内其他高密度的物质。消化道积血可在计算机断层扫描图像上表现为腔内高密度的物质,活动性出血时动脉相显示消化道内有外渗的造影剂,外渗的造影剂在门静脉相上显示形态有所改变。计算机断层扫描还可以同时观察胃肠道和邻近器官结构,判断出血的原因。与选择性血管造影相比,计算机断层扫描的缺点在于无法精确定位出血部位,且缺乏后续治疗手段。

计算机断层扫描的仿真内镜可清楚显示胃、十二指肠的腔内外情况,与内镜检查有很好的互补作用。在显示胃肠道病变的整体情况,如病变范围、狭窄的长度、与周围组织的关系等方面具有优势,在不能行内镜检查或大量出血掩盖病灶时,对于疾病诊断具有很好的作用。

血管造影可用于原因不明的反复消化道出血。对急性上消化道大出血、血流动力学不稳定且不能内镜检查者或者内镜检查未能明确出血部位时,首选此项检查。动脉出血速度达到 0.5 mL/min 时方能见造影剂溢出到血管外,从而发现出血部位。在诊断的同时可行动脉栓塞止血。无活动性出血者,若造影显示有局限性血管扩张,提示该处极可能为出血部位。血管造影正确诊断率 50%～75%,并发症发生率为 2%。

放射性核素检查:消化道出血时,通过核素 ^{99m}Tc 标记红细胞扫描方法,可观察到放射性标记的血液渗出至血管外,出血速度仅 0.1 mL/min 即能诊断。显示出血在腹部某个区域,但不能判定确切的部位,可为腹部血管造影提供依据。内镜检查未能确定出血部位且仍有活动性出血者,也可采用此项检查。

四、治疗

(一)一般处理

非静脉曲张破裂出血的患者应放置鼻胃管以帮助判断出血量。少数意识反应差者,可考虑经鼻气管插管,以防呕吐误吸。监测血压、心率、脉搏等生命体征,必要时进行中心静脉置管,监测中心静脉压。完善血常规、血尿素氮、肝功能、电解质等实验室检查。留置导尿管以便记录尿量。对血流动力学不稳定或处于失血性休克的患者,应迅速扩容,给予平衡盐溶液和胶体溶液,比例以(3～4):1为宜,适当给予血管活性药物。液体复苏时容量负荷过高将增加静脉曲张破裂出血患者再出血的风险,以中心静脉压维持在 0.27～0.67 kPa(2～

5 mmHg)为宜。急性出血时,血红蛋白浓度低于70 g/L者应给予浓缩红细胞,合并有心肌缺血等基础疾病时应适当放宽输血指征。急性出血时应纠正凝血功能异常,停止使用抗凝和抗血小板聚集药物。

(二)非手术治疗

1.非静脉曲张性上消化道出血的治疗

(1)静脉或口服应用抗酸药:血小板聚集和凝血块形成与pH密切相关。因此维持胃内pH在6.0以上将有利于稳定血栓的形成。在抗酸药中,质子泵抑制剂止血效果要明显优于H₂受体拮抗剂,既有利于止血,减少输血量,也可显著降低再出血率及手术率。内镜检查前应用质子泵抑制剂可以改善出血病灶的内镜下表现,从而减少内镜下止血的需要。推荐大剂量质子泵抑制剂治疗,如埃索美拉唑80 mg静脉推注后,以8 mg/h的速度持续静脉滴注,适用于大量出血患者。常规剂量质子泵抑制剂治疗,如埃索美拉唑40 mg静脉输注,每12小时1次,实用性强,适于基层医院开展。对于幽门螺杆菌阳性、需长期服用非甾体抗炎药者,应以低剂量质子泵抑制剂口服维持治疗。

(2)内镜治疗:推荐对Forrest分级Ⅰa～Ⅱb的出血病变行内镜下止血治疗。常用的内镜止血方法包括药物局部注射、热凝止血和机械止血3种。药物注射可选用1∶10 000肾上腺素生理盐水、高渗钠-肾上腺素溶液等,其优点为简便易行。热凝止血包括高频电凝、氩离子凝固术、热探头、微波等方法,止血效果可靠,但需要一定的设备与技术经验。机械止血主要采用各种止血夹,尤其适用于活动性出血,但对某些部位的病灶难以操作。临床证据表明,在药物注射治疗的基础上,联合一种热凝或机械止血方法,可以进一步提高局部病灶的止血效果。

(3)介入栓塞治疗:介入栓塞治疗是内镜治疗之外的另一种能够替代手术的止血方法,用于药物或内镜无法控制的上消化道出血。可在血管造影确定病变部位的基础上经血管导管用吸收性明胶海绵或弹簧钢圈等行超选择栓塞治疗。胃左动脉、胃十二指肠动脉、胃网膜动脉和胰十二指肠动脉均被认为是可安全栓塞的血管。十二指肠有丰富的侧支循环,仅行胃十二指肠动脉栓塞后再出血的风险较高。对于无法控制的胆道出血,也可在肝动脉造影明确出血灶后,做选择性肝动脉栓塞。

(4)手术治疗:内镜下无法控制的上消化道大出血或者经内镜止血治疗后反复出血者,需手术治疗。对于其中一些手术风险极大的患者,介入治疗似乎是更为理性的选择。手术的目的在于止血,可根据病情考虑是否行根治性或治愈性手术。对于无法明确病因,出血无法控制者,宜尽早行剖腹探查术。溃疡者可根据情况行溃疡底部贯穿缝扎止血、胃大部切除、迷走神经干切断加幽门成形术，单纯溃疡缝扎止血再出血发生率较高。

2.食管、胃底静脉曲张破裂出血的治疗

（1）药物治疗：药物治疗食管、胃底静脉曲张破裂出血的效果与内镜治疗相近，两者联合应用效果更好。常见药物有血管升压素、生长抑素及其类似物。特利升压素是合成的血管升压素类似物，该药既可降低门静脉的压力，又可减少门体侧支血流，而且不良反应比以往常用的血管升压素要小。使用时先缓慢（＞1分钟）静脉注射 2 mg，再以 1～2 mg，静脉滴注，每 4 小时 1 次，维持 24～36 小时。生长抑素及其类似物则是能选择性的收缩内脏血管，抑制血管活性肠肽引起的血管扩张，减少门静脉的主干及侧支血流，从而降低门静脉的压力，达到止血目的。其代表性的药物生长抑素为人工合成的环状十四肽激素，起效快、不良反应少。生长抑素 250 μg 缓慢静脉注射，以后以 250 μg/h 的速度静脉滴注可使肝静脉的压力梯度降低 10%，显著降低再出血的风险，改善预后。预防性抗生素在减少感染、早期再出血和死亡率方面有着积极的作用，推荐口服诺氟沙星或静脉注射环丙沙星。

（2）经内镜治疗：内镜治疗有下列几种。①曲张静脉套扎治疗：套扎治疗是目前控制食管静脉曲张出血的首选内镜治疗方法，止血成功率及再出血率优于硬化剂治疗，且浅溃疡形成、食管狭窄等主要并发症明显少于硬化剂治疗。治疗时利用负压将食管的曲张静脉直接吸引入透明帽内，而后将套扎的皮圈推出，直接扎在曲张静脉上，分段套扎就可以使曲张静脉血流中断，形成血栓，达到治疗曲张静脉的目的。发现出血点或血栓头时应该在其下方套扎。有交通支时可在交通支上加固套扎。直接正对出血点或血栓进行套扎会引发大出血。②硬化剂注射：硬化剂注射到食管的曲张静脉及其周围后，首先破坏血管内皮，引起白细胞浸润，形成血栓性静脉炎，同时局部组织坏死纤维化，血管闭塞。止血成功率可达 81.6%～98.0%。该法仅当套扎治疗技术条件不允许或血液太多影响观察时选用。③组织黏合剂：止血成功率可达 90% 以上。常用组织黏合剂的化学成分是氰基丙烯酸盐，它是一种快速固化水样物质，在注入到血管并在接触血液0.05 秒内发生聚合反应和硬化作用，堵塞球形扩张的曲张静脉，从而达到止血效果。它不同于硬化剂，不能被人体所吸收。固态的黏合剂后期将会排入胃腔，此刻则血管完全塌陷、闭塞，甚至消失。Child-Pugh C 患者用氰基丙烯酸盐止血，止血成功率、再出血率、需要外科或者经颈静脉肝内门体分流手术率、死亡率等方面均优于硬化剂治疗。

（3）气囊压迫止血：三腔两囊管对轻度食管、胃底静脉曲张破裂出血有较好的止血效果，但对于大出血者压迫止血后的再出血率高达 50%。目前认为气囊压迫止血只能作为内镜治疗失败后等待后续治疗之前的一种应急性治疗措施，放置时间不宜超过 24 小时。食管囊和胃囊压力保持在 2.67～5.33 kPa（20～40 mmHg），每 6 小时将气囊排空 15 分钟，以防食管黏膜因缺血而坏死。患者应侧卧或头侧转，防止吸入性肺炎。注意观察呼吸，防止气囊上滑堵塞咽喉引起窒息。

（4）介入治疗：药物和内镜治疗可使 90% 的食管、胃底静脉曲张破裂出血得到控制。对于药物和内镜治疗失败或再出血的患者，经颈静脉肝内门体分流术是后续首选的挽救性治疗措施。经颈静脉肝内门体分流术经颈静脉途径在肝内肝静脉与门静脉主要分支间建立通道，从而降低门静脉的压力，缓解静脉曲张破裂出血非常有效。经此通道同时可行胃冠状静脉栓塞术。经颈静脉肝内门体分流术的价值在胃底静脉曲张破裂出血和门静脉高压性胃病出血中尤为明显，两者在内镜下止血困难。经颈静脉肝内门体分流术主要缺点在于通道的进行性狭窄、肝功能衰竭及肝性脑病，一般不主张应用于 Child-Pugh 评分 12 分以上的患者，这些患者术后死亡的风险极高。

（三）手术治疗

食管、胃底静脉曲张破裂出血者可行贲门周围血管离断术、分流术或联合断流术。在经颈静脉肝内门体分流术应用前，手术是药物和内镜治疗失败或者再出血患者唯一的挽救治疗措施。即使在肝功能较好患者中，进行有选择地手术治疗的，死亡率仍高达 33%～56%，而分流术后的再出血率与经颈静脉肝内门体分流术后相仿，相较于经颈静脉肝内门体分流术而言手术并无显著优势，适用于无条件行经颈静脉肝内门体分流术及部分肝功能较好的患者。虽然肝移植在急性静脉曲张破裂出血时并不可行，但是有必要对出血患者进行肝移植评估。肝移植能够从根本上解除病因，为患者提供长期生存。

第二节　下消化道出血

下消化道出血是指十二指肠悬韧带以下肠道的出血，包括空肠、回肠、结肠和直肠。痔与肛裂是临床常见的下消化道出血疾病，国内外有学者也将其纳入下消化道出血的范畴,而本节则不予纳入。根据出血速度,临床上将下消化道出血分为急性出血与慢性出血。急性出血部位结直肠占75%,空回肠占15%,部位不明占10%。依据出血量,临床上将下消化道出血分为显性出血与隐性出血。急性大量出血可引起重度贫血及循环衰竭。持续性慢性出血也常出现轻重不同的贫血症状。

一、病因

下消化道出血的病因复杂多样,临床上以结直肠恶性肿瘤、肠道息肉多见。其次为炎症性疾病及结肠憩室。不同年龄段其病因也有所不同,儿童最常见是肠道息肉,青年多见于肠道炎症性疾病,中老年人以结直肠癌最为常见。下面列出下消化道出血的各种病因。

(一)肠道恶性肿瘤

肠道恶性肿瘤包括结直肠癌,小肠癌,或其他器官恶性肿瘤浸润、转移至肠道,肠道恶性淋巴瘤和肉瘤及肠道类癌等。

(二)肠道息肉

肠道息肉包括结直肠,小肠腺瘤,炎性息肉,家族性腺瘤性息肉病,Gardner综合征,Turcot综合征,幼年性息肉病及Peutz-Jeghers综合征等。

(三)肠道炎症性疾病

肠道炎症性疾病包括溃疡性结肠炎、克罗恩病、肠结核、肠阿米巴病、急性坏死性小肠炎、放射性肠炎、缺血性肠炎及药物性肠炎等。

(四)憩室

憩室包括梅克尔憩室、小肠憩室、结肠憩室及结肠憩室病等。

(五)血管性疾病

血管性疾病包括肠系膜血管栓塞和血栓形成,结肠静脉曲张,小肠和结肠血管畸形,肠血管瘤及遗传性出血性毛细血管扩张症等。

(六)外伤与医源性出血

外伤与医源性出血包括腹部外伤累及肠道或肠系膜血管,肠吻合术后吻合口出血,肠镜检查或治疗术后肠腔出血等。

(七)全身性疾病

全身性疾病包括脓毒症、伤寒、流行性出血热、钩端螺旋体病、过敏性紫癜、白血病、再生障碍性贫血、多发性骨髓瘤、血友病、血吸虫病、钩虫病、维生素 K 或维生素 C 缺乏,以及服用特殊药物(非甾体抗炎药和抗凝药)等。

(八)其他

其他包括腹外疝或腹内疝或其他原因引起的绞窄性肠梗阻、孤立性直肠溃疡综合征、小肠和结肠 Dieulafoy 病、结肠气囊肿症、门静脉高压性肠病及子宫内膜异位症等。

二、临床表现

下消化道出血的病因复杂多样,临床表现各不相同,血便是其典型共同的临床表现。根据出血部位、出血量、出血速度及出血在肠道内停留时间的长短,血便的性质各有不同。高位肠道出血或出血在肠道内停留时间过久,粪便呈现柏油样或果酱样颜色,并伴有特殊的腥臭味;左半结肠特别是直肠乙状结肠的出血,粪便呈现程度不同的红色,可以从暗红到鲜红。出血量越大、出血部位越低、出血越快、在肠道停留时间越短,粪便的红颜色越鲜艳。下消化道出血也可表现为黑便,这种情况可见于少量出血并停留在肠腔内较久的患者。食用动物血或肉类,服用易导致粪便呈黑色的药物如铋剂、甘草等也可以出现黑便,而食用动物血或肉类更容易出现化学法粪便隐血试验的假阳性。

少量出血并不引起血容量改变和其他症状;长期慢性出血可以引起贫血;急性大量出血可出现休克症状和体征。

不同的病因,下消化道出血有不同的临床表现。

(一)结直肠癌

结直肠癌早期病变仅局限于黏膜或黏膜下层,可以不出现血便。当肿瘤逐渐增大并向肌层及浆膜层浸润时,黏膜层表面由于炎症、血运障碍及机械刺激等原因,发生糜烂或溃疡并开始出血。若糜烂与溃疡累及较大的血管,或者肿瘤组织坏死脱落,则可有大出血。少量出血,肉眼不易察觉,但粪便隐血试验可显示阳性。大量出血可见肉眼血便,颜色以暗红色为主。较高部位如盲肠癌可有柏油样黑便,低位乙状结肠和直肠癌可见鲜红色血便。远端结肠与直肠特别是直肠血便应与痔和肛裂相鉴别。痔发生血便时血液常常附着在粪便的表面;肛裂便后出血并伴有规律性疼痛;结直肠癌血便颜色更深,血液夹杂于粪便之中,并伴有黏液脓血及坏死脱落组织。

(二)肠息肉及息肉病

小的息肉或黏膜表面光滑且血供充足的息肉通常很少出血。当息肉增大,黏膜表面破损时可以有出血。通常出血量少,但可以反复多次出血,黑便少见。肉眼可见血便,其血液附着在粪便表面,粪便隐血试验可以提示有其他症状不明显的肠息肉。结肠息肉还可以出现腹泻、黏液血便等肠道刺激症状,盲肠及小肠巨大息肉可能出现肠梗阻等症状。小儿下消化道出血最常见的病因是肠道息肉。幼年性息肉常见于 10 岁以下的幼儿,多呈单发性,60% 发生于距离肛门10 cm 以内,临床表现为内痔样出血及便后肿块脱出。多种息肉病如家族性腺瘤性息肉病、Peutz-Jeghers 综合征、Gardner 综合征等为遗传性疾病,多有家族史。

(三)炎症性肠病

炎症性肠病是溃疡性结肠炎与克罗恩病的总称。溃疡性结肠炎多发生于结肠,特别是直肠乙状结肠更多见。病变主要局限于黏膜与黏膜下层,以黏液脓血便常见。由于黏膜与黏膜下层大血管较少,故大出血少见。一旦出现大出血即表示病情危重。溃疡性结肠炎还有腹泻、腹痛等其他症状及多种肠外表现。克罗恩病多见于回肠末端及近端结肠,累及肠壁全层,黏膜溃疡可呈鹅口疮样、纵行溃疡或裂隙溃疡。临床少见黏液脓血便,但粪便隐血常呈阳性。由于病变较深,肠道大出血多见。临床表现还包括腹泻、腹痛、腹部包块、瘘管形成、肛周病变以及多种肠外表现。

(四)结肠憩室与梅克尔憩室

结肠憩室在我国少见,多发于欧美国家。结肠憩室多发于直肠乙状结肠,单纯的结肠憩室常无任何临床表现,只在出现憩室炎等并发症时才出现临床症状。急性憩室炎可以出现血便或粪便隐血试验呈阳性,近 70%～80% 的结肠憩室出血为自限性的,但高达 38% 的出血会再发。若急性憩室炎出现急性大量出血,通常伴随穿孔或脓肿的破溃,提示预后不良。

梅克尔憩室常位于回肠末端,肠系膜缘的对侧,多见于小儿,为小儿下消化道出血的常见病因之一,血便为其常见症状。从病理角度而言,几乎所有的有出血症状的梅克尔憩室内都存在异位胃黏膜,形成局部的高胃酸环境,导致周围正常的肠黏膜溃疡形成和出血。其他还有脐部黏液样或粪便样分泌物及憩室炎、肠梗阻等临床表现和并发症。手术切除为其治疗原则。

(五)过敏性紫癜

过敏性紫癜可分为单纯型、关节型、腹型、肾型及复合型等多种。其中腹型和复合型可以出现肠道出血。常常为黏膜内出血。很少出现大出血,出血症状通常被更为严重的腹痛症状所掩盖。当过敏性紫癜仅仅表现为腹痛、腹泻、黏液便及血便的时候,常被误诊为急腹症。

(六)医源性出血

多种腹部手术涉及消化道重建吻合术,其常见并发症之一即为吻合口出血。出血原因可以是吻合口渗血或吻合口血管出血,临床通常表现为不同程度的血便。

(七)其他少见疾病

(1)小肠和结肠 Dieulafoy 病:为少见的可以发生于胃肠道任何部位的出血性病变。病灶可为溃疡、糜烂或隆起型,病灶表面常可见动脉裸露,动脉破裂容易造成活动性出血。不明原因的下消化道出血需考虑此病的可能。

(2)结肠静脉曲张:多种原因可以引起结肠静脉曲张,最常见的病因是门静脉高压。最常见的部位是直肠乙状结肠交界处。静脉曲张破裂可引起持续性大量出血,并引起血容量不足的症状。

(3)遗传性出血性毛细血管扩张症:少见的常染色体遗传性疾病,表现为皮肤、黏膜及内脏器官的毛细血管扩张,形成血管瘤并容易出血。发生于结肠的弥漫性海绵状血管瘤一旦出血则极为凶险。

(4)多发性骨髓瘤:为浆细胞克隆性血液系统恶性疾病,临床表现为贫血、骨痛、肾功能不全、反复感染、出血、关节痛等。部分出现下消化道出血症状,出血量通常不多,极少数以下消化道大出血为首发症状的多发性骨髓瘤易被误诊或延误诊断。

(5)结肠气囊肿:临床少见,病因不明,多合并肺气肿等呼吸系统疾病。出血量少,但可以反复出血,在原发病缓解后,症状可以缓解甚至消失。

其他报道的极少见的下消化道出血病因还有:结肠毛霉病、结肠缺血等,对病因不明的下消化道出血做鉴别诊断时应该考虑是否存在这些因素。

三、诊断

(一)病史与体检

在询问病史时应注意出血量、出血时间、血便颜色及出血次数,有无伴发腹痛、腹泻、黏液血便等其他腹部症状。特别注意要询问患者的既往用药史(非甾体抗炎药和抗凝药)和疾病史(消化道溃疡、炎症性肠病、肠息肉和结肠憩室等)。体检时应该注意腹部体征,有无腹部包块,有无腹部出血点及静脉曲张等;直肠指诊可以鉴别直肠癌、直肠腺瘤,借助肛门镜可以鉴别痔与肛裂及其他肛周疾病。

(二)粪便隐血试验

大部分的下消化道出血为隐性出血,粪便隐血试验为无创简便的诊断消化道出血的方法,尤其适用于隐性出血的诊断。粪便隐血试验呈阳性表明检查时存在消化道出血,但对于间断性出血者,粪便隐血试验呈阴性并不能排除出血性疾病的可能。增加粪便隐血试验的检测次数,可以提高阳性检出率。

(三)消化道内镜检查

电子胃镜检查是排除上消化道出血的重要手段。由于10%的严重上消化道出血的临床表现与直肠出血很相似,电子胃镜检查可以明确是否存在上消化道出血,并可进行内镜下的治疗。

电子结肠镜检查是明确下消化道出血部位的重要手段,同时可针对性地进行疾病的治疗。下消化道出血行急诊结肠镜检查的诊断率为48%～100%。其主要并发症为肠穿孔,发生率稍高于择期结肠镜检查,分别为0.6%和0.3%。对于是否行肠道准备,目前研究多认为口服泻药或灌肠后检查可以提高诊断率,降低肠穿孔的发生率。

小肠镜可以检查胃镜与结肠镜所不能到达的空回肠盲区。新型推进式小肠镜检查的范围仍有限,可以检查屈氏韧带以下约150 cm的小肠范围。一项Meta分析显示:小肠镜检查的诊断率只有26%,同时存在患者痛苦和检查时间漫长的缺点,现已逐步淘汰。

胶囊内镜是一种特别的"小丸",吞下后可随胃肠蠕动向前移动,依靠"小丸"中的影像捕捉系统做腔内摄影,并将图像资料传出体外,通过电脑处理反复观看。两项Meta研究显示:对于电子胃镜和结肠镜检查都为阴性的下消化道出血,胶囊内镜检查的敏感性为88%～100%,特异性为38%～93%,其诊断率为38%～93%。对于初次胶囊内镜检查阴性的下消化道出血,二次胶囊内镜检查可以提高诊断率。目前多数研究推荐胶囊内镜用于诊断电子胃镜和结肠镜检查均为阴性的消化道出血。

(四)X线检查

结肠气钡双重对比造影检查是纤维结肠镜检查的有益补充,可以对结肠病变做整体评价,显示结肠功能的变化。但其敏感性较低,难以发现<0.5 cm的病变,无法行活检,因此目前更多被纤维结肠镜所替代。

目前,胶囊内镜还未得到普及,小肠气钡双重对比造影仍是诊断小肠病变的检查方法。该方法能发现小肠溃疡、肿瘤及肠腔狭窄等病变。一般的小肠钡餐造影检查也用于小肠疾病的诊断,是梅克尔憩室最主要的诊断方法之一。钡餐造影检查只适用于出血已停止或隐性出血的患者,活动性出血者禁止使用。

(五)计算机断层扫描

计算机断层扫描可以发现结肠或小肠的占位性病变、炎症性病变、憩室、血管畸形、门静脉高压等。计算机断层扫描诊断活动性下消化道出血的敏感度为74%～82%。有学者主张把计算机断层扫描作为急性下消化道出血的首选诊断工具。计算机断层扫描与肠镜相比,快速、易行、低风险、操作少、且敏感性与特异性更高。计算机断层扫描血管造影诊断消化道活动性出血的敏感性在91%～92%,但诊断隐性出血的敏感性只有45%～47%。与螺旋计算机断层扫描相比,计算机断层扫描血管造影可以更清楚地显示主要血管的走行,明确出血部位,特别是对肠道血管发育不良、血管畸形、血管扩张等疾病,计算机断层扫描血管造影在这方面则有其特殊优势。当肠道内出血量>20 mL/h时,用计算机断层扫描血管造影即可发现出血病灶。目前国内外学者多推荐内镜检查结果阴性的下消化道活动性出血患者选择计算机断层扫描血管造影,相关结果可为后续的内镜、介入及手术治疗提供参考。

(六)数字减影血管造影

数字减影血管造影是经皮股动脉穿刺插管,做选择性腹腔内器官血管造影。一般先行腹腔动脉造影,再行肠系膜上动脉造影,最后行肠系膜下动脉造影,依次观察上腹、左腹、右腹和下腹部。数字减影血管造影在急性下消化道出血的诊断与治疗中有一定的优势。在急性下消化道出血时,由于出血使结肠镜视野模糊,钡剂灌肠又属禁忌,数字减影血管造影成为很好的选择,不但可以找到出血点,而且可以经过栓塞或灌注止血药物而达到治疗目的。当肠道内出血量>50 mL/h时,用数字减影血管造影可以发现出血病灶。某些急性大量出血经数字减影血管造影还可以暂时减缓出血速度或止血,并可以精确定位,为手术或治疗原发疾病争取宝贵的时间。

(七)核素显像

核素显像多应用于小儿梅克尔憩室的诊断及其他病因不明的下消化道出血的诊断。由于^{99m}Tc 过氧酸钠(^{99m}TcO-4)与胃黏膜有特殊的亲和力,该方法常用于肠道异位胃黏膜特别是梅克尔憩室的诊断。^{99m}TcRBC 血池显像用于诊断急性活动性出血,敏感性较高,但其特异性较结肠镜和计算机断层扫描血管造影低。^{99m}TcRBC 血池显像尤其适用于诊断间歇性出血,可以对同一位患者24 小时内进行不同时间段的多次扫描,提高诊断率。

四、治疗

因为下消化道出血的病因、出血量与出血速度的不同,所以治疗方案各不相同。急性大量出血的治疗原则是以补充血容量、抗休克为主,待出血停止或出血量减少后再考虑原发病的治疗。慢性出血及隐性出血则应及早进行原发病的治疗。

(一)药物治疗

全身止血药物的应用,包括维生素 K_1、氨甲苯酸、注射用巴曲酶等。生长抑素类药物可以减少内脏器官的循环血量、增加血小板的聚集及降低门静脉血压,达到止血目的。质子泵抑制剂对于异位胃黏膜引起的出血有一定的效果。对已证实的炎性肠病,应做针对性的内科治疗。

(二)内镜治疗

随着纤维结肠镜的广泛应用,内镜不但可以达到止血的目的,而且可以对部分原发病进行有效的治疗。对于小的出血点,可以采取微波、激光、高频电凝等方法止血;对于面积较大的渗血,可以局部喷洒 1∶20 去甲肾上腺素或 5%～10%孟氏液的方法;对于上述方法无效或较大的出血部位,还可以试用钛夹夹闭的方法。目前在内镜下不但可以对带蒂的息肉进行有效结扎切除,而且对广基息肉或早癌也可进行黏膜下肿瘤剥离术。

(三)介入治疗

数字减影血管造影不但可以作为诊断方法,而且还作为治疗手段,特别是急性活动性下消化道出血的治疗。目前国内外学者多推荐在计算机断层扫描血管造影能明确下消化道出血所在部位,但结肠镜无法有效止血的情况下,选择数字减影血管造影治疗,可采用垂体后叶素局部灌注或栓塞治疗。垂体后叶素局部灌注治疗的有效率为 59%～90%,但一旦停止局部灌注,有一半的患者将再出血,并且对较粗的血管且存在心律失常及可能存在肠缺血等严重并发症的患者,需要谨慎使用。栓塞治疗常用的材料包括吸收性明胶海绵、聚乙烯醇颗粒及金属线圈等,治疗的有效率为 80%～100%,再出血的概率为 14%～29%,而这部分患者仍可接受二次栓塞。栓塞治疗时应确保足够的侧支循环以保证肠管的血供。介入止血治疗只是一种暂时的止血手段,并不能对造成下消化道出血的病因做彻底的治疗,只是为挽救患者的生命以提供二期治疗的机会。因此除对局部的血管扩张、动静脉畸形治疗之外,在介入止血术后大多数患者还应该考虑对其原发病做治疗。

(四)手术治疗

不能明确病因且持续性下消化道出血的患者,经内镜、介入或药物治疗而无效的情况下需要考虑手术探查。手术探查的目的是尽快找到出血部位并迅速止血。对于病因已明确的下消化道出血,即使出血已控制,仍应该对有指征的患者做手术治疗。

医源性出血如吻合口渗血经保守治疗可以治愈而不需二次手术,若吻合口血管出血较严重,需要急诊手术止血治疗。肠镜检查,特别是肠镜下特殊治疗之后可能发生下消化道出血,除与肠镜检查时操作不规范及肠镜手术止血不彻底有关之外,还与患者的全身情况如凝血功能障碍、营养不良等及局部组织不健康等因素相关。大多数患者经保守治疗或肠镜下止血可以取得理想的效果,严重的出血需考虑手术止血。

第六章

胃十二指肠疾病

第一节　胃十二指肠溃疡病

一、病因和病理

病因至今尚未完全清楚,可能与体质、精神、神经和体液等因素有关。胃溃疡和十二指肠溃疡共同特点为胃液中胃酸过多,激活了胃蛋白酶引起胃或十二指肠的"自身消化"而产生溃疡。溃疡表现为圆形或椭圆形的胃或十二指肠壁的黏膜缺损,故长期以来称为消化性溃疡。

二、临床表现

(一)胃溃疡

多发生在胃小弯、幽门部,其他有胃后壁溃疡、高位贲门溃疡,较少见。与十二指肠溃疡同时存在者,称为复合溃疡。主要症状为胃痛,位于剑突下或偏左,无节律性,多为胀痛或钝痛,有时为剧烈性疼痛。疼痛多在餐后 1 小时发生,饮食不当、情绪波动、气候变冷时可使症状加重或诱发。抗酸药物治疗效果不佳。约有 5% 的患者可发生溃疡恶变,故对久治不愈,或伴有体重减轻、食欲下降或贫血的患者,应定期复查,以便早期发现溃疡恶变的可能。

(二)十二指肠溃疡

多发生于十二指肠球部,疼痛有节律性,位于上腹偏右,疼痛与进食有关,常于饥饿时或夜间发作,且常伴有嗳气、反酸,春秋季为好发季节。当十二指肠溃疡与邻近器官粘连或穿透时,疼痛加剧较为持续性,也可放射至背、肩或下腹部。

三、诊断

根据临床表现即可考虑为溃疡病。进一步确诊需行以下检查。

(一)胃液分析

胃溃疡时胃酸分泌多在正常或稍低范围内,如有胃酸缺乏,应考虑合并胃炎或癌变。十二指肠溃疡时胃酸分泌量较正常增高,夜间或空腹时更为明显,经组胺试验后最大游离酸分泌量明显增高。

(二)大便隐血试验

经饮食控制后连续大便隐血检查,如为阳性,结合病史可考虑有溃疡存在或处于活动期。出现黑便时,可能为溃疡出血。

(三)X线钡餐造影检查

为较为简便的方法。溃疡可在胃、十二指肠肠壁上显示龛影,呈圆形或椭圆形,小的呈棘状突起,边缘光滑,周围黏膜皱襞集中于溃疡边缘。小而浅表的溃疡,可用气钡双重造影检查。X线钡餐造影检查能明确溃疡部位,大小及有无恶变。

(四)纤维内镜检查

纤维胃镜、十二指肠镜可明确诊断,必要时可留取活组织标本做病理检查。

四、治疗

(一)内科治疗

溃疡应首先采用内科治疗,约有80%的患者可取得较好的效果。

(二)外科治疗

1.手术适应证

因胃溃疡在内科治疗后复发率高,并发症可高达60%,故多主张良性胃溃疡患者在系统内科治疗后无明显好转时,应早期手术治疗。经内科治疗后复发,以往有并发症,治愈后又复发,溃疡较大不能排除恶度者,更应积极手术治疗。手术首选胃大部切除术。对高位溃疡可行旷置式的胃大部切除术或迷走神经切断术加幽门成形术。

绝大多数十二指肠溃疡患者可经内科治疗痊愈,但仍有约1/5的患者需手术治疗,已发生并发症者更应手术治疗。手术以胃大部切除术为主。近几十年来多采用各种迷走神经切断术,治疗效果较好。

2.手术术式

(1)胃大部切除术:切除胃远端60%～75%,以消除促胃泌素的作用及切除部分胃壁细胞,包括胃体大部、胃窦部、幽门及部分十二指肠。按照切除后残胃与肠道的吻合部位的不同,分为毕Ⅰ式和毕Ⅱ式。

毕Ⅰ式:胃大部切除后胃残端与十二指肠残端吻合,本法优点为操作简便,吻合后胃肠道通路接近于正常生理解剖,术后并发症少;缺点为十二指肠溃疡时多有瘢痕粘连、分离,吻合有困难,对胃酸分泌高的患者如切除胃的范围不够,易导致复发。因此,毕Ⅰ式吻合术多适用于胃溃疡的治疗。

毕Ⅱ式:胃大部切除后十二指肠残端缝闭,胃残端与上段空肠吻合。该术式可切除足够量的胃,使吻合口无张力,溃疡复发率低,但手术操作较复杂,术后胃肠道功能失调者较多。

(2)胃迷走神经切断术:迷走神经切断后消除了神经性胃酸分泌,阻断了迷走神经引起的胃泌素分泌,减少体液性胃酸分泌,从而达到治愈十二指肠溃疡的目的。常用术式有下列几种。

迷走神经干切断术:将腹部的左、右两支迷走神经主干切除一小段,使胃泌素的分泌大幅度下降。由于切断后抑制胃的蠕动,影响小肠和肝、胆、胰的功能,故术后常发生上腹饱胀、嗳气、腹泻等。为避免胃排空障碍及潴留,常需行胃空肠吻合、幽门成形等附加手术,以利引流。

选择性迷走神经切断术:为避免对腹腔其他脏器功能的影响,采取选择性迷走神经切断术。即将左迷走神经干于分出肝支之后切断,右迷走神经干于分出腹腔支之后切断。由于胃迷走神经切断后可出现胃潴留,故常需附加引流的手术,如半胃切除术、胃窦部切除术、幽门成形术及胃空肠吻合术等。

高选择性迷走神经切断术:也称胃壁细胞迷走神经切断术。此术式只切断分布于胃壁的迷走神经,而将胃窦部的迷走神经予以保留,因而既可抑制胃酸分泌,又不影响胃的排空,故不需另做附加引流手术。但由于切断的迷走神经不够完全或有解剖变异,术后仍有复发溃疡的可能,需进一步研究实践。

(三)手术后并发症的防治

1.术后胃出血

出血原因多为术中止血不完全、缝合处黏膜撕裂、黏膜下血管回缩结扎线松脱等。出血部位常见于胃残端小弯闭合缘、胃肠吻合口及十二指肠溃疡旷置术后的溃疡面出血。

治疗以保守疗法为主,采用禁食、胃减压、胃内注入冷生理盐水和止血药物及输新鲜血等,多数患者出血可停止。如出血量大且经保守治疗无效,应及时再次手术止血。出血原因不明、部位不清者,应先行纤维胃镜检查。

2.十二指肠残端破裂

多见于勉强切除十二指肠溃疡后残端缝合过紧、缝合不严密、残端缺血或吻合口远端有梗阻、感染或积血时。较小裂口发生后,溢出的胆汁、肠液可局限于膈下,形成膈下感染或脓肿,表现为局限性腹膜炎。B超、X线检查可明确诊断,定位穿刺能抽出胆汁或脓液。处理时应切开引流,如能找出裂口,可用导管插入十二指肠做外引流,一般多能痊愈。

较大裂口发生后,可有大量胆汁、胰液、肠液流入腹腔,造成急性弥漫性腹膜炎。表现为突然剧烈的全腹痛、压痛、肌紧张,此后漏液可侵蚀伤口并由伤口处溢出,形成十二指肠瘘。大量胃肠道液体的丢失可致水电解质和酸碱平衡紊乱,同时液体腐蚀皮肤,造成皮肤糜烂,易引起感染。早期液体尚未溢出时,可通过B超或腹腔穿刺抽出液体明确诊断。应及时手术探查,做十二指肠造瘘,引流肠液,腹腔也应妥善引流。应及时纠正脱水和水电解质紊乱,使用广谱抗生素控制感染,用氧化锌软膏等保护皮肤。对可能发生十二指肠瘘者,通过术中置导管于十二指肠肠腔内做外引流,可预防瘘的发生。

3.吻合口梗阻

(1)输入段梗阻:常见于输入肠襻过长且扭曲,内疝或胃肠吻合时,吻合输入段时形成锐角及手术后粘连等。临床表现为上腹部疼痛,反身性呕吐,呕吐物内不含胆汁。钡餐造影、胃镜检查可明确诊断。症状轻者可保守治疗,严重者施行手术,行空肠输入输出段侧侧吻合术或Y式吻合术。

(2)吻合口狭窄:多由吻合口过小或吻合时胃肠壁内翻过多、水肿、炎症或术后粘连压迫等所致,临床表现为进食后上腹胀、呕吐,吐出为食物,不含胆汁。X线钡餐造影检查可见有胃潴留,吻合口狭小。处理可先保守治疗1～2周,无效时手术治疗。方法为切除原吻合口重新做大小合适的吻合口,有粘连带压迫时予以松解。

(3)输出段梗阻:较为常见,多为输出段的粘连压迫引起,少数由于内疝造成。临床表现为上腹饱胀、呕吐食物及大量胆汁。X线钡餐造影检查可确定诊断,处理先采用保守治疗,无效时手术解除梗阻。

4.反流性胃炎

多在术后1年左右发生,临床表现为上腹部持续性烧灼痛、疼痛、进食后加重,常有胆汁呕出。患者全身营养欠佳,消瘦。诊断时,若有胃大部切除、胃空肠吻合史,应考虑此症。胃镜检查可见胃内有胆汁反流,胃黏膜肥厚,广泛炎症,呈棕红色,且有多发的胃黏膜浅表糜烂。先对症治疗,效果不佳者,可再次手术,做Y式吻合术。

5.倾倒综合征

术后因胃排空过快,特别是高渗食物突然进入空肠(因无幽门阻挡作用),大量细胞外液的转移,引起头晕、恶心、心慌、脉快、乏力等症状。多在进甜流质食物 10~20 分钟后出现,严重者可有虚脱。大多数患者在胃切除后有轻度的倾倒综合征,仅少数患者需要治疗。应控制甜食,少进流质食物,食后平卧 20 分钟左右,可使症状缓解。对于症状严重者可再次手术处理,方法是将原施行的毕Ⅱ式改为毕Ⅰ式或间置一小段逆蠕动的空肠,以延缓排空时间。

6.吻合溃疡

胃大部切除术后 1‰~5‰ 的患者可再发生溃疡,多发生在吻合口缘的空肠侧,在术后 1~2 年发生。症状同溃疡,其疼痛较重,无规律性,于上腹部有明显压痛,常并发出血,少数并发穿孔。吻合口溃疡发生的原因为胃切除量不足、输入肠段过长或有胃泌素瘤。吻合口溃疡对药物治疗的反应不佳时,需手术治疗。再次手术时应施行符合要求的胃大部切除术或同时做迷走神经切断术。如为胃泌素瘤所引起,应切除肿瘤。

7.营养障碍

胃大部切除术后偶有发生巨细胞性贫血、缺铁性贫血、脂肪痢及腹泻等各种营养障碍。临床表现为营养不良、消瘦和体重减轻。应予以高营养饮食,并对贫血、腹泻等给予药物治疗。

8.胃潴留、残胃无力

各类迷走神经切断术都可发生,常于术后 3~4 天出现胃张力减退和蠕动消失,而于 10 余天后症状缓解。治疗时应禁食,持续胃肠减压,用温高渗盐水(3%)每天多次洗胃,维持水电解质平衡,同时用新斯的明 0.5 mg 皮下注射,以刺激胃蠕动恢复。

9.胃小弯坏死及穿孔性腹膜炎

为高选择性迷走神经切断术较少见的并发症,一旦发生,症状严重,可导致休克。应积极手术处理。

第二节 胃十二指肠溃疡急性穿孔

溃疡急性穿孔主要见于十二指肠前壁溃疡,胃溃疡很少穿孔。偶尔,后壁胃溃疡可穿破入小网膜囊。这是一种需要早期诊断并及时治疗的急腹症。

一、诊断

(一)典型的症状

上腹部突然剧痛,随即遍及全腹,疼痛向肩部放射伴恶心、呕吐。

(二)体征

发现休克、腹肌紧张如"板状",肝浊音界缩小或消失,肠鸣音消失。直立位X线腹透示膈下游离气体。

二、治疗

(一)单纯穿孔缝合修补术

(1)十二指肠溃疡穿孔一般主张行单纯穿孔缝合修补术,既简单又完全。

(2)小弯高位溃疡和幽门前溃疡可在修补后行迷走神经干切断术加幽门成形术。

(3)要注意的是,在行胃溃疡穿孔术时一定要通过探查排除胃癌穿孔的可能,并切取部位溃疡送病理检查。

(二)病因手术

(1)胃溃疡穿孔患者首先进行病因治疗,切除远侧胃的大部分并切除溃疡,因为胃穿孔的患者中5%～22%为胃癌。

(2)条件是早期穿孔,腹内感染不重。

(三)溃疡穿孔患者手术的三大危险因素

三大危险因素主要包括脏器有严重疾病、术前休克和穿孔时间＞24小时。冲洗腹腔极为重要。

第三节 胃十二指肠溃疡大出血

消化性溃疡大出血是十二指肠后壁溃疡或小弯溃疡的主要并发症,有15%～20%的溃疡患者会发生出血,其中多数患者可经内科治疗使出血得到控制。

一、诊断

(一)主要症状

急性大呕血或柏油样黑便。休克症状取决于出血的量和速度。上腹轻压痛,肠鸣音活跃。

(二)内镜检查

可明确出血部位,出血 24 小时检查阳性率为 70%～80%。

二、治疗

(一)内科治疗

内科治疗不降低手术率和死亡率。措施有:①补充血容量、吸氧。②止血;垂体后叶素、抗酸剂、每小时胃管注入西咪替丁;电凝、激光凝血,75% 有效。止血 12～24 小时,若后饥饿时可进食;查血细胞比容,每天 2 次,监测有无出血。

(二)内镜下止血

有些溃疡出血可通过内镜电凝止血或注射药物止血。

(三)手术治疗

(1)手术适应证:①出血多、快,早期出现休克;②经短期(6～8 小时)输血 600～900 mL,血压、脉搏和全身情况无明显好转或虽一度好转但迅即恶化,或 24 小时内的输血量＞1 000 mL 才能维持血压及血细胞比容者;③不久前曾发生过类似大出血者;④内科治疗期间发生大出血者;⑤老年(年龄＞60 岁或伴有动脉硬化症,病程长)溃疡患者;⑥伴瘢痕性幽门梗阻或急性穿孔或可能有恶变者;⑦球后溃疡或小弯溃疡(附近为大血管)者。

(2)溃疡缝合、结扎止血加迷走神经切断术和幽门成形术:适用于十二指肠溃疡出血。方法是纵向切开幽门前壁,缝合出血点;若出血仍无法控制,可解剖胃十二指肠动脉,将其结扎;然后横向缝合幽门切口,此称幽门成形术或幽门增宽术;最后切断两侧迷走神经干。迷走神经干切断术加胃窦切除术在重危患者也可选用。

(3)胃切除术:适用于Ⅰ型胃溃疡出血,要同时切除溃疡。Ⅱ型和Ⅲ型胃溃疡出血的最佳处理方式是迷走神经切断术加胃窦切除术。

第四节 胃　癌

胃癌在我国消化道恶性肿瘤中位列第一位。以 40～60 岁为多见,但近年来青年人的发病率逐渐增高。

一、病因

尚不完全清楚,可能与环境、饮食习惯有关,有些胃良性病变被认为癌前期病变,如胃息肉约 20% 可癌变,尤以多发性息肉的癌变概率较高。胃溃疡、萎缩性胃炎均有约 10% 的患者发生癌变。另外,胃癌常见于近亲中,可能与遗传因素有关。

二、病理

胃癌可发生于胃的任何部位,但以胃窦部最多(约 50%),其次为胃小弯、贲门,发生于胃大弯者较少。也有广泛浸润胃癌,约占 15%。胃癌的大体类型可分为早期胃癌和进展期胃癌两种。早期胃癌是指局限于黏膜或黏膜下层的胃癌,表现为隆起型、浅表型和凹陷型;进展期胃癌则分为块状型、溃疡型和弥漫型。弥漫型浸润于胃壁各层内,占据胃的大部或全部,胃变小且壁僵硬,称为皮革样胃,恶性程度高。组织学上,胃癌绝大多数为腺癌,其他为黏液癌和低分化癌,后者包括硬癌和髓样癌。

三、转移途径

(一)直接浸润蔓延

直接向胃壁四周或深部浸润并侵及腹壁、邻近器官或组织。

(二)淋巴转移

为主要转移途径。癌细胞侵入淋巴管并形成癌栓,随淋巴液到达淋巴结。因胃的各淋巴管间存在丰富的淋巴网,故一处癌肿常可波及所有淋巴结,为治疗需要,临床上将有关淋巴结划分为15组:①贲门右区;②贲门左区;③沿胃小弯;④沿胃大弯;⑤幽门上区;⑥幽门下区;⑦胃左动脉干周围;⑧肝总动脉周围;⑨脾门;⑩脾动脉干周围;⑪肝十二指肠韧带内;⑫胰头十二指肠后;⑬肠系膜血管根部;⑭结肠中动脉;⑮腹主动脉旁。恶性程度较高的癌肿可超越以上方式,直接侵入远处淋巴结,如锁骨上淋巴结和脐部淋巴结,检查时应予注意。

(三)血行转移

晚期癌细胞可通过血循环转移到肝、肺等器官。

(四)腹腔种植

癌肿穿透胃壁,癌细胞脱落种植于腹膜、大网膜及其他脏器表面。

四、临床表现

早期少有症状,多随病情进展而出现下列症状。

(1)上腹部疼痛不适:多位于剑突下,经药物治疗多不见效。胃小弯处胃癌,因此处神经纤维较多,疼痛较为明显。胃体部与弥漫性胃癌,较早即可出现上腹痛。位于贲门及大弯侧的癌肿,晚期时出现上腹痛。疼痛性质不定,多在进食后加重,且药物不能缓解。

(2)恶心、呕吐:约50%的患者有轻度恶心或呕吐,多在疼痛或进食后发生。癌肿位于幽门者常引起胃排空受阻,产生嗳气、恶心和呕吐。贲门部或高位小弯处癌肿,进食时可有梗阻感。

(3)食欲下降、消瘦及体重减轻为持续性,药物难以改善。由于进食少,患者会逐渐消瘦,体重减轻。对不明原因的消瘦,应考虑有癌肿的可能。

(4)晚期患者可出现上腹肿块、腹水、黄疸、贫血及远处转移病灶。

五、诊断

胃癌早期无典型症状,诊断不易。对40岁以上的患者,过去无胃病史而出现消化道症状,以及有胃溃疡、萎缩性胃炎、胃酸缺乏、胃息肉等癌前期病变者,均应提高警惕,做进一步检查,以明确诊断。

(一)实验室检查

多数患者有贫血。粪便隐血试验呈阳性。胃液分析无胃酸者占50%左右。

(二)X线钡餐造影检查

对可疑患者应做常规检查,作为普查手段,有时能检查出黏膜下层的微小胃癌。用钡剂空气双重造影检查可清楚显示胃黏膜表面的微小病变,正确率可达90%以上。

(三)纤维胃镜检查

可进行脱落细胞和多处病变组织的活体检查,使胃癌的诊断率提高到97%,也能发现早期胃癌。

(四)免疫学检查

癌胚抗原可作为胃癌普查的筛选方法。胃癌主要应与胃溃疡、慢性胃炎、胃良性肿瘤等鉴别。

六、治疗

(一)手术治疗

早期胃癌的有效治疗方法为根治性手术切除,原则为按癌肿部位整块切除胃的大部或全部及大、小网膜和区域性淋巴结,并将残胃与肠道重建。由于癌肿沿胃壁蔓延可达 5 cm,故手术切除应离癌肿边缘 6~8 cm 方为足够切除。淋巴结切除的范围,可将 15 组淋巴结按常规转移早晚顺序分为 3 站,即:沿胃小、大弯各组淋巴结为第二站;腹腔、胃左、肝总、脾动脉周围的各组为第二站;其余各组为第三站。根据清除淋巴结组、站的不同,将根治手术分为:R_0(未完全清除第一站淋巴结)、R_1(清除了全部第一站淋巴结)、R_2(清除了全部第二站淋巴结)、R_3(清除了全部第三站淋巴结)。目前,一般多行 R_2 根治术式。未超出黏膜内范围的早期胃癌,施行 R_1 术式已足够。

国内资料显示,早期胃癌根治术后生存率可达到90%,而进展期胃癌的5年生存率只有 40%左右。胃切除后消化道重建的方式很多,除常规的毕氏Ⅰ、Ⅱ式吻合术外,尚有间置空肠、Y 式吻合术等,对减少术后反流及吻合溃疡形成有一定预防作用。姑息性胃癌切除也可延长生存期。全胃切除治疗胃癌的术后并发症多,5 年生存率并无明显提高,故应慎重应用。

(二)化学治疗

术后化学治疗对生存的延长有作用。常用药物有氟尿嘧啶、丝裂霉素、长春新碱等。氟尿嘧啶 500 mg 静脉注射,隔天 1 次,总量 10 g 为 1 个疗程,1~2 个月后可重复使用。丝裂霉素每天 2 mg,静脉注射,总量 40~50 mg,两者可同时或交替应用。

第七章 小肠疾病

第一节　先天性肠旋转异常

先天性肠旋转异常是指在胚胎期以肠系膜上动脉为轴心的肠旋转运动不完全或异常，使肠道位置发生变异和肠系膜附着不全，从而引起肠梗阻或肠扭转。大概在6 000名出生婴儿中有1例。30%在出生后1周内发病，>50%在出生后1个月内发病，少数在婴儿或儿童期发病，也可终身无临床症状，偶在X线检查或其他手术时发现。男性发病率高于女性1倍。诊断延迟和不恰当的处理肠旋转异常会导致病死率上升和终身疾病。

一、病理

如果肠管的正常旋转过程，在任何阶段发生障碍或反常，就可发生肠道解剖位置的异常，并可产生各种不同类型的肠梗阻、肠扭转等复杂的病理情况。肠道位置异常的病理机制是：①胚胎期肠管旋转障碍或旋转异常，包括脐环过大、中肠不发生旋转、旋转不完全、反向旋转；②肠管发育不良；③结肠系膜未附着，呈背侧总肠系膜；④由于肠管发育障碍或肠系膜固定不全，近端结肠或小肠襻继续旋转而形成肠扭转。

胚胎期肠旋转异常的类型有以下几种。

（一）中肠未旋转

中肠在退回腹腔时未发生旋转，仍保持在原始的位置，小肠与结肠均悬挂于共同的肠系膜上，肠系膜根部在脊柱前方呈矢状面排列，常伴发脐膨出及腹裂畸形。

(二)肠旋转不完全

肠襻旋转90°后停止,小肠悬挂于腹腔右侧,盲肠和近端结肠居于腹腔左侧,阑尾位于左下腹,为常见的旋转异常。十二指肠下部不与肠系膜上动脉交叉,而位于肠系膜根部右侧,不存在十二指肠空肠曲,末端回肠自右向左进入盲肠。升结肠在脊柱前方或左侧,十二指肠、小肠及结肠悬垂于共同的游离肠系膜上。结肠本身的发育使横结肠横位,近端结肠肝曲呈锐角向右侧伸展,十二指肠与近端结肠有盘绕。

(三)肠旋转异常Ⅰ型

肠襻旋转180°后停止,十二指肠下部在肠系膜根部后方,盲肠和升结肠位于腹部中线,并有片状腹膜粘连带或索带,跨越于十二指肠第二部的前方,附着于右侧腹后壁。当近端结肠发育停顿时,盲肠在十二指肠前方的脊柱右侧,压迫十二指肠。

(四)肠旋转异常Ⅱ型

如反向旋转或混合旋转。

(1)中肠逆时针方向旋转90°后,又按顺时针方向再旋转90°~180°,使十二指肠降部位于肠系膜上动脉的前方。

(2)结肠近端向右移行,全部或部分居于十二指肠和肠系膜前方。

(3)近端结肠及其系膜向右移位时,将小肠及肠系膜血管均包裹在结肠系膜内,形成结肠系膜疝,升结肠系膜构成疝囊壁,囊内小肠可发生梗阻。

(4)中肠在顺时针方向旋转180°后,横结肠走行于腹膜后,小肠与升结肠位置正常,横结肠在其后方交叉,十二指肠下部位于前方,如中肠继续按顺时针方向旋转180°,则形成以肠系膜根部为轴心的肠扭转,盲肠移位左侧,十二指肠位于右侧。

(五)总肠系膜

升结肠系膜未附着于腹后壁是中肠旋转不良的合并异常,它也可以是正常肠旋转的单独异常。此时,十二指肠下部位于肠系膜上动脉后方,十二指肠曲部位于腹部左侧。呈总肠系膜时肠系膜根部形成细柄状,自胰腺下方伸出呈扇形散开,升结肠靠近右侧腹壁,但无粘连。若升结肠系膜部分黏着于后腹壁,则盲肠与相邻的升结肠游离。

合并畸形:文献报道高达30%~62%。半数为十二指肠闭锁,其他为空肠闭锁、先天性巨结肠、肠系膜囊肿等。

二、临床表现

最常见的症状是呕吐(95%),呕吐物最初为胃内容物,但是很快就变为胆汁。发生肠坏死时,呕吐物为血性,1/3 的患儿有肉眼血便,1/2 的患儿有腹胀。

婴儿出生后有正常胎便排出,一般常在第 3~5 天出现症状,主要表现为呕吐等高位肠梗阻症状。间歇性呕吐,乳汁中含有胆汁,腹部并不膨胀,无阳性体征。完全梗阻时,呕吐持续而频繁,伴有脱水、消瘦及便秘。如若并发肠扭转,则症状更为严重,呕吐咖啡样液,出现血便、发热及休克,腹部膨胀,有腹膜刺激征。必须早期作出诊断,及时救治。

婴幼儿患者多表现为十二指肠慢性梗阻,症状呈间歇性发作,常能缓解,表现为消瘦、营养发育不良。也可发生急性肠梗阻,需紧急治疗。约有 20% 患儿伴有高胆红素血症,原因尚不清楚,可能是因胃和十二指肠扩张,压迫胆总管所致;也可能因门静脉和肠系膜静脉受压,使其血流量减少,肝动脉血流代偿性增加,使未经处理的非结合胆红素重回循环。同时可能与门静脉血流量减少,肝细胞缺氧,肝葡糖醛酸转移酶不足有关。

三、诊断

凡是有高位肠梗阻症状、呕吐物含大量胆汁及曾有正常胎便排出者,应考虑肠旋转异常的诊断,可做 X 线检查加以证实。腹部平片可显示胃及十二指肠扩大,有液平面,而小肠仅有少量气体充盈。上消化道钡餐造影检查、钡剂灌肠为主要诊断依据。前者可见十二指肠框消失,小肠不超过脊柱左侧呈螺旋形分布于右侧腹;后者主要观察盲肠位置,位于上腹部或左侧腹部可确诊。但因盲肠游离或钡剂充盈肠腔可使盲肠位置下移,因而盲肠位置正常时,也不能排除肠旋转异常。当肠旋转异常、十二指肠闭锁或狭窄和环状膜腺三者均有高位肠梗阻表现而鉴别困难时,上消化道钡餐造影检查可帮助诊断。但对不能耐受术前检查或有腹膜炎体征的患儿,或为防止严重反流等特殊情况的患儿,不宜进行更多复杂的检查,应早期手术探查。

较大婴儿和儿童患者在发生不完全性十二指肠梗阻时,可吞服少量稀钡或碘油进行检查,造影剂滞留于十二指肠,仅少量进入空肠,偶见十二指肠空肠襻不循正常的弯曲行径而呈垂直状态。如显示复杂的肠管走行图像,提示合并有中肠扭转存在。

四、治疗

无症状者不予手术,留待观察。有梗阻症状或急性腹痛发作症状时,均应早期手术治疗。有肠道出血或腹膜炎体征，提示发生扭转，必须急症处理。

手术做上腹部横切口，充分显露肠管。术者必须对此类畸形有充分认识，才能理解术中所显露的异常情况，而给予正确处理，否则会不知所措而错误处理，以致症状依旧。在判断肠管情况时，应注意十二指肠下部与肠系膜根部的关系，了解近端结肠局部解剖位置，整个肠管常需移置腹腔之外，将扭转的肠管按逆时针方向复位之后，才能辨明肠旋转异常的类型。

肠管位置正常，但有总肠系膜时，应将盲肠及升结肠固定于右外侧的腹膜壁层。为了防止结构的异常活动，使小肠不至于嵌入结肠系膜和后侧的腹膜壁层间引起梗阻，可将升结肠系膜从回盲部至十二指肠空肠曲斜行固定于背侧的腹膜壁层。

肠旋转异常Ⅰ型及Ⅱ型时，松解膜状索带和粘连，彻底解剖十二指肠，游离盲肠，以及整复扭转的肠管，使十二指肠沿着右侧腹直下，小肠置于腹腔右侧，将盲肠和结肠置于腹腔左侧部。常规切除阑尾，以免今后发生误诊。

横结肠在肠系膜上动脉的后方时，多因反向旋转所致，整复要求是将扭转的肠管按逆时针方向旋转360°，使盲肠与升结肠固定于右侧腹膜壁层，肠系膜血管前方的十二指肠下部移位到腹部右侧，防止受压，解除逆时针方向旋转所致的肠系膜静脉淤滞，使恢复通畅。

随访的结果证明手术疗效良好，虽然小肠系膜仍属游离，也有可能复发肠扭转，但临床经验证明罕见有复发者。有时遗留间歇性腹痛，有顽固的消化吸收障碍程度，引起贫血、低蛋白血症。切除坏死肠管后的营养吸收障碍的程度，视残存肠管的长度和功能而定。死亡患者多数合并有其他畸形。

第二节　先天性肠闭锁与肠狭窄

肠闭锁与肠狭窄是常见的先天性消化道发育畸形，是新生儿时期的主要急腹症。发病率为 0.02%～0.025%。本病可发生在肠道任何部位，以空肠、回肠多见，十二指肠次之，结肠少见。男女性别无显著差异，未成熟儿的发病率较高。

一、十二指肠闭锁与狭窄

十二指肠在胚胎发育过程中发生障碍，形成十二指肠部的闭锁或狭窄，发生率约为出生婴儿的 0.01%～0.014%，多见于低出生体重儿。闭锁与狭窄的比例为 3∶2 或 1∶1，在全部小肠闭锁中占 37%～49%。其合并畸形的发生率较高。

(一)病因

胚胎第 5 周，原肠管腔内上皮细胞过度增殖使肠腔闭塞，出现暂时性的充实期，第 9～11 周，上皮细胞发生空化形成许多空泡，之后空泡相互融合即为腔化期，使肠腔再度贯通，至第 12 周时形成正常的肠管。如空泡形成受阻，停留在充实期，或空泡未完全融合，肠管重新腔化发生障碍，即可形成肠闭锁或狭窄，此为十二指肠闭锁的主要病因。有人认为胚胎期肠管血液供应障碍，缺血、坏死、吸收、修复异常，也可形成十二指肠闭锁或狭窄。30%～50%的患者同时伴发其他畸形，如先天愚型(30%)、肠旋转不良(20%)、环状胰腺和食管闭锁及肛门直肠、心血管和泌尿系统畸形等。多系统畸形的存在，提示其与胚胎初期全身发育缺陷有关，而非由单纯十二指肠局部发育不良所致。

(二)病理

病变多在十二指肠第二段，梗阻多发生于壶腹部远端，少数在近端。常见的类型有以下几种。

1.隔膜型

肠管外形保持连续性，肠腔内有未穿破的隔膜，常单一存在，也可多处同时存在。隔膜薄而松弛，向梗阻部位的远端脱垂形成风袋状。隔膜中央可有针尖样小孔，食物通过困难。壶腹部常位于隔膜的后内侧。

2.盲段型

肠管的连续中断，两盲端完全分离，或仅有纤维索带连接，肠系膜也有 V 形缺损。临床上此型少见。

3.十二指肠狭窄

肠腔黏膜有一环状增生，该处肠管无扩张的功能，也有表现为在壶腹部附近有一缩窄段。梗阻近端的十二指肠和胃明显扩张，肌层肥厚，肠肌间神经丛变性，蠕动功能差。肠闭锁远端肠管萎瘪细小，肠壁菲薄，肠腔内无气。肠狭窄的远端肠腔内有空气存在。

(三)临床表现

妊娠妇女在妊娠早期可能有病毒感染、阴道流血等现象，半数以上有羊水过多史。婴儿出生后数小时即发生频繁呕吐，量多含胆汁，如梗阻在壶腹部近端则不含胆汁。没有正常胎粪排出，或仅排出少量白色黏液或油灰样物，梗阻发生较晚者有时也可有 1～2 次少量灰绿色粪便。轻度狭窄者,间歇性呕吐在出生后数周或数月出现,甚至在几年后开始呕吐。因属于高位梗阻,一般均无腹胀,或仅有轻度上腹部膨隆,可见胃蠕动波。剧烈或长期呕吐,有明显的脱水、酸碱失衡及电解质紊乱、消瘦和营养不良。

（四）诊断

出生后出现持续性呕吐,无正常胎粪者,应考虑十二指肠梗阻。X 线正立位平片见左上腹一宽大液平面,为扩张的胃;右上腹也有一液平面,为扩张的十二指肠近端,整个腹部其他部位无气体,为"双气泡征",是十二指肠闭锁的典型 X 线征象。十二指肠狭窄的平片与闭锁相似,但十二指肠近端扩张液平面略小,余腹可见少量气体。新生儿肠梗阻时,禁忌做钡餐造影检查,可引起致死性钡剂吸入性肺炎。为与肠旋转异常做鉴别,可行钡剂灌肠,观察盲肠、升结肠的位置。年长儿病史不典型,有十二指肠部分梗阻症状者,需做吞钡剂检查,检查后应洗胃吸出钡剂。

产前超声诊断上消化道梗阻的准确性高达 90％。如发现母亲羊水过多,同时胎儿腹腔内显示 1～2 个典型的液性区,或扩张的胃泡,应高度怀疑本病。可为出生后早期诊断、早期手术提供依据。

（五）治疗

术前放置鼻胃管减压,纠正脱水与电解质失衡,适量补充血容量,保暖,给予维生素 K 和抗生素。

术时必须仔细探查有无其他先天性畸形,如肠旋转异常或环状胰腺,闭锁远端需注入生理盐水使之扩张,按顺序检查全部小肠,注意有无多发性闭锁与狭窄。根据畸形情况选择术式,隔膜型闭锁采用隔膜切除术,做切除时须慎防损伤胆总管入口处。十二指肠近远两端相当接近,或同时有环状胰腺者,可行十二指肠侧侧吻合术。十二指肠远端（水平部）闭锁与狭窄可选择十二指肠空肠吻合术,但术后可产生盲端综合征;也可将扩张段肠管裁剪整形后吻合,可以促进十二指肠有效蠕动的恢复,缩短禁食时间,减少并发症。

近年来主张十二指肠闭锁患儿手术恢复肠道连续性的同时,做胃造瘘并放置空肠喂养管。胃造瘘可保证胃排空,防止误吸;空肠喂养管术后立即灌输营养液,早日进行肠内营养可减少长期胃肠外营养的并发症。

目前随着新生儿呼吸管理、静脉营养、肠内营养技术及各种监测技术的不断改进,十二指肠闭锁患儿的死亡率已大大降低,影响其预后的因素包括:①早产或低体重儿;②伴发严重畸形;③确诊时间;④病变及肠管发育程度。近端十二指肠淤滞、功能性肠梗阻是影响患儿存活的关键。研究发现,闭锁近端肠壁的环纵肌肥厚增生且比例失调,肠壁内肌间神经丛和神经节细胞减少,产生巨十二指肠伴盲端综合征、胆汁反流性胃炎、胆汁淤积性黄疸、胃食管反流及排空延迟等并发症,是影响术后肠道功能恢复的因素。

二、空、回肠闭锁与狭窄

空、回肠闭锁与十二指肠闭锁的发生率之比为 2:1。近年来空、回肠闭锁的发生率较高,达 0.025%～0.067%,男女相等,50% 多发性闭锁为低出生体重者。肠闭锁可发生于同一家庭或孪生子女中。

(一)病因

与十二指肠闭锁病因不同,空、回肠胚胎发育过程中无暂时性充实期,其并非由管腔再通化异常造成闭锁,而是由肠道血液循环障碍所致。胎儿期肠管形成后,肠道再发生某种异常的病理变化,如肠扭转、肠套叠、炎症、穿孔、索带粘连及血管分支畸形等,造成肠系膜血液循环发生障碍,以致影响某段小肠血液供应,导致肠管无菌性坏死和(或)穿孔、吸收、修复,出现相应部位的肠管闭锁或狭窄,有时受累肠管消失,出现不同程度的小肠缩短。研究表明,多发性肠闭锁为隐性遗传,回肠近端闭锁伴肠系膜缺损和远端肠管围绕肠系膜血管旋转,也属隐性遗传。

(二)病理

闭锁或狭窄可发生于空、回肠的任何位置,空肠比回肠略多见。闭锁于近端空肠占 31%,远端空肠占 20%,近端回肠占 13%,远端回肠占 36%。>90% 的患者为单一闭锁,6%～10% 的患者为多发闭锁。可分为 5 种类型。

1.隔膜型

近端扩张肠段与远端萎瘪肠段外形连贯,其相应的肠系膜完整无损,隔膜为黏膜及纤维化的黏膜下层构成。有时隔膜中央有一小孔,少量气体和液体可进入梗阻以下肠腔。

2.盲端Ⅰ型

两盲端间有索带相连。近侧盲端肠腔膨大,肠壁增厚。远侧肠端萎瘪细小,直径仅 0.3～0.6 cm,相应的肠系膜呈 V 形缺损或无缺损。

3.盲端Ⅱ型

两盲端间无索带粘连,相应的肠系膜呈 V 形缺损,有时肠系膜广泛缺损,远端肠系膜完全游离呈一索带,血液供应仅来自回、结肠,右结肠或结肠中动脉。远侧细小的小肠以肠系膜为轴,围绕旋转,形成一种特殊类型,称为"苹果皮样闭锁",此型约占10%,多发生于空肠闭锁,常为低体重儿伴有多发畸形。整个小肠长度可缩短,因缺乏肠系膜固定而容易发生小肠扭转。

4.多节段型

闭锁远端肠段与近侧完全分离,肠系膜缺损,远端肠段有多处闭锁,其间有索带相连,状如一串香肠。但也有远端肠段内存在多处闭锁而外观完全正常者。

5.狭窄型

病变部有一段狭窄区,仅能通过探针;有时表现为僵硬肠段,而其内腔细小,远侧肠腔内有少量气体。

正常小肠的全长,成熟儿为250~300 cm,未成熟儿160~240 cm,肠闭锁者较正常儿明显缩短,仅100~150 cm,甚至更短。闭锁近端肠腔因内容物积聚而高度扩张,直径可达30~40 mm,肠壁肥厚,蠕动功能差,血运不良,甚至坏死、穿孔。闭锁远端肠管细小萎陷,直径不足4~6 mm,腔内无气,仅有少量黏液和脱落细胞。有时合并胎粪性腹膜炎。伴发畸形有肠旋转异常、腹裂、肛门直肠闭锁、先天性心脏病和先天愚型等。

(三)临床表现

临床表现主要为肠梗阻症状,其出现早晚和轻重取决于梗阻的部位和程度。呕吐为早期症状,梗阻部位越高出现呕吐的时间越早,空肠闭锁多在出生后24小时以内出现呕吐,而回肠闭锁可于出生后2~3天才出现,呕吐进行性加重,呈频繁呕吐胆汁或粪便样液体。高位闭锁时腹胀仅限于上腹部,多不严重,在大量呕吐或放置胃管抽出胃内容物后,可明显减轻或消失。回肠闭锁时全腹呈一致性腹胀,可见肠型。如腹壁水肿发红,则为肠穿孔腹膜炎征象。肠闭锁者无正常胎便排出,有时可排出少量灰白色或青灰色黏液样物,此为闭锁远端肠管的分泌物和脱落细胞。全身情况可因呕吐频繁很快出现脱水、酸中毒、电解质紊乱及中毒症状,体温不升,并常伴吸入性肺炎,呼吸急促。

(四)诊断

小肠闭锁有15.8%~45%的患者伴有羊水过多,尤以空肠闭锁多见。胎儿超声检查可发现腹腔有多个液性暗区,提示有扩张肠管的可能。出生后持续性呕吐、进行性腹胀、无胎粪排出,应怀疑肠闭锁。肛指或灌肠后观察胎粪情况,有助于区别闭锁、黏滞性便秘或巨结肠。

腹部平片对诊断有很大价值。新生儿吞咽空气 1 小时内到达小肠,12 小时内到达直肠。高位闭锁可见一大液平面(胃)及 3～4 个小液平面(扩张的小肠),或"三泡征",下腹部完全无气体影。低位闭锁显示较多的扩张肠段及液平面,最远的肠襻极度扩张。侧位片示结肠及直肠内无气体。对临床不典型者,用少量稀钡剂做灌肠检查,可显示细小结肠(胎儿型结肠),并可发现合并的肠旋转异常或结肠闭锁,除外先天性巨结肠。

(五)治疗

按新生儿肠梗阻的要求进行充分的术前准备。根据病变类型及部位,选择合适的术式。凡条件允许者,应常规行肠切除术、小肠端端吻合术,取 3-0～5-0 可吸收线全层间断内翻单层缝合,组织内翻不宜过多。隔膜型可行隔膜切除术,肠壁纵切横缝。高位空肠闭锁,切除扩张肠段有困难时,为改善日后功能,可行裁剪法整形吻合术。也可选择近、远端行端侧吻合术及远端造瘘术或近、远端作侧端吻合术及近端造瘘术,后者可使近端肠管充分减压。病变部位在回肠远端,合并肠穿孔、胎粪性腹膜炎和其他严重畸形者,可行双腔造瘘术。肠狭窄患儿应将狭窄肠管切除后行肠吻合术。

闭锁近端肠管扩张、肠壁功能障碍为术后肠道通行受阻的主要原因。因此术中应彻底切除盲端及扩张肥厚的近端肠段 10～20 cm。远端肠管切除 2～3 cm。小肠切除的长度不应超过其全长的 50%,整个小肠长度最好能保留 100 cm 以上,使营养代谢不致发生严重紊乱。吻合前应在闭锁远端肠管注入生理盐水,对整个肠管进行全面仔细检查,以免遗漏多发闭锁。肠吻合时两断端管腔直径不等,可将远端肠管斜行 45°切开或沿肠系膜对侧缘纵向切开,行端端吻合术。手术放大镜进行操作,能提高吻合质量。术后肠道功能恢复较慢,一般需 10～14 天,甚至更长。因此在恢复前需较长时间持续胃肠减压,通过静脉营养,补充足够的水、热量和氨基酸,维持氮平衡或正氮平衡。

(六)预后

小肠闭锁的治疗效果随着目前诊疗技术的提高,特别是胃肠外营养的成功应用有了明显的改善。据新生儿外科治疗中心的报道,小肠闭锁的治愈率为 90%,但高位空肠闭锁治愈率略低,为 60%～70%。高位空肠闭锁还有较高术后并发症和死亡率。近端空肠裁剪术虽可缩小盲端,但其增加吻合口瘘和破坏肠壁肌层的连续性。对高位空肠闭锁,建议术中放置经吻合口下方的小肠喂养管,早期肠内营养可减少静脉营养的并发症。常见致死原因为肺炎、腹膜炎及败血症,未成熟儿、短肠综合征、吻合口瘘与肠功能不良。术后小肠长度>50%者,大多可得到正常生长发育。远侧小肠广泛切除,特别缺少回盲瓣者,大多有脂肪、胆盐、维生素 B_{12}、钙和镁吸收不良,腹泻及肠道细菌过度繁殖。应用静脉营养,使余下小肠的长度>35 cm且有回盲瓣者大多能存活,以后可借小肠绒毛的肥大,肠黏膜细胞的增生及肠壁增厚增粗而逐渐适应营养吸收。

第三节 肠 梗 阻

肠梗阻是由多种原因引起的肠内容物不能正常运行、通过受限的一组临床症候群。其病情进展快,肠管一旦发生梗阻,常伴发水和电解质的丢失,如不及时处理并解除梗阻,患者常因肠管血运障碍发生穿孔、坏死、腹膜炎及水电解质紊乱、酸碱平衡失调、休克等原因而死亡。

一、分类

(一)根据发病的缓急

肠梗阻可分为急性和慢性肠梗阻。急性肠梗阻常合并较严重的水电解质紊乱、酸碱平衡失调等全身病理生理变化,慢性肠梗阻全身的变化则表现为营养不良。

(二)根据梗阻部位

肠梗阻可分为小肠和结肠梗阻。小肠梗阻进一步分为高位和低位梗阻。如一段肠管的两端均阻塞,肠内容物既不能向远侧运行也不能向近侧反流减压,称为闭襻性肠梗阻。急性结肠梗阻时所出现的回盲瓣阻挡住肠内容物逆向回流,也可形成闭襻性梗阻。闭襻段肠管内压力逐步升高,当肠壁过度扩张到一定程度时可坏死、穿孔,应及早手术治疗。

(三)根据梗阻肠管血供有无损害

肠管血运如无损害为单纯性肠梗阻,如肠道的血供受阻则为绞窄性肠梗阻。单纯性和绞窄性肠梗阻的鉴别在临床上有重要意义,因为绞窄性肠梗阻若不能及时解除,可很快导致肠壁坏死和穿孔,引起严重后果。

(四)根据梗阻程度

肠梗阻可分为部分性和完全性梗阻。

(五)根据梗阻发生的病因分类

肠梗阻可由不同的病因引起,按病因可分为以下 3 类。

1.机械性肠梗阻

因各种原因引起的肠腔变小、肠内容物通过受阻而产生梗阻。这是临床上最常见的一类肠梗阻。其包括以下几方面。①肠腔内病变:如胆结石、粪便、异物或蛔虫团及肠套叠等引起的肠腔阻塞;②肠壁病变:如新生儿先天性肠管闭锁或狭窄;局限性肠炎或肠结核因充血、水肿、肉芽肿或瘢痕收缩等引起肠管狭窄或梗阻;肠壁肿瘤、胃肠道吻合术后吻合口或肠造瘘术后造瘘孔狭窄也可导致肠梗阻;③肠管外病变:如肠粘连、肠扭转、粘连束带压迫肠管及腹外疝嵌顿等。

2.动力性肠梗阻

肠道本身无器质性病变,但受全身或局部影响致肠管麻痹或痉挛造成肠内容物通过受阻,称为动力性肠梗阻。其包括以下几方面。①麻痹性肠梗阻:神经、体液或代谢因素可使肠道动力受到干扰、麻痹而引起肠梗阻,这种梗阻称为麻痹性肠梗阻。常见的有低钾血症、严重腹腔感染或后腹膜巨大血肿。②痉挛性肠梗阻:是由肠壁肌肉过度收缩而致梗阻,较少见,急性肠炎、肠道功能紊乱或铅中毒时可造成痉挛性肠梗阻。

3.血运性肠梗阻

肠系膜动脉或静脉因栓塞或血栓形成而引起肠管血运障碍时,可迅速地抑制肠管活动而导致肠内容物运行受阻,较少见,但病情凶险。

腹部术后早期(1～2 周),因肠壁水肿和渗出而引起的一种机械性和动力性因素同时存在的粘连性肠梗阻,称之为术后早期炎症性肠梗阻,其病理过程及处理原则均有特殊性。

需要指出的是不能静止地看待肠梗阻,肠梗阻的分类仅仅是相对的,在一定条件下各种类型的肠梗阻可以相互转化,如单纯性肠梗阻可转化成绞窄性肠梗阻,部分性肠梗阻可转化成完全性肠梗阻。当然,完全性肠梗阻经有效治疗也可转为不完全性肠梗阻乃至完全恢复肠道的通畅。

二、病理生理

肠梗阻发生后,肠管局部和全身将出现一系列复杂的病理生理变化。不同类型的肠梗阻的病理生理变化各不相同。慢性肠梗阻多为不完全性,导致梗阻以上的肠腔扩张及肠壁代偿性增厚,全身的变化主要是营养不良。痉挛性肠梗阻多为暂时性,肠管局部多无明显变化。一般来说,急性肠梗阻可引起以下局部和全身的病理生理变化。

(一)局部病理生理变化

1.肠腔胀气、积液

正常情况下,肠腔内液体和循环血液是处于不断的交换过程中的,肠梗阻发生后梗阻近侧肠管不再自肠腔内回吸收液体,大量液体积聚在近侧肠管。当肠腔压力升高,肠壁静脉血管、淋巴管回流受阻时,肠腔内渗液进一步增加,积液更加明显,加重肠膨胀,此时肠管扩张、肠壁变薄。发生肠梗阻时,肠内气体中68%由吞咽而来,32%从血液中弥散入肠及从肠内容物分解所产生。此时如能予以持续胃肠减压,保持胃肠空虚,就有可能使肠胀气不再加剧。

2.肠动力紊乱

梗阻近侧肠管为克服肠内容物的通过受阻,肠蠕动的频率和强度均有增加。高位肠梗阻频率可达到每3～5分钟1次,低位肠梗阻间隔时间较长,可达到每10～15分钟1次。随着病程的延长和病情的进展,肠扩张逐渐加剧,最后导致梗阻近侧肠平滑肌收缩力逐渐减弱到完全麻痹,而在梗阻初期的远侧肠管由于受非肾上腺能、非胆碱能抑制性神经反射活动而使肠道仍保持较弱的蠕动功能,所以在肠梗阻病程中排出少量气体或干粪便并不说明梗阻解除。只有当排出大量稀便并伴有临床症状的全面好转才是真正的梗阻缓解。远侧肠管在排尽残留的肠内容物后会因肠腔空虚而进入静止状态。

3.肠壁水肿、通透性增加

肠腔内压力升高会导致肠壁静脉回流障碍,肠壁充血水肿、液体外渗可导致淤血肠壁呈暗红色,肠壁失去正常光泽。同时由于缺氧,细胞能量代谢障碍,肠壁通透性增加,液体可外渗至肠腔内。如肠腔内压力进一步升高,影响肠壁动脉血流,肠壁动脉搏动消失,呈暗紫色或黑色,可引起坏死和穿孔。

(二)全身病理生理变化

1.水和电解质的丢失

体液的丢失及因此引起的水和电解质代谢紊乱与酸碱平衡失调,是急性肠梗阻的重要病理生理变化。胃肠道每天分泌的消化液约为8 000 mL,其内含有大量的电解质。正常情况下,绝大部分的消化液被再吸收,从而维持水电解质代谢与酸碱平衡。急性肠梗阻患者由于频繁的呕吐造成大量水和电解质的丢失,尤其是高位肠梗阻。另外,造成水电解质丢失的重要原因是梗阻近侧肠管的扩张,大量的消化液潴留在近侧肠管,不能被重吸收,这点在低位梗阻时更为明显。正常的肠黏膜可将肠腔内液体吸收到血液中,同时持续分泌小肠液进入肠腔。回肠梗阻时,近侧肠管立即丧失吸收水电解质的能力,但液体的分泌仍在持续,且在 48 小时内明显增快,钠和钾随之发生同样变化。此时肠壁水肿加重,部分液体尚可逸入腹腔。失液量随水肿肠管的范围、程度和梗阻时间而加剧。绞窄性肠梗阻时甚至丢失大量血液。上述几方面水和电解质丢失的后果是低循环血容量和血液浓缩,此外尚有电解质紊乱和酸碱失调等。不同部位的肠梗阻所引起的全身代谢改变是不同的,如高位肠梗阻是由于频繁的呕吐,丢失大量的氯离子、钾离子和酸性胃液而导致代谢性碱中毒;而低位肠梗阻丢失的多为碱性肠液,加以体内酸性代谢产物的增加,多导致代谢性酸中毒。

2.感染和中毒

肠梗阻时,肠内容物淤积,细菌大量繁殖,并产生大量毒素。同时由于此时肠壁水肿,通透性增加,肠道黏膜屏障功能障碍,肠道细菌微生态紊乱导致某些细菌过度繁殖,穿过黏膜上皮进入肠系膜淋巴结及血液,发生细菌移位。细菌和毒素也可直接渗透到腹腔内而引起腹膜炎和中毒。

3.休克

消化液的大量丢失使机体的血液浓缩,有效血容量不足,最终导致休克。电解质代谢紊乱和酸碱失调加剧休克的发展。细菌和毒素的大量吸收,引起严重的感染和中毒,加重休克的发生。

4.呼吸、循环和肾功能障碍

肠管扩张使腹压升高,膈肌上升,腹式呼吸减弱,影响肺内气体交换。同时下腔静脉回流受阻,加以有效血容量减少,心排血量可明显降低,并可导致肾灌注量不足,引起循环和肾功能障碍。多器官功能障碍可致肠梗阻患者迅速死亡。

三、临床表现

不同类型的肠梗阻由于发生的部位、原因、发病缓急等的不同,可有不同的临床表现,但其具有共同的病理生理学基础,即肠内容物不能向远侧正常运行,因此具有一些共同的临床表现。

(一)腹痛

单纯性肠梗阻呈阵发性绞痛,有腹痛缓解间歇期,其缓解时间长短随梗阻部位及程度而异,高位梗阻间歇 3～5 分钟,低位梗阻间歇 10～20 分钟。腹痛部位可弥漫全腹,也可偏于梗阻部位,如高位小肠梗阻时一般痛在上腹部,低位小肠梗阻时常位于脐周,结肠梗阻位于下腹部,乙状结肠直肠梗阻位于会阴部。

绞窄性肠梗阻时腹痛发作急骤,程度剧烈,呈持续性可伴阵发性加重。如果单纯性肠梗阻腹痛间歇期不断缩短,程度不断加剧,转为持续性剧烈腹痛,应警惕提示有肠绞窄的可能。

麻痹性肠梗阻时呈持续性全腹胀痛,少有阵发性绞痛。

(二)呕吐

肠梗阻早期的呕吐多为反射性,呕出物为染有胆汁的胃内容物,量较少。此后呕吐出现的时间随梗阻部位的高低而有所不同:高位肠梗阻静息期较短,呕吐频繁,呕吐物量多,一般不臭;低位肠梗阻由于梗阻近侧有较长一段肠管可以扩张接纳滞留的肠内容物,呕吐出现迟而少,呕出物常有粪臭;结肠梗阻到晚期才出现呕吐。当呕出物为棕褐色或血色时,应警惕有肠绞窄可能。

(三)腹胀

腹胀程度随梗阻部位的高低而有所不同。高位小肠梗阻时腹胀多不明显,低位小肠梗阻时腹胀明显,结肠梗阻时扩张肠管较显著,呈门框样,可伴有肠型。麻痹性肠梗阻表现为全腹明显腹胀,不伴有肠型。

(四)停止排便排气

完全性肠梗阻时,近侧肠内容物和气体就不能向远侧排出,这是一个具有诊断价值的症状,但梗阻早期的梗阻远侧肠内残留物仍可自行或灌肠后排出,量少,不能据此排除肠梗阻。不完全性梗阻也可排出少量气体和粪便。某些绞窄性肠梗阻包括肠套叠或肠系膜血管栓塞,在腹部绞痛后可排出少量血性液状便。

早期的单纯性梗阻一般无显著的腹部体征,随着病情的进展逐渐出现脱水,患者出现口唇干燥、眼窝深陷、皮肤无弹性、心跳加快、尿量减少等症状,可因血液浓缩导致血红蛋白和血细胞比容升高,尿比重也增加,严重时出现休克。绞窄性肠梗阻腹部体征较严重,血白细胞和中性粒细胞明显增多,原发性系膜血管栓塞时白细胞计数更可高达 $60 \times 10^9/L$,患者往往很快就出现烦躁不安、发热、脉率加快、血压下降、休克等体征。

望诊时可见到腹胀、肠型或肠蠕动波。小肠梗阻所致的蠕动波多位于脐部,严重梗阻时,胀大的肠襻呈管状隆起,横行排列于腹中部,组成多层梯形肠型。当发生肠麻痹时,肠蠕动波消失。结肠梗阻的肠型多宽大,位于腹壁周边,不对称,同时盲肠多胀大成球形,随每次蠕动波的来临而变得更加突起。

腹部触诊时,单纯性肠梗阻腹壁柔软,按压扩张肠曲时有轻度压痛。绞窄性肠梗阻有较明显的腹膜刺激征,局限性压痛,可伴有反跳痛及肌肉紧张,有时还可扪及孤立胀大的绞窄肠襻,触痛明显。麻痹性肠梗阻腹部可无明显压痛。

腹部叩诊呈鼓音,绞窄性肠梗阻的腹腔渗液多于 1 000 mL 时,出现移动性浊音。

腹部听诊可听到肠鸣音亢进,有气过水声或金属声。绞窄性肠梗阻出现肠坏死和腹膜炎时不能闻及肠鸣音。麻痹性肠梗阻仅偶可听到孤立的肠鸣音。

有时直肠指诊可摸到直肠内或直肠外腹腔内肿瘤;有时也可扪及到导致肠梗阻发生的干结的粪便,抠出大便或反复低压灌肠可解除梗阻。如指套染血,应考虑有结肠肿瘤、肠绞窄或肠系膜血管栓塞等的可能。

四、影像学检查

影像学检查有助于明确肠梗阻的诊断及确定梗阻的部位。腹部卧位片上可显示肠管扩张的部位及程度。扩张的小肠影一般位于腹部中央,呈横向排列,空肠黏膜的皱襞呈鱼骨刺状,回肠影则无此特征。扩张的结肠影多位于腹部四周或盆腔,可具有袋影,据此可与小肠影相鉴别。立位时扩张的肠腔内可见到多个阶梯状气液平面。小肠梗阻时,腹部 X 线片上无或仅有少量结肠内气体,结肠梗阻时经常伴有大量气体使结肠明显扩张。如回盲瓣功能良好,小肠内气体极少,但如回盲瓣功能不全,小肠也有扩张、气液平面等小肠梗阻的 X 线表现。小肠梗阻时多个液平面呈阶梯状排列,在立位或侧卧位上可表现为倒 U 形扩张肠曲影。有时小肠与结肠梗阻难以鉴别,可以做稀钡剂低压灌肠以迅速安全地区别小肠和结肠梗阻。

在多数情况下腹部 X 线片也可以鉴别机械性和动力性肠梗阻。机械性肠梗阻时,肠扩张一般仅涉及小肠或结肠,只在少数情况下才两者均有,而麻痹性肠梗阻时,所有肠曲,包括小肠和结肠均扩张,甚至在个别情况下可以包括直肠。

绞窄性肠梗阻的腹部 X 线片表现为不随时间而改变的孤立胀大的肠襻,或肠间隙增宽提示有腹水,或有假肿瘤阴影,或门静脉内有气体等,但这些征象仅见于少数绞窄性肠梗阻的患者,需结合临床征象综合判断,据此可以尽早地发现绞窄性肠梗阻。

如果肠梗阻的诊断仍无法明确,腹部计算机断层扫描和 B 超检查有助于肠梗阻的诊断及病因的判定。肠梗阻的计算机断层扫描征象包括肠管扩张、肠管直径的突然变化、肠壁增厚、肠系膜血管走向的改变和弥漫性充血及肠腔外改变,如大量腹水等。B超检查可见肠管持续性扩张、肠腔内积气积液、肠壁水肿增厚及肠管蠕动增强等。

五、诊断

根据腹痛、呕吐、腹胀、停止排便排气四大症状和腹部可见肠型或蠕动波,肠鸣音亢进等,结合腹部X线立卧位片,一般可对肠梗阻作出正确诊断。但是一个完整的肠梗阻诊断必须包括:①是否肠梗阻;②是机械性肠梗阻还是动力性肠梗阻;③是完全性肠梗阻还是不完全性肠梗阻;④是单纯性肠梗阻抑或是绞窄性肠梗阻;⑤肠梗阻的部位在哪里;⑥肠梗阻的病因是什么;⑦患者的全身情况如何(包括水电解质代谢和酸碱平衡情况、是否合并其他系统疾病等)。临床医师必须对患者的病史、体格检查及各项辅助检查进行认真详尽的分析,才能作出一个准确完整的肠梗阻诊断。不能因放射学检查而忽视病史和全面的体格检查,对于影像学检查结果也需动态观察。

六、治疗

肠梗阻治疗方法的选择取决于肠梗阻的类型、部位、原因及有无水电解质紊乱、低血容量和重要脏器功能障碍等,主要有基础治疗和手术治疗两大类。动力性肠梗阻以基础治疗及处理原发病为主,绞窄性肠梗阻则需紧急手术,完全性肠梗阻应及时手术,不完全性肠梗阻可先试行非手术治疗,2~3天无效或恶化改为手术治疗。

(一)基础治疗

基础治疗主要适用于早期单纯性肠梗阻、早期肠套叠、麻痹性或痉挛性肠梗阻、蛔虫或粪块引起的肠堵塞、克罗恩病和结核等炎性肠病引起的不完全性肠梗阻等。同时基础治疗包括纠正机体水电解质紊乱和酸碱失衡,改善患者的全身情况,为手术治疗创造条件。

1.禁食、胃肠减压

目的是改善梗阻近侧扩张的肠管及防止其向绞窄进一步进展,是肠梗阻治疗的重要方法。采用鼻胃管持续低压吸引,可以抽吸胃肠腔内积聚的气体、液体,减轻肠膨胀及肠管扩张,阻断肠梗阻的病理生理进程,同时也有利于减轻肠壁水肿,改善肠壁血液循环。肠腔压力的降低有利于肿胀或扭曲的肠管恢复通畅。观察抽出的胃肠液的颜色及性状,有助于鉴别有无绞窄的发生。胃肠减压可减轻腹压,有利于患者呼吸循环功能的改善。

2.纠正水电解质紊乱和酸碱失衡

水电解质紊乱和酸碱失衡是肠梗阻一个严重的病理生理学状态,应及时纠正。先快速补充血容量,维持有效的全身血液循环,再根据血清钠、钾、氯化物等的测定结果调整电解质的补充量及纠正酸碱失衡,必要时在监测中心静脉压的情况下进行快速补液,宜保持中心静脉压为 $0.49\sim0.98$ kPa($5\sim10$ cmH$_2$O),同时监测尿量,要求每小时尿量达到 $30\sim40$ mL。晚期的绞窄性肠梗阻和单纯性肠梗阻的血浆成分丧失较多,还需补充胶体溶液(血浆、人血清清蛋白)。

3.应用抗生素

除早期单纯性肠梗阻外,多数扩张肠管的毛细血管通透性会增加,易发生细菌移位,同时也有细菌和毒素渗入腹腔的可能,宜应用抗生素治疗。可用一种广谱抗生素如氨苄西林加一种针对厌氧菌的药物如甲硝唑进行治疗。

4.对症治疗

临床上采用 76% 泛影葡胺 $100\sim120$ mL 经胃管注入后夹管,造影剂可以显示梗阻的部位,同时高张高渗的造影剂有利于减轻肠壁水肿,从而恢复肠道的通畅。适用于不全性肠梗阻的诊断及治疗。

经胃管注入液状石蜡或麻油 100 mL 或通便泻下的中药煎剂如复方大承气汤,对粘连性和麻痹性肠梗阻有较好疗效。手法复位、灌肠、经内镜复位等可用于肠套叠或肠扭转。对蛔虫性肠堵塞可采用药物驱虫。

非手术治疗的患者应严密观察他们的病情改变,包括全身情况、腹部体征和各项辅助检查结果等,可重复腹部 X 线检查或计算机断层扫描。如有肠绞窄征象,必须转为手术治疗。此外,如采用正规非手术治疗无效者应果断采取手术治疗的措施,保证患者生命安全。

(二)手术治疗

手术时机的把握很重要,取决于肠梗阻的严重程度、发生肠绞窄坏死的可能性及患者全身情况。手术的目的是解除梗阻,恢复肠道的通畅。

1.手术方式

剖腹后检查有无腹水及其性质:血性腹水提示有绞窄,浑浊腹水提示有肠穿破、腹膜炎,淡黄腹水为单纯性梗阻;接着寻找梗阻部位,明显扩张肠管与瘪陷肠管交界处往往提示梗阻部位,根据发现的不同病因予以相应的手术处理。手术方式包括单纯解除梗阻的原因如为粘连索带压迫肠管就剪断此带;如为肠管粘连成角或扭曲,做松解粘连将肠曲复位;如为肠套叠就予以整复;如为腹内外疝也予以回纳并缝闭内环口;如为肠腔内胆石、蛔虫或异物等可切开肠壁取出。也可切除造成梗阻的肠段如肠肿瘤、肠炎性狭窄，或坏死的肠段应尽可能予以切除。有时造成梗阻的病因难以解除，如腹腔内广泛肿瘤复发或腹腔结核，可施行短路手术，在梗阻近远两端肠管行吻合术或近端肠管腹壁造口术以解除梗阻。肠造口术主要适用于远端结肠梗阻，如乙状结肠或直肠肿瘤不能切除时，可行乙状结肠腹壁造口术。

当梗阻近端肠管严重扩张，使探查发生困难或妨碍手术的操作，可行扩张肠段的减压术。减压可通过肠壁戳口插管减压。如行肠切除术，可在拟切除的肠段上戳口插管，也可将拟切除的肠段在切断前拉到远离手术野处切开减压后再切除。减压时需特别注意保护手术野，减轻污染。

解除梗阻后要注意检查绞窄肠段有无活力，如切除了过长的可能存活的肠管，就可能使患者遭受短肠综合征之苦；反之存留一段无活力的肠管可有再度坏死和穿孔的可能。以下表现提示肠管已坏死：①肠色暗黑、无光泽并塌陷；②肠管无张力，刺激不能激发蠕动；③肠系膜终末小动脉无搏动。如有疑问，可用等渗盐水纱布热敷，或用0.5％普鲁卡因封闭肠系膜根部，可将有疑问的肠段放入腹腔，再观察10～30分钟，倘若没有好转，说明肠管已坏死，应予以切除。若患者一般情况极差，肠段存活可疑，可行坏死肠段外置术。

近年来，腹腔镜手术治疗肠梗阻的报道越来越多，如腹腔镜粘连松解术、肠扭转复位术及梗阻的结直肠肿瘤行切除术等，具有创伤小、术后恢复快等优点。但肠梗阻患者伴有腹胀及肠管扩张时，腹腔镜手术易出现肠管损伤，因此需对接受腹腔镜手术的肠梗阻患者进行选择。

经内镜介入放置支架治疗胃肠道癌性梗阻的应用日益增多，结直肠支架治疗作为一种过渡性治疗措施有其优势，替代结肠造瘘术，临时解除梗阻，改善患者的一般状况，同时进行充分彻底的肠道准备后再择期手术。对于不能切除的结直肠恶性肿瘤、盆腔恶性肿瘤浸润直肠致梗阻者，已有广泛转移存在腔外压迫者，或因严重并发症而不能耐受手术且估计还有一定生存期者，可采用姑息性治疗的措施，替代结肠造瘘术，解除梗阻，提高生活质量。

2.术后处理

肠梗阻患者在术前多有水电解质紊乱和酸碱失衡，术后仍需积极纠正。手术后胃肠道动力功能的恢复较一般腹部手术后慢，因此禁食时间较长，需加强肠外营养、保持胃肠减压及其他减压措施，降低肠管压力，加速肠壁循环的恢复，并减少毒素的吸收。术中如有切开肠管者，术后均应继续治疗性应用抗生素。

第四节 肠 结 核

肠结核是结核分枝杆菌侵犯肠道引起的一种慢性特异性感染。过去在我国比较常见,随着防痨工作的推广及人民生活水平的提高,现发病率已大为降低。近年来,结核病有死灰复燃的趋势,耐药性结核分枝杆菌株不断增加,肠结核的发病率也呈上升趋势,卫生部门已提出要大力防治。

一、病因

肠结核多为继发性,最常见于活动性肺结核患者吞入含有大量结核分枝杆菌的痰液。肠结核也可经血源感染,多见于粟粒性肺结核,或由邻近器官如女性生殖器官结核直接蔓延而致。原发性肠结核少见,一般因饮用了感染结核分枝杆菌牛的牛奶引起。

二、病理

90%以上的肠结核患者病变部位位于回盲部,这是由于回盲部具有丰富的淋巴组织,而结核分枝杆菌多侵犯淋巴组织,并且食物在回盲部停留较久,增加回盲部感染概率。肠结核也可发生于肠道其他部位,大致趋向为离回盲部越远,发生概率越低。

本病的病理改变根据机体对结核分枝杆菌的免疫力和变态反应而定。机体变态反应强,病变以渗出为主,并可有干酪样坏死及溃疡,为溃疡型肠结核。机体免疫力好,则表现为肉芽组织增生,并可有纤维化,为增生型肠结核。溃疡型和增生型的分类不是绝对的,这两类病理变化常可不同程度的同时存在。

(一)溃疡型

此型肠结核多见。肠壁的淋巴组织呈充血性水肿等渗出性改变,进而发生干酪样坏死,肠黏膜逐渐脱落而形成溃疡,常绕肠周径扩展,大小深浅不一。溃疡边缘和基底多有闭塞性动脉内膜炎,因此少有出血。受累部位常有腹膜粘连,故很少急性穿孔。晚期可有慢性穿孔,形成包裹性脓肿,并可穿透形成肠瘘。在修复过程中产生肠管的环形狭窄,并使肠段收缩变形,回肠与盲肠失去正常解剖关系。

（二）增生型

病变多局限于回盲部。虽可同时累及邻近的盲肠和升结肠,但多数患者仅一处受累。其病理特征是肠黏膜下纤维组织和结核肉芽肿高度增生,有时可见小而浅的溃疡和息肉样肿物。由于肠壁的增厚和病变周围的粘连,常导致肠腔狭窄和梗阻,但穿孔少见。

三、临床表现

肠结核多见于青少年,女性多于男性。溃疡型肠结核常有结核毒血症,表现为午后低热、盗汗、消瘦、食欲减退等。此外,可同时有肠外结核的临床表现,增生型肠结核少有结核毒血症及肠外结核的临床表现。肠结核的并发症多见于晚期患者,常有肠梗阻,肠出血、肠穿孔、肠瘘、局限性脓肿等少见。常见临床表现如下。

（一）腹痛

多位于右下腹,反映肠结核多位于回盲部,并可有上腹和脐周的牵涉痛。腹痛性质为隐痛或钝痛,餐后加重,排便后减轻。增生型肠结核并发肠梗阻时,还可有绞痛,伴有腹胀、肠鸣音亢进等。

（二）腹泻和便秘

腹泻是溃疡型肠结核的主要临床表现之一,多为水泻或稀便,少有黏液、脓血便及里急后重感。后期病变广泛,粪便可含有少量黏液和脓液,便血仍少见,间或有便秘。腹泻和便秘交替曾被认为是肠结核的临床特征,事实上是胃肠功能紊乱的一种表现,也可见于其他肠道疾病。增生型肠结核以便秘为主。

（三）腹部肿块

主要见于增生型肠结核。当溃疡型肠结核合并有局限性腹膜炎,病变肠段与周围组织粘连,也可出现腹部肿块。肿块多位于右下腹,固定,质地中等,可有轻度压痛。

四、诊断

肠结核的临床表现及体征均无特异性,确诊不易。复旦大学附属华山医院曾统计过的肠结核患者中,有82.1%的患者同时伴有慢性腹痛和发热,因此对于有以上两个临床表现的患者,应考虑有肠结核的可能。X线检查包括X线胃肠钡餐造影和钡剂灌肠造影,具有特异性。溃疡性肠结核多表现为钡影跳跃现象、病变肠段黏膜紊乱、回肠盲肠正常夹角消失等。增生型肠结核则多表现为钡剂充盈缺损。纤维结肠镜可直接观察到肠结核病灶,并可做活组织检查,有很大的诊断价值。血清抗结核抗体 T-SPOT 的检测具有较高的敏感性及特异性,肠镜病理若能发现病灶并进行活检可明确诊断,聚合酶链反应技术对肠结核组织中的结核分枝杆菌 DNA 进行检测,可提高诊断的准确性。化验室检查,如结核分枝杆菌素试验及血沉化验等对诊断有一定帮助。一些疑似肠结核的患者,可试行 2~3 周抗结核的治疗性诊断方法,观察疗效。对于增生型肠结核有时需要剖腹探查才能明确。

五、治疗

肠结核应早期采用敏感药物治疗,联合用药抗结核治疗持续半年以上,有时可长达一年半。常用的化学治疗药物有异烟肼、利福平、乙胺丁醇、链霉素、吡嗪酰胺等。有时患者中毒的毒性症状过于严重,可在有效抗结核药物治疗下加用糖皮质激素,待症状改善后逐步减量,至 6~8 周后应停药。

手术仅限于完全性肠梗阻、慢性肠穿孔而形成的肠瘘或周围脓肿、急性肠穿孔或肠道大量出血经积极抢救无效等伴发并发症者。对右下腹块难以与恶性肿瘤鉴别时也可剖腹探查以明确。手术方式根据病情而定,原则上应彻底切除病变肠段后行肠吻合术,曾有肠结核穿孔患者行修补术后并发肠瘘而导致再次手术的惨重教训。如病变炎症浸润广泛而固定时,可先行末端回肠横结肠端侧吻合术,Ⅱ期切除病变肠段。手术患者术后均需接受抗结核药物治疗。

手术死亡率为 4%,远期死亡率为 10%~15%,原因在于感染或衰竭。克罗恩病可发生癌变,尤其是旷置的肠段。

第八章

结、直肠疾病

第一节　结、直肠先天性疾病

一、先天性巨结肠

先天性巨结肠是新生儿消化道发育畸形中比较常见的一种,其发病率为 0.02%~0.05%,男:女之比为 4:1。3%~5%的患者有遗传因素和家族性发病倾向。文献记载,1886 年丹麦医师 Hirschsprung 首先描述本病,因而依其命名,称 Hirschsprung 病。以后许多学者进行组织学研究,证实由于先天性无神经节细胞肠段而继发巨结肠。因此根据病理又称无神经节细胞症,而本病全称应是先天性肠无神经节细胞症。

(一)病理

无神经节细胞肠段的长度,最多见是从肛管齿状线起至直肠及乙状结肠的远端部分(常见型占 75%),可延伸至降结肠或横结肠(长段型占 10%),或广泛累及全结肠和回肠末端(全结肠型占 10%)。超短段型是指病变仅限于肛门内括约肌部位,少见。全消化道无神经节细胞症罕见。

无神经节细胞的肠管为痉挛段,外观较硬,略细,无蠕动。其近端为较短的移行段,呈漏斗状,有少数的神经节细胞。移行肠段至正常神经肠段是逐渐的,移行肠段的近端为扩张段,有正常的神经节细胞,肠管增粗,肠壁肥厚,扩张和肥厚的程度按梗阻的程度而定,并与年龄有关。腔内可积有粪石或有黏膜溃疡。全结肠型肠无神经节症因移行肠段在小肠,则外观可不明显,不易识别。

基本的病理改变在痉挛肠段。肠壁 3 个神经丛内神经节细胞完全缺如

[Auerbach(肌间)神经丛,Henle(黏膜下深层)神经丛,Meissner(黏膜下浅层)神经丛],但肠壁肌层间有较粗的胆碱酯酶阳性神经干,环肌中也有较多正常的胆碱酯酶染色强阳性的神经纤维存在,在肠管痉挛段远端最为明显,至近端就逐渐减少。在肌间神经丛处的肾上腺素能神经失去原有的竹篓样结构,排列紊乱,荧光纤维的数量较正常显著增多,且有中等大小的神经元。肠壁内除胆碱能神经、肾上腺素能神经外,还存在一种对肠肌有非常强烈抑制和舒张作用的神经,称为肽能神经。大量研究证实这类神经末梢释放肽类物资,其神经兴奋后可释放一氧化氮,目前仍称之为非肾上腺素能非胆碱能神经。先天性巨结肠病变的肠段内缺乏一氧化氮阳性神经丛,证实其非肾上腺素能非胆碱能神经的异常。在对人和鼠的大量研究中还发现:病变肠段的血管活性肽、P 物质、脑啡肽、生长抑素、促胃液素释放肽、降钙素基因相关肽等均发生紊乱,都有不同程度的缺乏甚至消失。

(二)病理生理

正常结肠的外来神经支配有:①来自骶部的副交感神经,在肠壁内交换神经元,其节后纤维末梢释放乙酰胆碱,对肠壁运动起兴奋作用,使平滑肌收缩;②来自胸腰部的交感神经:其末梢释放去甲肾上腺素,对肠壁平滑肌起抑制作用。肠壁的内在神经支配有兴奋性的胆碱能神经和抑制性的肾上腺素能神经。还有非胆碱能可兴奋纤维和非肾上腺素能可抑制纤维。非肾上腺素能抑制系统的神经节细胞位于肌间神经丛内,与外来支配神经有突触联系,具有肠管蠕动松弛和肛门内括约肌松弛作用。

目前认为,肌间神经丛不是单纯的副交感神经节,交感神经的节后纤维也与副交感神经节有联系。副交感神经节除与骶部副交感神经节前纤维有突触联系外,还通过副交感神经节后纤维与非肾上腺素能神经节细胞建立突触关系。刺激副交感神经节后纤维能使非肾上腺素能神经节细胞兴奋,即使肠壁松弛。如副交感神经节细胞缺如,对非肾上腺素能神经节细胞的兴奋作用消失,非肾上腺素能纤维不再抑制肠管活动,则环形肌持续收缩,使病变肠管经常处于痉挛状态。

神经节细胞肠段的活动是推进性和节律性运动。肠管的蠕动从近端向远端推进,以松弛为前导,继而收缩,有节律的产生蠕动波。无神经节细胞肠段由于肌间神经节和非肾上腺素能纤维缺如,肠管痉挛收缩,不发生松弛作用,失去推进性蠕动,同时肠腔内压增加,阻碍固体粪便向前推进。肛门括约肌张力增高,直肠肛管松弛反射消失,失去正常排便机制,继而发生功能性肠梗阻,久之近端肠管逐渐扩张,肠壁肥厚而形成巨结肠。

(三)发病率

一般发病率为 5 000 名出生婴儿中有 1 例,男女发病率为 4∶1。常见型以男婴为多,长段型则两者相近,全结肠型男性略为多见。3%～5%的患者有遗传因素和家族性发病倾向,认为是多基因遗传。在家族患者中发生长段型无神经节细胞者比一般高 5 倍,且后代发病者比先辈的病情严重。与先天愚型的并存率达 15%。目前报道称第 10 号染色体与先天性巨结肠存在密切关系,可检测到 10q11.2～10q21.2 缺失,特别是酪氨酸激酶受体基因的多种突变。

(四)临床表现

先天性巨结肠的临床表现非常变化不定,重者在新生儿期就表现为胎粪排出延迟、急性腹胀、呕吐,轻者可仅表现轻度便秘而到成年期才就诊。虽然所有症状均从出生后开始,但症状的严重程度有相当大的差异,与无神经节细胞肠段的长度相关性不明显,与病变肠段内存在神经纤维数量的多少有关。绝大多数患者有新生儿时期胎粪延迟排出或延迟排净的表现。

新生儿出生后不解胎粪或每天仅排出少量胎粪,持续 3～5 天尚未排净,同时出现明显腹胀及呕吐。若做直肠指诊,取出手指时可有较多的胎粪和气体喷射样冲出。如放置肛管用生理盐水灌肠,又可排出大量胎粪和气体,腹胀改善,症状得到暂时缓解。但以后婴儿仍经常便秘,3～5 天排便 1 次,或不能自解,必须依靠灌肠或开塞露,否则即出现腹胀呕吐等类似急性肠梗阻现象。部分患儿新生儿期曾有上述症状,以后数周或数月内情况尚属正常,继而婴儿开始大便秘结,数天不解,需要塞肛栓,服泻剂或灌肠,缓慢的症状逐渐加重,便秘越来越顽固。有时也能自行排出少量粪便,但并不能解除腹胀和结肠内积粪的现象。有时腹泻与便秘交替发生。在年长儿检查可见腹部膨胀,有时可在左下腹扪及扩大肠段内蓄积的粪块。典型者指诊时直肠空虚,少数患者直肠内塞满粪便。

有些婴儿在病程中可并发小肠结肠炎,这是最严重的并发症。其发生机制尚在探索研究。一般认为是在肠梗阻基础上,肠管扩张、血液循环不良、肠黏膜抵抗力低下、加上厌氧菌感染而发生。有人提出过敏性血管反应的观点,认为致敏原为大肠埃希菌内毒素。病变为逆行性的,结肠最严重,回肠末端无受累,表现为一种非特异性炎症,肌间隙和黏膜下层可见广泛淋巴细胞浸润,黏膜水肿,多发性散在小溃疡和局灶性坏死,严重者可发生肠穿孔。小肠结肠炎发生时症状由便秘突然转为腹泻,排出大量灰褐色水样奇臭的粪汁,可带有黏液或血。有时无腹泻,但腹部极度膨胀或出现腹膜炎体征,一旦放置肛管即有大量奇臭水样粪汁和气体冲出。全身情况可迅速恶化,拒食、呕吐、高热、呼吸急促、中毒貌及严重脱水,神志淡漠,接近休克状态。若不及时正确治疗,致死率很高。

(五)诊断

依据典型病史和症状,应用各种检查方法,可以帮助诊断,但需根据技术条件和病情要求而选择,可互为补充。检查结果也可能有所误差,在诊断不能确定时应间隔一定时间复查。

1.X 线检查

腹部平片显示低位肠梗阻征象,在新生儿时期往往难以区分小肠与结肠的扩张,但在年长儿的腹部平面上可看到扩张的横结肠贯于腹部。典型钡剂灌肠征象是无神经节细胞肠段与其近端结肠的口径差别,尤其是侧位片,可见到直肠、乙状结肠远端细狭僵直,乙状结肠近端及降结肠明显扩张,肠炎时出现锯齿状改变,24 小时后复查仍有钡剂滞留。但在 1 个月以内的婴儿,由于近端结肠还未扩张,不易与无神经节细胞肠段做对比,新生儿期钡剂灌肠的准确性差异较大,准确率为 21%~96%,即使是 1 岁以上的小儿,钡剂灌肠检查仍无法做到100%确诊。全结肠型患者可显示肠管直径正常,但结肠长度变短,肝曲、脾曲僵硬,结肠形态呈典型问号样改变。年长儿的钡剂灌肠检查由于不能清楚地显示狭窄的直肠段,对超短段型的诊断比较困难。

2.组织化学检查

组织化学检查是利用无神经节细胞肠段黏膜层内胆碱能神经纤维增生、乙酰胆碱酯酶活性增强的特征进行的检查。在离齿状线 2~3 cm 直肠的不同部位,用吸引法切取黏膜标本,做冰冻切片检查,经乙酰胆碱酯酶组织化学染色,观察胆碱酯酶反应情况。正常肠黏膜内的神经酶反应阴性,无神经节细胞肠段的黏膜肌层和黏膜固有层内神经酶反应增强,可见大量胆碱能神经纤维增生、变粗、染色变深,沿着肠腺之间向上延伸或缠绕肠腺蜿蜒盘旋,确诊率在 95% 左右。但应注意新生儿胆碱酯酶活性正常,尚不能排除无神经节细胞症,因为胆碱能神经纤维可在出生后从黏膜下层逐渐向固有层生长。

3.直肠肛管测压

正常情况下,直肠内的压力为 1.17 kPa(12 cmH$_2$O)左右,当直肠壁受到直肠内容物膨胀刺激时,产生内括约肌反射性松弛,肛管内的压力随之下降。先天性巨结肠患者直肠扩张时,并不出现直肠肛管松弛反射,内括约肌持续痉挛,直肠肛管内的压力升高。哭吵和腹肌紧张可造成肛管内的压力变化,有假阴性和假阳性的可能,必要时重复测压。

4.组织病理检查

直肠黏膜吸引活检,组织学检查黏膜下层有无神经节细胞,可在术前作出病理诊断。通常应用黏膜吸引钳分置于齿状线上 2 cm 及 5 cm 处,在一定的负压 2.67～3.33 kPa(20～25 mmHg)下吸取直肠黏膜及黏膜下层,左右两侧各两块组织,经固定后连续切片 20～60 张,观察黏膜下层有无神经节细胞存在,从而作出诊断。该方法对新生儿患者较为合适,年长儿由于黏膜层较厚,即使负压升高至 4.00 kPa(30 mmHg),有时也难以取到合适标本,不易作出正确结论。此方法的确诊率有赖于病理科医师的判断,有经验的病理医师诊断率可达 95% 以上。

5.其他辅助诊断的检查方法

红细胞乙酰胆碱酯酶和血清胆碱酯酶测定、直肠黏膜胆碱酯酶的比色测定法检查、肌电图检查、血管活性肠肽等仅有研究报道,临床应用极少。

6.鉴别诊断

新生儿期巨结肠需与先天性回肠闭锁做鉴别,肠闭锁患者经灌肠后没有胎粪排出或只有少许灰白色分泌物。做钡剂灌肠显示结肠远端细小,不扩张,呈胎儿型结肠改变。巨结肠还需与新生儿胎粪填塞综合征、小左结肠综合征做鉴别,后两者经灌肠洗出较稠厚的胎粪后,即能正常排便,不再发生便秘。此外,新生儿败血症、肾上腺功能不全、甲状腺功能低下、颅脑损伤等均可有类似低位肠梗阻的表现,鉴别困难时可在适当治疗下严密观察,并做钡剂灌肠,多能明确诊断。

巨结肠需与巨结肠同源病相鉴别,两者临床症状类似,但病理改变却截然不同。后者分:①肠神经元发育不良,特征为黏膜下和肌间神经丛增生伴巨大神经节(含 7 个以上神经节细胞)形成;黏膜固有层及黏膜肌层可有异位神经节细胞;黏膜固有层、黏膜下血管周围及环肌层内副交感神经纤维乙酰胆碱酯酶活性增强;②神经节细胞减少症,肠肌间神经丛小而稀疏,黏膜下神经节细胞缺如或减少,固有层胆碱酯酶活性缺如或低下,黏膜肌层和环肌肥厚,致肠动力减弱,排便功能障碍;③神经节不成熟症,常见于患有功能性肠梗阻的未成熟儿。直肠吸引活检胆碱酯酶染色提示小神经丛和小神经节细胞,因神经节细胞发育不成熟致排便功能障碍。临床上两者表现相同,也可同时存在,鉴别诊断完全依赖病理。

(六)治疗

根据病变范围、症状程度、全身情况而选择治疗方法。

1.保守治疗

保守治疗适用于超短段型患者,包括每天扩肛,口服缓泻剂,辅以灌肠,定期随访。

2.结肠灌洗

结肠灌洗适用于诊断尚未确定的患者,或已确诊作为术前准备的手段。肛管置入扩张肠段内,应用等渗盐水,多次等量冲洗,同时按摩腹部,使积粪排尽,每天 1～2 次。新生儿结肠灌洗容易发生肠穿孔,应密切注意。

3.结肠造瘘

已经确诊的患者,应用灌肠能缓解症状者,又无根治手术条件的患者,宜早日施行造瘘术。巨结肠无法一期手术根治者,需行小肠造瘘术。反复发作的肠梗阻和小肠结肠炎,甚至伴发肠穿孔者也应积极行近端造瘘术,术中应行组织冰冻切片检查,快速病理检查应提示造瘘处的肠管内有发育成熟的神经节细胞。通常常见型巨结肠造瘘在乙状结肠近端,长段型造瘘在右侧横结肠。

4.根治手术

诊断明确,经过适当的术前准备,争取早日施行根治性手术。目前随着新生儿监护设施的完善,麻醉安全和静脉营养的应用,新生儿期根治手术已被广泛采纳。手术目的是既要排便通畅又不至于失禁。要求从齿状线上 0.5～1.5 cm 开始切除狭窄段肠管和近端有明显肥厚、扩张的结肠,再将近端结肠拖出与肛管吻合。近年来,采用经腹腔镜操作或经肛门操作 Soave 根治术,此方法操作简便、损伤小且有美容的效果。手术方法的选择可根据年龄、病情及术者对手术方法的熟练程度而定。

直肠黏膜切除和结肠经直肠肌鞘内拖出术:此法的优点是不需要解剖盆腔,不会损伤骶丛神经,可保留肛括约肌,无大便失禁及尿潴留等并发症,对腹腔污染也少,适用于小婴儿,可腹腔镜辅助操作或直接经肛门操作。但因遗留无神经节细胞的直肠肌层,且缺乏肛内括约肌的正常松弛,常可引起狭窄和小肠结肠炎,也可发生肌鞘内感染。此法术后需要扩肛治疗。近年来,提倡将直肠肌鞘后侧纵向切除肌条 0.5 cm,这样可减少并发症的发生。

小肠结肠炎和肠穿孔是巨结肠死亡的主要原因。其治疗包括以下几种:补液纠正电解质和酸碱失衡,全胃肠外营养、肠减压使肠道充分休息,积极应用抗菌药物[甲硝唑和(或)万古霉素]、肠道益生菌和考来烯胺等药物控制感染和减少细菌移位,少渣饮食、无乳糖饮食可减少细菌过度生长。经过保守治疗无效时,应进行近端结肠造瘘。

二、先天性肛门直肠畸形

先天性肛门直肠畸形占小儿先天性消化道畸形的首位,发病率在 $0.02\%\sim$ 0.067%,类型众多,直肠盲端和瘘管的位置各异。男性多于女性,高位畸形在男性中约占 50%,女性中占 20%。各种瘘管的发生率,女性为 90%,男性为 70%。合并其他先天性畸形的发生率为 $30\%\sim50\%$,且常为多发性畸形。仅 1% 有家族史,但遗传方式尚无定论。

(一)病理分型

肛门直肠畸形的分类方法很多。1970 年经 Stephen 倡议而制定的高位、中间位和低位的国际分类法,以直肠盲端与肛提肌和耻骨直肠肌的关系作为区分,在骨盆的侧位 X 线片上,从耻骨体中点至骶骨尾骨之间的连线,即耻尾线(PC 线)作为耻骨直肠肌位置的标志(图 8-1)。

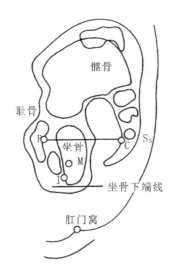

图 8-1　X 线诊断时的标准线

直肠盲端位于此线以上者为高位畸形,位于此线或稍下方者为中间位畸形,低于此线者为低位畸形,同时又按性别、瘘管的有无、部位而分为许多亚型。由于此分类法过于复杂,影响临床应用,1984 年世界小儿外科医师会议制定了比较简化的方案,即 Winspread 直肠肛门畸形分类法,曾被大多数临床医师采用。

(二)合并畸形

先天性肛门直肠畸形常伴发其他畸形,发生率为 $28\%\sim72\%$。目前一致认为高位肛门直肠畸形伴发畸形的概率明显高于低位畸形,而且更加严重。伴发畸形最多的为泌尿生殖畸形,其次为脊柱、消化道、心脏等。有学者将肛门直肠畸形伴发畸形归纳为 VACTER 综合征(V:脊柱;A:肛门;C:心脏;T:气管;E:食管;R:肾脏和四肢)。

1.泌尿道畸形

伴发泌尿道畸形最多见,上尿路畸形包括单侧肾脏缺如、肾发育不良、孤立游走肾、融合异位肾、马蹄肾、单或双侧肾积水、巨输尿管、膀胱输尿管反流等。下尿路畸形包括神经膀胱、膀胱外翻、尿道狭窄、尿道下裂等。男孩为女孩的 2 倍,高位畸形伴发的泌尿系统畸形占 60%,低位占 20%。因此,近年来提倡对肛门直肠畸形,尤其是中、高位的畸形患儿进行常规的泌尿系统检查,包括 B 超检查及排泄性膀胱尿道造影等,对有膀胱输尿管反流者需进行积极的抗感染治疗及密切随访。

2.心脏畸形

由于发生肛门直肠畸形之时,恰在心血管系统发育的时期,因此伴发心脏畸形的概率就增高,占 7%～12%,较一般小儿的发生率高 20 倍,最常见的是法洛四联症和室间隔缺损。

3.胃肠道畸形

无肛门伴食管闭锁是最常见的,发生率在 10% 左右。其他肠道畸形约有 4%,如肠旋转不良和肠闭锁。因此,当发现消化道下段有畸形时,应仔细检查消化道上段。

4.脊柱、四肢畸形

脊柱和四肢畸形的发生率为 13.1%。脊柱的异常可由中央神经管及所在的脊柱、软组织的异常发育所致。在病变部位,脊柱可以发生粘连,从而阻止了它随椎体生长而上升,影响其部分末端的血供,导致肠道及膀胱的神经传递发生问题,有背部疼痛及步态不稳等症状。对于 3 个月前的婴儿,脊柱栓系及各种形式的脊柱发育不良可通过无损伤的脊柱 B 超检查或磁共振成像作出诊断。

(三)临床表现

出生后在正常肛门位置没有肛门,特别是出生后 24 小时不排胎便,就应及时检查,以便早发现早治疗。其临床表现为不同程度的低位肠梗阻症状。无瘘的或伴有狭小瘘管的患者,往往在出生后早期即发生急性完全性低位肠梗阻症状。肛门直肠狭窄或伴有较大瘘管的患者,依据其狭窄程度和瘘管大小,可在几周、几月,甚至几年后出现排便困难、便秘、继发巨结肠等慢性梗阻症状。

1.高位畸形

高位畸形约占 40%,男孩多见,往往有瘘管存在,但因瘘管细小,几乎都有肠梗阻症状。骨盆肌肉的神经支配常有缺陷,并伴有骶椎和上尿路畸形。此型患者在正常肛门位置皮肤稍凹陷,色素较深,但无肛门。哭吵时凹陷处不向外膨出,用手指触摸也无冲击感。女孩往往伴有阴道瘘,开口于阴道后壁穹隆部,外生殖器也发育不良,呈幼稚型,粪便经常从瘘孔流出,易引起生殖道感染。男孩常伴有泌尿系统瘘,从尿道口排出气体和胎便,可反复发生尿道炎、阴茎头炎和上尿路感染。

2.中间位畸形

中间位畸形约占 15%。无瘘者直肠盲端位于尿道球部海绵体肌旁或阴道下段附近,耻骨直肠肌包绕直肠远端。有瘘者瘘管开口于尿道球部、阴道下段或前庭部。其肛门部位的外观与高位畸形相似,也可以从尿道或阴道排便。探针可以通过瘘孔进入直肠,在会阴部可触到探针的顶端。女孩以直肠前庭瘘多见,因瘘孔位于阴道前庭舟状窝部,也称舟状窝瘘。

3.低位畸形

低位畸形约占 40%。直肠末端位置较低,多合并有瘘管,很少伴发其他畸形。有的在正常肛门位置为薄膜所覆盖,隐约可见胎便色泽,哭吵时隔膜明显向外膨出,有时肛膜已破。男孩伴有肛门皮肤瘘,管中充满胎便而呈深蓝色,瘘孔位于会阴部,或更前至阴囊缝,或尿道尾侧的任何部位。女孩伴有肛门前庭瘘或皮肤瘘,瘘孔位于阴道前庭部或会阴部。

(四)诊断

由于是体表畸形,易于诊断。除临床检查外,还必须进一步测定直肠盲端与肛提肌平面和肛门皮肤的距离,以确定畸形的类型、瘘管的位置及合并畸形。这样才能选择合适的治疗方法。

1.倒立侧位 X 线片

称为 Wangensteen-Rice 法,要求在出生后 12 小时以上摄片,等待气体到达直肠,有时需要更长时间。在会阴肛门区的皮肤上涂钡剂作为标记,摄片前将婴儿倒立 2~3 分钟,使直肠盲端的胎便与肠管气体互相转换,采取髋关节呈 90°屈曲位,使保持能充分显示 P 点(耻骨中心)、C 点(骶尾关节)、I 点(坐骨最低点)的角度,以股骨大粗隆为中心摄片。

通过 I 点设一与 PC 线相平行的 I 线,与 PC 线间的距离为肛提肌群,直肠盲端位于 PC 线上方者为高位,于二线之间者为中间位,超越 I 线者为低位。或者设置 M 点,即坐骨结节的上 2/3 与下 1/3 交接点,在 M 线上方者为中间位,M 线下方者为低位(图 8-1)。

2.瘘管造影

瘘管造影要求显示造影剂注入时的结肠影像及造影剂排出时的直肠瘘管影像。结肠直肠和尿道双重造影可显示直肠瘘管与尿道的关系。阴道造影可显示阴道与直肠的关系。

3.超声波检查

患儿取膀胱截石位,探头接触肛门皮肤,在膀胱和骶骨椎体之间可见管状结构为直肠,内部呈无回声或稀薄胎粪的低回声及含气体时可见强回声光团。测量管腔盲端至肛门皮肤的最近距离,>2 cm 为高位,1.5~2 cm 为中间位,<1.5 cm 为低位。

4.磁共振成像

磁共振成像可立体分析肛门部肌群的形态、直肠肛门角。对于术前患者,磁共振成像可提供高位、中位和低位等各型间肌群形态的比较,有利于手术时把握各个患者的特征。对于术后患者,磁共振成像可判断手术成功与否,如已成形直肠是否通过耻骨直肠肌、是否有效利用外括约肌等。对判断有无再次手术的必要,磁共振成像也起决定性的作用。

(五)治疗

先天性肛门直肠畸形的治疗主要是外科治疗,目的是重建具有正常控制功能的排便肛门,根据其类型和畸形的高低决定不同的手术方法。其治疗原则是为了改善术后排便的控制功能,拖出的直肠必须通过耻骨直肠肌环。为了更好地识别耻骨直肠肌和尿道,中间位和高位畸形可采用经骶后矢状入路肛门直肠成形术或经骶腹会阴肛门成形术。对中间位和高位畸形者,出生后仍推荐先行暂时性结肠造瘘术,待至 3~6 个月时施行肛门成形术,术后 3 个月关闭造瘘。

经骶矢状入路肛门直肠成形术在直视下处理瘘管,以电刺激识别肌群的位置,保存直肠及肛周的肌肉神经血管组织,并恢复原状。如若直肠太短或太宽,则从腹腔游离及做尾状修剪,使直肠盲端准确通过肛提肌及括约肌群中央,从而得到满意的排便功能。目前也有在腹腔镜下经腹会阴肛门成形术,其疗效有待进一步随访。

至于低位畸形,如肛门皮肤瘘无狭窄,排便功能无障碍者,不需治疗。肛门或直肠下端轻度狭窄,一般采用扩张术多能恢复正常功能。对肛门皮肤瘘者,仅做简单的后切手术。膜性肛门在新生儿期行会阴肛门成形术。肛门前庭瘘如瘘孔较大,在一段时间内尚能维持正常排便,可于出生 6 个月以后施行手术。低位者因已通过耻骨直肠肌环,故手术较为容易,且术后排便功能良好。

至于泄殖腔畸形的治疗,因一穴肛畸形复杂,新生儿期先做暂时性结肠造瘘,6 个月~1 岁时行根治术。行皮管或带蒂小肠移植的阴道成形术,在新阴道后方行腹会阴肛门成形术,利用原泄殖腔构成尿道一部分,进行泌尿系统器官成形术,争取一期完成。

第二节 溃疡性结肠炎

溃疡性结肠炎是一种病因不明的慢性大肠黏膜炎症性疾病,主要累及直肠、乙状结肠黏膜与黏膜下层,伴有糜烂和浅表溃疡,也可向上扩展至升结肠、横结肠、降结肠,甚至全结肠。人们通常将溃疡性结肠炎和克罗恩病统称为非特异性炎性肠病。两者临床表现相似,放射学检查也不易区分,甚至病理学诊断也难以鉴别。临床上约有 15％的患者最终无法确诊。本节主要讨论溃疡性结肠炎。

一、病因

病因至今尚未确立,认为由多因素相互作用引起,包括遗传、环境及免疫等因素。

(一)遗传易感性

大约 15％非特异性炎性肠病的患者有易患该病的一级亲属。该病一级亲属罹患该病的危险性是普通人群的 30~100 倍。相关基因的研究显示:非特异性炎性肠病的易感位点位于第 3、7、12、16 号染色体,其中溃疡性结肠炎主要和第 12 号染色体上的位点有关。对双生子的研究揭示了非特异性炎性肠病的遗传基础。但实际上并非所有的单卵双生子都会患非特异性炎性肠病,说明环境因素也起了部分作用。

(二)环境因素

虽然亚洲人的非特异性炎性肠病发病率很低,但欧美的亚裔非特异性炎性肠病的易感性增加。环境因素的影响不仅表现在某一特定人群在迁徙至新的环境后发病率的迅速改变,而且表现为某些肠道感染触发了非特异性炎性肠病,具体机制不明。在溃疡性结肠炎患者中发现细菌与上皮细胞的黏附性增强并能产生细胞毒性的活性物质。有的研究认为溃疡性结肠炎患者肠道内硫化氢含量会增加,而硫化氢可以选择性抑制结肠上皮对短链脂肪酸的代谢和利用。

(三)免疫因素

根据世界不同地区和种族的发病率资料,流行病学调查发现本病中存在免疫因素。消化道内有大量共生菌群,免疫耐受对维持微环境的平衡非常重要。在损害、遗传易感等因素的作用下,受累肠段产生过量抗体,黏膜 T 细胞在溃疡性结肠炎患者中反应趋于低下。除了经典的免疫细胞,其他黏膜细胞也积极参与炎症反应。一些细胞因子在其中扮演着重要角色,如免疫抑制性因子白细胞介素-10和转化生长因子-β、白细胞介素-6 和肿瘤坏死因子-α、白细胞趋化因子和白细胞介素-8 等。阻断这些因子可有效阻断炎症及诱导缓解,例如目前针对肿瘤坏死因子-α的单抗英夫利西在临床上已取得认可。

(四)其他

精神因素也可能是溃疡性结肠炎发病及恶化的原因,但尚有争议。溃疡性结肠炎患者伴发不同程度的心理障碍的并不少见。但目前可以确定的是,心理障碍的严重程度与溃疡性结肠炎活动性、黏膜愈合等存在相关性,抑郁和长期精神压力是溃疡性结肠炎疾病复发的高危因素。溃疡性结肠炎也被发现与烟草有关。有人认为尼古丁可以使症状缓解,但近年来也有人认为二手烟与儿童炎性肠病发病有关。

总之,有关病因及危险因子的研究仍在继续探索中,迄今尚无定论。

二、临床表现

最主要临床表现是腹泻和便血,约占 85%。可发生在任何年龄,但多见于青年,频发腹泻,每天可达 10~20 次。粪便为水样,混以血液、脓液和黏液,偶有大量出血,一次出血量可达 2 000 mL,连续出血量可达 10 000 mL。由于直肠受累,常伴有里急后重,甚至出现肛门失禁。超过 6 周以上的腹泻可以和多数感染性肠炎鉴别。少数患者甚至出现便秘。个别患者没有腹泻症状,唯一表现是全身性并发症。约 2/3 的患者有腹部绞痛,轻者为隐痛,常位于左下腹和脐下,腹痛时伴便急,排便后腹痛稍缓解,但很快又复发。可出现全身症状,如不同程度的发热、呕吐、体重减轻、失水等;也可出现与免疫有关的结肠外症状,如虹膜炎、腭垂炎、关节炎、脊柱炎、肝炎、脓皮病、结节性红斑等。这些症状在病变结肠切除后可完全缓解。本病症状多变,轻者仅有大便变稀或次数增多,呈周期性发作,体征可以完全正常;病情严重者可出现高热、多汗、大量便血、腹胀腹痛、心动过速、全身严重中毒、血压波动或甚至出现休克。腹部检查可发现腹胀,左下腹或全腹压痛明显,并有反跳痛,肠鸣音极少甚至消失。在我国,典型的急性暴发型少见,病理范围主要限于左半结肠,累及右半结肠、全结肠者少见。肠外表现也少见,即使存在症状也较轻。

溃疡性结肠炎可出现很多并发症,如肠穿孔、中毒性肠扩张(即中毒性巨结肠症)、出血、纤维收缩引起的肠管狭窄及癌变。病程 20 年后累计癌变率达 10%～20%,所以对年轻时起病,病变时间长范围广的患者应随访监测。

三、诊断和评估

溃疡性结肠炎的诊断主要根据临床表现、纤维结肠镜检查及病理检查并排除其他非感染性或感染性肠炎。急性发作期或慢性反复发作期有典型症状和体征者,诊断并不困难,临床提示有溃疡性结肠炎可能的都应做结肠镜检查,肠镜下可见到直肠或结肠黏膜水肿、充血,棉球触之容易引起出血,后者对本病的诊断甚为重要。肠壁及肠腔内有脓性或带血的脓性渗出,严重者可见到黏膜出血点和溃疡。慢性期直肠或结肠黏膜可呈颗粒状、炎症息肉样增生和肠腔狭窄。除临床症状外,可按内镜表现分为轻、中、重 3 型:轻型者仅见黏膜充血,有出血点及易出血倾向;中型者以上改变更为明显,且有脓性渗出和小溃疡形成;重型者可见弥漫性出血,有较大溃疡。肠镜检查时应行多点多段活检。X 线片用来检查有无穿孔。钡剂灌肠非必需,因为气钡造影可能会引起穿孔,但在因狭窄而肠镜无法通过时检查剩余肠段可以考虑采用。另外,计算机断层扫描和磁共振成像也可采用。组织学检查对诊断有帮助。病理报告应结合临床,注明活动期或缓解期。

实验室检查中虽然血常规、肝功能等检查是非特异的,但有助于了解患者的营养情况,C 反应蛋白的增加与疾病是否活动有关。

发生中毒性巨结肠时,患者会出现高热、心动过速、腹痛、腹胀及全身严重中毒症状。腹部平片显示典型的充气和扩大的结肠,壁薄,临床诊断可以成立。

临床诊断中比较困难的是如何与克罗恩病相鉴别。这两种病变都是非特异性炎症,均有较长时间反复发作史,主要症状为腹痛和腹泻,两者有很多相似之处,也有许多不同点(表 8-1)。

表 8-1 溃疡性结肠炎病变范围分类

分类	分布	结肠镜下所见炎症累及最大范围
E_1	直肠	局限于直肠,未达乙状结肠
E_2	左半结肠	累及降结肠,但未至脾曲
E_3	广泛结肠	累及脾曲以近乃至全结肠

溃疡性结肠炎诊断确立后,应从临床类型、病变范围、病变活动性严重程度及有无肠外表现和并发症这几方面进行评估。临床类型分为初发型和慢性复发型,以前所谓的暴发型属于病变严重程度,不推荐使用。病变范围一般采用蒙特利尔分类。病变活动性分为缓解期和活动期,活动期严重程度根据改良 Truelove 和 Witts 分型标准,分轻、中、重 3 型。3 种类型有不同的临床表现,中度介于轻、重度之间不再叙述(表 8-2)。改良 Mayo 评分更多用于临床和研究疗效评估。所以诊断应包含如下内容:溃疡性结肠炎并附注临床类型、病变范围、活动程度及严重性、有无肠外表现。

表 8-2 改良 Truelove 和 Witts 疾病严重程度分型

分型	排便次数	便血	脉搏(次/分)	体温(℃)	血红蛋白	血沉(mm/h)
轻度	<4	轻或无	正常	正常	正常	<20
重度	≥6	重	>90	>37.8	<75%正常值	>30

四、治疗

本病的治疗基本属内科范畴,只有在内科治疗无效或出现严重并发症时,才考虑外科手术。

(一)内科治疗

轻度患者使用氨基水杨酸制剂,局限于直肠乙状结肠时可以使用栓剂或灌肠剂,配合口服疗效更好。氨基水杨酸制剂仍是中度患者主要的治疗药物,但对于疗效不佳、病变范围广泛的中度患者可以改用激素治疗,泼尼松 0.75～1 mg/(kg·d)口服给药,达到症状缓解后开始逐渐缓慢减量至停药,注意快速减量会导致早期复发。对于激素治疗无效或激素依赖的中度患者可使用硫唑嘌呤或巯嘌呤。当激素及上述免疫抑制剂治疗无效或激素依赖或不能耐受上述药物治疗的患者,可考虑采用英夫利西单抗治疗,国外研究已肯定其疗效。对于重度患者应进行全身支持治疗,同时要注意蛋白质的补充,改善全身营养状况,但应尽量避免牛奶和乳制品的摄入。重度患者在治疗时应注意以下几点:①病情严重者暂时禁食,予以胃肠外营养。②大便培养排除肠道细菌感染。检查是否合并难辨梭菌及巨细胞病毒感染,如有则做相应处理。③忌用止泻剂、抗胆碱能药物、阿片制剂、非甾体抗炎药物等,以避免诱发结肠扩张。④对中毒症状明显者可考虑静脉用广谱抗菌药物,首选静脉用激素类药物,疗效不佳或病情有恶化趋势的患者应及时甚至提前更换治疗方案,包括及时的外科介入。

(二)外科治疗

需做结肠切除者除的溃疡性结肠炎患急诊手术外,多需进行术前准备,包括静脉营养补充、纠正贫血。对应用激素治疗患者,术前加大激素量,静脉注射氢化可的松每 8 小时 100 mg;术前 2 天用泻药和灌肠清洁肠道;术前麻醉诱导期可预防性使用抗菌药物。

1.手术适应证

(1)绝对指征:大出血、穿孔、癌变及高度疑为癌变。

(2)相对指征:①积极内科治疗无效的重度患者;②合并中毒性巨结肠内科治疗无效者宜更早行外科干预;③内科治疗疗效不佳和(或)药物不良反应已严重影响生存质量者,可考虑外科手术;④肠腔狭窄合并肠梗阻者;⑤严重结肠炎伴有关节炎、脓皮病及虹膜炎等肠外并发症者;⑥由于慢性病程影响生长发育的儿童患者。

2.可供选择的术式

(1)急诊手术:急诊手术不仅要考虑安全有效,还要考虑术后患者的生活质量,也就是恢复消化道连续性的可能。基于这两方面的考虑,首选全结肠切除后回肠造瘘术:切除病变肠管,远端闭合,保留直肠残端,取末端回肠于腹壁造瘘,形成人工肛门。优点是将来有机会行直肠黏膜剥脱术、回-直肠吻合术,手术相对简单安全,风险小。直肠炎症严重、癌变或高度疑为癌变则应考虑进行结直肠一期切除末端回肠造瘘。

(2)择期手术:全结肠切除、直肠黏膜剥脱后,行回肠袋肛管吻合术。此手术已经成为择期手术首选术式。手术方式是将 30 cm 长末端回肠折叠,对系膜缘行侧侧吻合术后形成 J 形储存袋,然后顶端拉下与肛管行端侧吻合术。由于 J 形储存袋手术相对简单,肠管使用少,有利于避免吻合张力大的问题,排空好,因此被大多数外科医师采用,是目前使用最多的方法。J 形储存袋与肛管吻合方式有两种选择:一种是完全黏膜剥脱,与齿线吻合,彻底消除病变或潜在恶变可能的黏膜组织。缺点是操作复杂,存在外括约肌损伤的可能,此外手术中也可能残余黏膜组织。另一种是双吻合器法,保留齿线上 2 cm 黏膜移行区,优点是操作相对简便,不会损伤括约肌,保留的黏膜移行区会使患者排便控制感觉更好。但残余的直肠黏膜区有炎症和潜在恶变的可能,需对患者长期跟踪随访,一旦发现可疑癌变须行黏膜切除术。腹腔镜下行全结肠切除术、直肠黏膜剥脱回肠袋肛管吻合术已有开展。与开腹手术相比,创伤较小,术后疼痛较轻,恢复较快,而并发症发生率和生活质量两者并无差别。

　　手术并发症包括早期的出血、漏、肠梗阻、狭窄及盆腔脓肿。盆腔脓肿往往导致手术失败,需要切除囊袋并进行造瘘。远期并发症包括肠梗阻、囊袋瘘管形成、囊袋炎和功能不佳及性功能障碍等。据报道,并发症发生率为 $19\%\sim27\%$,死亡率为 $0.2\%\sim0.4\%$。临床医师对1 386 例回肠袋肛管吻合术后的患者随访8 年的资料显示,近 80% 的患者白天控制良好,约 19% 的患者偶尔失禁,只有不足 2% 的患者会经常失禁。

　　择期手术中也有一部分患者需要行全结直肠切除末端回肠造瘘术。采用此术式往往因为患者年龄大,合并症多,肛门括约肌功能不佳及伴有直肠癌。在回肠袋肛管吻合术成为主流之前,很多患者采用全结直肠切除末端回肠造瘘 Kock式内囊袋术。该手术需游离出一段带系膜的末端回肠,长约 45 cm,将近端30 cm长的肠管折叠,并在系膜对侧行缝合术,使成一单腔肠袋,将远端 15 cm 长的肠管向近端套叠,成一人工活瓣,使长约 5 cm,于其周围缝合固定瓣口,将内囊袋固定于壁腹膜上,其末端行腹壁造瘘。由于所形成的人工活瓣滑动下移导致控制不佳,排空障碍,且很难插管排空,因此往往需要再次手术切除,如今该术式已很少采用。

第三节　缺血性结肠炎

　　缺血性结肠炎是结肠缺血的一种特殊病变,起病不明显,常因可逆性或暂时性而被忽视或被其他疾病所掩盖。

　　1963 年,Boley 等首先确定了结肠缺血自发的可逆性发作特点,并描述X 线的早期诊断标准,这样有可能在结肠缺血的早期进行诊断。1966 年 Marston 等首先选用缺血性结肠炎这一名称描述 16 例患者,并进一步分为坏死、狭窄和暂时性缺血 3 种类型。由于结肠缺血的不同临床表现近期才被认定,因此尚不能确定该病的发病率。随着临床医师和放射科医师警惕性的增高,强调结肠缺血进行早期钡剂灌肠检查。结肠缺血似乎比小肠缺血更为常见,逐步被认为是较常见的结肠病变,也是老年人中最常见的大肠疾病,这是因为老年患者有较多的血管病变。在临床报道中,非医源性结肠缺血占91%或更高,患者年龄多在70岁以上。

一、病因和病理

急性肠缺血是指肠系膜上动脉分布范围内血流的急性不足,包括部分或全部小肠和右半结肠,而结肠缺血是结肠全部或其任何一部分的血流不足。这两种异常有不同的临床表现和不同的处理方式。急性肠缺血是灾难性急症,伴有很高的死亡率,而结肠缺血通常为非灾难性,产生较轻微症状和体征,罕有全身异常。在病理上和临床上,根据 Brand 和 Boley 的建议将病变分为以下几种类型:①可逆性缺血性结肠病;②暂时性缺血性结肠炎;③慢性溃疡性缺血性结肠炎;④缺血性结肠狭窄;⑤缺血性结肠坏疽;⑥暴发性广泛缺血性结肠。约85%的患者是非坏疽性的。在多数情况下,缺血性结肠炎多在缺血发作后血流有所恢复才被诊断出,结肠坏死常不存在。其中50%为可逆性。

缺血可发生在任何结肠部位,但最常发生于结肠脾曲、降结肠和乙状结肠。这些部位常常位于供血交界处:结肠脾曲处于肠系膜上,下动脉结肠供血交界;直乙结肠交界处是肠系膜下动脉和髂动脉两套血供交界。医源性缺血由结扎肠系膜下动脉所致,多发生在乙状结肠;而低流量状态引起的病变好发于结肠脾曲。累及的长度随病因而异,例如动脉粥样硬化性血栓常产生短的肠段病变,而低流量状态多累及较长肠段。

结肠缺血可由很多原因引起,粗略地可分为医源性或非医源性、阻塞性或非阻塞性、全身性或局限性等。

结肠缺血患者中能见到有一种原因或一处阻塞部位,但在多数患者未能找到特异性原因或阻塞。自发性发作多被认为是低流量状态、小血管病或两者兼有。老年患者多发结肠缺血性病变,可能提示与退化性血管疾病有关。微小动、静脉的狭窄可能是非阻塞性肠系膜缺血的原因,由于现代技术对评价小血管病变仍存在限制,因而所谓非阻塞性缺血并不意味着肠系膜血管是正常的。组织切片常显示有结肠小血管狭窄的证据,这提示早在急性缺血发作前就存在阻力增加和血流自由度的限制,但在大多数患者中,最后引起急性缺血发作的原因仍属推测,究竟是在极限流量基础上发生结肠组织血流所需量增加还是流量本身有一个急骤减少,尚待确定。

结肠容易有缺血倾向的一个可能原因是其血流通常较小。临床上还发现在便秘患者中,屏气会增加动脉和静脉的压力,产生更为显著的后果,即不少患者的结肠缺血多在用力屏气排便时发生。也有证据显示,结肠血流对环境改变、进餐和情绪紧张均有反应。近年来注意到结肠缺血与一些患者吸毒及使用精神药品有关,如可卡因、苯丙胺。

不管病因如何,结肠缺血在病理、临床和 X 线检查表现方面是相同的。由缺血引起的病变可从单纯黏膜下水肿到坏死,其中存在一个结肠缺血的不同过程,所产生的后果如图 8-2 所示。结肠缺血的不同后果:轻度缺血所产生的形态学改变可消退,最终消失或愈合,反映在临床和放射学上也均为暂时性或可逆性表现。重度缺血可产生不可修复的损伤,如坏死、穿孔或持续性结肠炎,即使愈合也将形成瘢痕纤维化,导致狭窄。

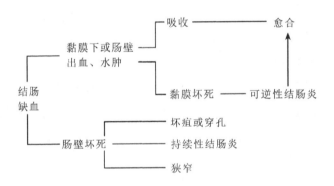

图 8-2　结肠缺血的不同过程所产生的后果

二、临床表现

临床表现取决于病变的严重性与范围。结肠缺血患者常表现为突然发作的下腹部绞痛,多局限于左侧,有一些患者疼痛很轻甚至没有。腹痛伴有里急后重,腹泻。继而在 24 小时内从肛门排出黑色或鲜红色血,或呈血性痢,但只有在少于 10% 的患者中发生。体征主要是腹部压痛,压痛部位常常提示病变部位,明显的肌紧张、反跳痛腹提示病变严重。慢性结肠缺血患者常表现为腹胀和顽固便秘。

三、诊断

结肠缺血由于其症状多变,多数患者体征较少,早期诊断比较困难。开始时,唯一的腹部表现是受累结肠区的压痛,最常见于左侧,在最终为可逆性病损中也曾见到有腹膜刺激征。但如果这些体征持续几小时以上应考虑有不可逆性组织损害的存在。发热和白细胞计数升高并伴有腹部体征,可作为评估结肠缺血损害进展的随访参数。

目前,诊断缺血性结肠炎主要选用纤维结肠镜检查。镜中见到黏膜苍白、水肿,伴散在的充血和点状溃疡常表示为缺血的早期。黏膜或黏膜下呈蓝黑色表示黏膜坏死或黏膜下出血。连续的内镜检查可显示这些异常的消退或进展为溃疡和假息肉的形成。需要与其他炎性肠道疾病(如克罗恩病、溃疡性结肠炎、假膜性结肠炎、传染性结肠炎相鉴别。慢性缺血性结肠炎的内镜所见应视最初结肠损害的范围而定。内镜中必须区别缺血性狭窄与其他疾病(如憩室病、结肠癌和炎性肠道疾病)引起的狭窄。纤维化的范围是连续而非节段性的,缺血性狭窄的隐窝不规则,直肠往往无病变是其与慢性期炎症性肠道疾病相区别的组织学特征。但结肠镜检查需谨慎,因为肠腔内的高压力,可导致进一步缺血或受损结肠的穿孔。

影像学诊断手段中,计算机断层扫描是较为有用的。在对一些不典型腹痛患者进行早期筛查中,计算机断层扫描往往可提供有助于诊断的信息,如水肿的肠壁、狭窄的肠管及堵塞的血管。钡剂灌肠已不常用。肠系膜血管造影并不能提供有用的帮助,仅在考虑是否为急性肠系膜缺血性病变时才有用。年轻患者如果有吸毒和精神药品使用史,镰状细胞病或血管炎出现此类症状时应考虑本病的可能。

四、治疗

结肠缺血的适宜治疗是基于早期诊断,持续监护患者,随访放射学和内镜检查的表现。假如结肠缺血的初步诊断已成立,但体检并不提示有肠坏疽或穿孔,应观察患者的发热,白细胞计数或腹部体征变化。全身应用抗菌药物,必要时补液和输血。早期最好让肠道处于休息状态,从静脉供给营养。如结肠出现胀气,鉴于肠腔内压力的升高,可能会使肠血供进一步遭受损害,应插入肛管减压,并小心用生理盐水灌肠。与溃疡性结肠炎相反,全身应用激素不仅无用,反而可能有害,因为激素能增加肠穿孔和继发感染的可能性。结肠的系列灌肠或内镜检查是处理的重要部分,因其可以帮助建立缺血的诊断,或者核实结肠损害的程度。如腹部体征加重,白细胞计数增加和发热,则提示临床进程在发展,或有腹泻或出血持续2周以上,几乎可以肯定存在不可逆性损害,有手术指征。可逆性损害一般多在7～10天改善,症状超过以上期限者需考虑改为手术治疗。根据很多报道,患者如有持续腹泻和出血,病情常已发展到肠穿孔和腹膜炎的地步。出现肠梗阻症状时,应观察患者有无肠狭窄存在。有的狭窄可能在数小时至1天后自发地改善。伴发的梗阻持续不能缓解时,应考虑外科手术。对不可逆性结肠缺血的手术治疗是局部切除受累的肠段,切除标本应在吻合前进行检查,以确定所有受累肠段均已切除。肠壁外观虽尚正常,但有黏膜损害的肠段均应切除,切除肠段的长度往往比外观的肠浆膜病变范围要长一些。对已有黏膜损害但浆膜外观尚属正常的肠段不予切除而进行吻合时,多会产生肠瘘或狭窄。这点在手术中要特别注意。考虑到缺血可能持续存在,25%的患者需要再次手术,建议左半结肠的病变行 Hartmann 手术。右半结肠切除可以一期吻合,也可以末端回肠造瘘,视临床情况而定。对于局部狭窄的患者可以择期行肠段切除一期吻合。

第四节　直肠脱垂

直肠脱垂是指肛管、直肠甚至乙状结肠下端向下移位突出于肛门外的一种病理状态。仅黏膜下脱出是不完全脱垂,直肠全层脱出为完全脱垂。脱垂部分位于直肠内称内脱垂,脱出肛门外则称外脱垂。临床上讲得直肠脱垂多指直肠外脱垂。直肠脱垂在儿童中是一种自限性疾病,多数在 5 岁前自愈,故以非手术治疗为主。在成人中,完全性直肠脱垂较严重者,因长期脱垂将致阴部神经损伤产生肛门失禁、溃疡、肛门周围感染、直肠出血、脱出肠段水肿坏死及狭窄,应以手术治疗为主。

一、病因

发病原因尚未完全清楚,一般认为与多种因素有关。其主要与先天发育异常、解剖结构异常、盆底组织软弱、肛门括约肌功能减退、长期腹压增高及不良的排便习惯等因素有关。直肠脱垂的典型病理解剖特点包括:①Dorglas 陷凹加深;②直肠与骶骨岬分离,呈垂直状态;③乙状结肠冗长;④肛提肌分离;⑤肛门括约肌松弛。

目前认为直肠脱垂的形成机制存在两种学说。①滑动性疝学说:直肠前凹陷腹膜返折过低,直肠膀胱或直肠子宫凹陷过深,形成疝囊,腹压升高和肠襻的压迫使直肠前壁突入直肠壶腹,向下经肛管脱出肛门;②肠套叠学说:正常直肠上端固定于骶岬附近,长期咳嗽、便秘等引起腹压升高,使固定点受伤,乙状结肠、直肠交界处发生肠套叠,此套叠顶部逐渐下降至直肠下部,然后脱垂脱出。

二、临床表现

直肠脱垂可发生在任何年龄,以儿童和老年人多见。根据脱垂程度,分为部分性脱垂和完全性脱垂两种:①部分性脱垂为直肠下端黏膜与肌层分离,且向下移位形成皱襞,故又称黏膜脱垂或不完全脱垂。其脱出组织较少,长度为 2～5 cm,可以是部分黏膜或全圈黏膜下脱,可呈放射状排列。脱垂部分为两层黏膜,与肛门之间无沟状隙。②完全性脱垂为直肠全层脱出,严重时直肠和肛管均翻出肛门外。脱出组织多,长度常超过 8 cm,形状呈宝塔状,黏膜皱襞呈环状排列,脱垂部分为两层折叠的肠壁组织。成人大多是完全脱垂,女性较多,常伴有肛门功能不良。直肠脱垂患者常有慢性便秘、排粪无规律的病史。起病缓慢,早期感觉直肠胀满,排粪不净,以后感觉排便时有肿块脱出而便后自行缩回,后期咳嗽、用力或行走时都会脱出,需用手托住肛门。如直肠脱出后未及时托回,可发生肿胀、炎症,甚至绞窄坏死。患者常感排便不尽,肛门口有黏液流出,便血、肛门坠胀、疼痛和里急后重感,有时伴有腰部、下腹部或会阴部酸痛不适。

三、诊断

直肠外脱垂诊断并不困难。患者蹲下做用力排便动作,即可见红色球形肿块突出肛门 2～5 cm,有放射状沟纹,直肠指诊示其为两层折叠的黏膜,排便后自行缩回。完全脱垂者的脱出肠段较长,呈椭圆形或宝塔状,严重时长度超过 8 cm,有层层折叠的环状皱襞,两层黏膜之间可触及肌层,直肠指诊可感肛管括约肌松弛无力。直肠黏膜脱垂需与环状内痔相鉴别,两者病史不同,环状内痔脱出可见梅花状痔块,充血呈暗红色,易出血,痔块间是凹陷的正常黏膜。直肠指诊括约肌收缩有力,而直肠黏膜脱垂有括约肌松弛。直肠内脱垂诊断较困难,当病史有习惯性便秘或排便不尽感时应怀疑本病。诊断需借助直肠指诊、内镜检查或排粪造影。

四、治疗

(一)非手术疗法

纠正便秘,养成良好的排便习惯。注意治疗慢性咳嗽和腹泻,去除腹压升高的因素。直肠脱出后需立即托回,防止脱垂黏膜受损,复位后可用纱布卷堵住肛门;也可用丁字带压紧肛门以防脱出;也可 5%～10%酚甘油经肛门注射于直肠黏膜下,使黏膜与肌层粘连;或经肛周做直肠周围注射,使直肠与周围组织粘连固定。儿童直肠脱垂多可自愈,以非手术治疗为主,成人直肠脱垂经非手术治疗可减轻症状,有些部分性脱垂可以治愈。

(二)手术治疗

成人完全性直肠脱垂以手术治疗为主,手术方法较多,选择上存在争论,但无任何一种手术能适用于所有患者。按手术入路分为经腹、经会阴和经腹会阴3 种术式。全身情况好者采用经腹术式,老人及高危患者进行经会阴术式治疗。其中根据病因及病理改变不同,有很多术式可供选择,大致手术方法为:缩窄肛门,消除直肠膀胱或子宫凹陷,修补加强骨盆底和肛提肌,提高、固定直肠,切除部分冗长的直肠、乙状结肠。很多手术是几种方法的结合。目前常用手术有以下几种。

1.直肠悬吊固定术

(1)Ripstein 术:经腹切开直肠两侧腹膜,将直肠后壁游离至尾骨尖,向上牵拉直肠,将宽约 5 cm 的四氟聚乙烯网带围绕直肠上部,两端固定于骶岬下方的骶前筋膜及骨膜上,将网带边缘缝合于直肠前壁和侧壁。手术要点为提高盆腔凹陷,手术简单,不切除肠管,复发率和死亡率低。该手术目前在美、澳等国较流行,但仍有一些并发症,如便秘、肠腔狭窄和悬带脱落。Tjandra 在 27 年内用该手术方法治疗完全性直肠脱垂 142 例,随访 1～15 年,复发率为 8%。

(2)聚乙烯醇海绵植入术:此术由 Well 首创,故又称 Well 术,也称直肠后方悬吊固定术。经腹游离直肠至肛管直肠环后壁,将半圆形聚乙烯醇海绵薄片缝合于骶骨凹陷内,将直肠向上牵紧,使海绵片包绕直肠,缝合于直肠侧壁,前壁留2～3 cm 宽的空隙,避免肠腔狭窄,术后聚乙烯醇海绵周围产生炎症及纤维化,使直肠变硬并与骶骨固定,避免肠套叠形成。此法复发率及死亡率低,主要并发症是植入海绵片引起盆腔化脓,一旦发生感染,需取出悬吊薄片。预防要点:术前充分肠道准备,海绵薄片内放置抗菌药物粉剂,术中用大剂量广谱抗菌药物,止血彻底,术中如不慎弄破结肠,则不宜植入。

(3)骶骨上直肠悬吊术:此术由 Orr 首创,用两条股部阔筋膜将直肠固定于骶骨上,每条宽 2 cm,长 10 cm。适当游离直肠,将筋膜带一端缝在直肠前外侧壁,向上牵紧直肠,将两条筋膜的另一端固定于骶岬上方的筋膜,达到悬吊的目的。近年来主张用尼龙、丝绸带或由腹直肌鞘取下的两条筋膜替代阔筋膜带固定直肠。

(4)耻骨上直肠悬吊术:Nigro 认为,由于耻骨直肠肌松弛无力,不能将直肠拉向前方,肛管直肠角消失,使直肠呈垂直位以致脱出。因此,他主张再建直肠吊带,重建肛管直肠角。术中用 Teflon 网带与直肠下端的侧方及后方缝合固定,最后将 Teflon 带缝在耻骨上,达到悬吊目的。此手术难度较大,主要并发症为出血及感染。

2.直肠前壁折叠术

1953 年沈克非根据成人完全性直肠脱垂的发病机制提出直肠前壁折叠术。即经腹游离并提高直肠,将乙状结肠下段向上牵起,在直肠上端和乙状结肠下端前壁自上而下或自下而上做数层横形折叠缝合,每层用丝线间断缝合 5～6 针。每折叠一层可缩短直肠前壁 2～3 cm,肠壁折叠长度一般为脱垂的两倍,折叠凹陷向下,缝针只穿过浆肌层,不穿透肠腔。由于折叠直肠前壁,使直肠缩短、变硬并与骶骨固定,有时将直肠侧壁固定于骶前筋膜,既解决了直肠本身病变,也加固了乙状结肠、直肠交界处的固定点,符合治疗肠套叠的原则。

3.直肠、乙状结肠部分切除术

可分为经腹切除和经会阴切除。经会阴切除可在局麻下进行,手术简单、安全,手术死亡率和并发症率低,适用于老年高危患者,但切除不够彻底,长期复发率高于经腹手术者。经腹切除既治疗完全性脱垂,同时也改变便秘,疗效可靠,术后复发率低,但有一般结、直肠切除吻合的并发症。①经会阴直肠、乙状结肠部分切除术:即经会阴脱垂肠管行一期切除吻合术。此手术适用于不宜行经腹手术的老年患者,脱垂时间长、不能复位或肠管发生坏死者。优点是:从会阴部进入,易看清解剖变异,便于修补。可在局麻下进行,不需植入人造织物而降低了感染概率,死亡率及复发率也低。但本法仍有并发症,如会阴部及盆腔脓肿,直肠狭窄等。Altomare 等报道 72 例经此术式治疗的直肠脱垂患者,术后并发症和复发率低,认为此术式是一种相对安全和有效的治疗方法,尤其适用于年老体弱者。②经会阴直肠黏膜切除肌层折叠术:齿线上 1～2 cm 处环形切开黏膜至黏膜下层,将黏膜与肌层分离成袖状直到脱垂顶端并完全切除,将数针缝线穿过脱垂底部黏膜边缘,穿过数处肌层由顶部黏膜边缘穿出,结扎后使肌层折叠,黏膜对合。此术式手术创伤小、恢复快,但远期复发率较高。有文献报道复发率达 8%,并且发现复发率与年龄有关。③经腹直肠、乙状结肠部分切除术:方法类似直肠前切除,术中切除冗长、游离的乙状结肠和直肠,行一期切除吻合术,术后吻合口与盆腔及骶骨粘连固定以制止脱垂,对伴有乙状结肠憩室等病变及慢输型便秘患者尤为合适。有时行前切除术后,可将直肠后壁固定于骶前筋膜,称切除固定术或 Goldberg 手术。

4.经肛门手术

(1)肛管紧缩术:在局麻下进行,将尼龙网带、硅橡胶或金属丝置于肛门口皮下,使肛门缩小,以此来机械性地支撑直肠,阻止其脱垂。手术简单,创伤小,适用于年老体弱者。但复发率高,易并发便秘及粪便嵌塞。

(2)吻合器痔上黏膜环切术(PPH 术):用一种"PPH 吻合"的特殊手术器械,通过对直肠黏膜及黏膜下层组织进行环形切除和吻合,治疗直肠脱垂。此术式安全、手术时间短、手术创伤小及恢复快,但直肠全层脱垂患者不适合行此术。有时要结合传统手术。远期复发率较高。

5.经腹腔镜直肠固定术

近年来,微创手术发展迅速,腹腔镜手术在直肠脱垂治疗中显现出其优越性,手术创伤小、术中出血少、术后恢复快、住院时间短及并发症少,适用于不能耐受开腹手术的直肠脱垂患者。术中先经腹腔镜游离乙状结肠和部分直肠,暴露骶骨,将一钛制的 4 cm×10 cm 长方形筛网用双尖钉固定于骶骨前、直肠后,最后把筛网两侧固定于直肠外膜上。

第五节　直肠阴道瘘

约有 9 cm 长的一段直肠邻接阴道后壁,因此可由于创伤、炎症等在该段直肠阴道隔膜上任何部位发生直肠阴道瘘,它是妇产科临床中最常见的一种粪瘘。从外科手术方法的选择来进行分类:所谓低位直肠瘘,即修补可以从会阴部途径进行;而高位直肠阴道瘘,则行经腹手术较安全。多数患者的瘘孔较小,<2 cm。

一、病因及分类

直肠阴道瘘的发病率很难精确统计,因为根据各医院的性质和医师的经验,收治率是不一样的。病因很多,如:①先天性畸形;②分娩伤,最为常见,包括滞产和产科手术,85％患者是因妇科创伤所致;③妇科手术损伤,经腹或经阴道盆腔妇科手术;④炎症性肠病;⑤药物腐蚀或异物;⑥癌肿侵蚀或放射治疗后;⑦其他穿入或闭合性损伤;如骑跨伤或强奸亦均可形成此种瘘。在诸多病因中,三度会阴撕裂、产科手术如会阴切开,特别是会阴直肠切开,很容易发生直肠阴道瘘。对这些损伤未及时发现,或虽及时修补,但修补后发生感染,都会发生直肠阴道瘘。阴道或直肠手术,特别是靠近齿线者也常发生瘘管。

直肠阴道瘘可根据其位置、大小及病因做以下的分类。

(一)按瘘位置分类

直肠远端 2/3 的直肠前壁与阴道后壁相邻,根据其病因,直肠阴道瘘可发生于 9 cm 的直肠阴道隔的任何部分,一般将直肠阴道瘘分为 3 型。

(1)低位:瘘孔位于齿线处或其上方,在阴道开口于阴唇系带处。也有人提出,瘘在直肠的下 1/3,在阴道的下 1/2,易于从会阴部修补。

(2)高位:瘘在直肠的中 1/3 及阴道后穹隆处,近子宫颈处,需经腹修补。

(3)中位:即在低位及高位之间。

(二)按瘘大小分类

直肠阴道瘘的直径为 1～2 cm,可以分为 3 型。①小型:瘘孔直径<0.5 cm;②中间型:瘘孔直径 0.5～2 cm;③大型:瘘孔直径>2.5 cm。一般高位,瘘孔直径>2.5 cm,炎性肠病引起的及复发的直肠阴道瘘更复杂些。

二、症状

瘘孔较大而低位时,可见大便从阴道排出和不能控制的排气。瘘孔小,当粪便干燥时,不能见到经阴道排便,但仍有不能控制的排气。由于分泌物的刺激,可发生慢性外阴炎,有抓痒、渗液和皮疹等症状。

三、诊断

有上述病史和女性患者有粪便从阴道排出的症状典型时,很易诊断。检查时,大瘘孔可在阴道窥器暴露下看到,或指诊触及;瘘孔较小,或可见到一处小的鲜红的肉芽组织。用子宫探子探查瘘孔,另一手指伸入肛门时,指端可触及探子头。必要时可进行钡剂灌肠 X 线检查以明确诊断。另外,可在阴道内放置纱布,直肠内注入亚甲蓝 10 mL,几分钟后取出纱布观察是否染蓝,可确定有无阴道瘘。

四、治疗

根据病因及瘘孔大小,某些直肠阴道瘘可能自愈,或经非手术疗法治愈。有半数以上的外伤性瘘可以自愈。炎症性肠病形成的瘘,可能不能自愈,或在保守治疗后仍有复发者,则多需手术治疗。手术修补对新创伤可立即进行,一般创伤均需等数月之久,待局部炎症消退,组织恢复正常柔软度后进行,特别是分娩伤造成的瘘。手术方式有下列几种。

(一)瘘管切除分层缝合术

将瘘管切除后分层缝合,可经阴道或直肠修补。优点是手术简单,操作容易。缺点是复发率高,由于缝合时有张力,分离直肠或阴道组织分离不均,因此黏膜肌肉瓣要有充足的血液供应。

(1)手术方法:游离直肠盲端后侧及其两旁后分离直肠阴道瘘的周围,将游离瘘管结扎切断后用细肠线间断缝合直肠阴道隔,然后充分游离直肠使其无张力与下端黏膜肌层缝合。

(2)术后处理:术后保持创面清洁干燥,创口一期愈合。术后 2 周开始扩肛。扩肛时间不应少于 6 个月,以防肛门再度狭窄。该术式适合于低位肛门闭锁,低位直肠阴道瘘或直肠前庭瘘者。年龄越大,手术成功率越高。

(3)手术后果:各家报道不同。Lesch 等报道术后复发率为 84%。虽然有人不主张此手术方法用于高位直肠阴道瘘,但 Lawson 报道 53 例高位直肠阴道瘘,有 42 例成功,他建议切开直肠子宫凹陷,因为这样便于缝合瘘管。本手术的要点是缝合时不能有张力,缝合部位不能有缺血。

(二)直肠移动瓣修补术

1902 年 Noble 首先采用直肠移动瓣修补术治疗直肠阴道瘘。近年来多数学者认为对修补低位直肠瘘应首选此法。麻醉满意后行俯卧位、首先探清内外口,瘘道内插入探针,直肠黏膜瓣采用 U 形切口,瓣长宽比不能>2∶1,并保证足够的血液供应。黏膜下注射 1∶20 000 肾上腺素以减少出血。分离内括约肌,并在中线缝合。瘘孔周边切除宽约 0.3 cm 的黏膜组织形成创面,然后将移动瓣下拉覆盖内口创面,用 2-0 或 3-0 肠线间断缝合,恢复黏膜与皮肤连接的正常解剖学关系,阴道伤口不缝合,做引流用。该术式最终治愈率 77% 以上。

(三)骶骨会阴术

由于新生儿肛提肌仅距肛门 1.5 cm 左右,故在会阴部分离直肠时极易损伤耻骨直肠环。骶尾部切口可以清楚辨别耻骨直肠环,又易游离直肠,对瘘孔较高的瘘管也较容易分离剔除。手术适合于出生后 6 个月以上的患儿。骶尾部皮肤纵切口长 3~5 cm,横向切开骶尾软骨,暴露直肠盲端,沿直肠盲端纵向切开在肠腔内找到瘘孔,分离瘘孔,将其切断后缝合。游离直肠至能松弛地下降达肛窝皮肤平面。肛窝皮肤做 X 形切口,暴露外括约肌,将直肠从耻骨直肠环中间通过缓慢地牵拉到肛门,注意勿使肠段扭转,并避免手指在肠环内强力扩张。直肠壁与肛门皮下组织用丝线缝合几针,直肠全层与肛门皮肤用 3-0 可吸收线或丝线间断缝合。依次关闭骶尾部伤口。

另外,高位直肠闭锁和直肠阴道瘘也可在新生儿期做腹会阴肛门成形术,直肠阴道瘘修补术和结肠造口术,但限于实际条件,因为上述手术方法死亡率高,不易为家长接受。所有高位瘘的手术并发症主要是感染和瘘管复发,再次手术难度较大。应根据每位患者的具体病情和实际条件制订治疗方案,选择合适的手术方式。对于后天性直肠阴道瘘者要视其病因加以治疗,由炎症引起者则积极治疗肠炎后根据病情确定选用修补、肠切除和肠造口等术式。由产科手术及外伤所致直肠阴道瘘者,在炎症控制的情况下行经直肠或阴道修补术。切开并分离直肠和阴道壁的边缘,关闭直肠壁做横行卷入内翻,纵行对合阴道黏膜下组织,横行关闭阴道黏膜。放射性直肠阴道瘘的局部修补是极其困难且常常不可能做到,故应行结肠造口术。异物或电灼等造成的直肠阴道瘘必要时先行一期结肠造口术、二期修补瘘管和肠吻合或拖出术。目前直肠阴道瘘的手术方法很多,但要根据不同的患者选择最佳的术式,以最小的损伤,取得最好的效果。

第九章

肝脏疾病

第一节　肝脏良性肿瘤

肝脏良性肿瘤以肝血管瘤、局灶性结节性增生和肝腺瘤多见,常需与肝脏的恶性肿瘤相鉴别。本节只讲肝血管瘤。

一、概述

肝血管瘤是最常见的实质性肝脏良性肿瘤,其发病率占肝脏肿瘤的5％～20％,好发年龄为40～50岁,男性和女性的发病率之比为1∶(5～6)。绝大多数血管瘤的直径<5 cm,直径≥10 cm 的血管瘤常被称为巨大血管瘤。血管瘤可单发,也可多发,多发血管瘤占 20％～50％。

二、诊断要点

(一)病史与体格检查

(1)病史:绝大多数血管瘤患者没有临床症状,多在体检或因其他疾病行腹部影像学检查时偶然发现。有体积较大的血管瘤患者可出现右上腹痛或上腹胀满感等临床症状。

(2)体格检查:上腹部包块是常见的体征,包块与肝脏相连,质地中等或柔软,一般无压痛,偶尔可在肝区听到血管杂音。

(二)辅助检查

在超声检查中,血管瘤常表现为边界清楚的均匀强回声,彩超检查显示肿瘤周围充满血管。血管瘤计算机断层扫描为低密度,增强计算机断层扫描表现为先外周增强,再中央增强,延迟期仍有增强表现。磁共振成像 T_1 加权为低信号,

T_2加权为高信号。

(三)鉴别诊断

应与原发性肝癌相鉴别,特别是直径<2 cm 的血管瘤,影像学检查的结果常常与原发性肝癌难以鉴别,常需结合是否有肝炎病史、甲胎蛋白是否升高等因素综合考虑。对于仍然不能确诊的患者,可以定期(1~2 个月)随访或行经皮肝穿刺活检。

三、治疗

(一)非手术治疗

一般来说,无论瘤体大小,只要没有临床症状均可以定期随访而不做任何处理。即使是巨大的血管瘤,自发破裂的概率也很低。特别是那些手术风险大或全身情况较差的患者,更应尽可能采取定期随访或非手术治疗方法。非手术治疗包括注射干扰素、博来霉素,放射治疗,经肝动脉栓塞治疗及经皮射频消融和微波固化等。

(二)手术治疗

(1)适应证:①血管瘤直径>10 cm;②有明显的临床症状;③血管瘤破裂出血。

(2)禁忌证:①切除血管瘤后残肝体积不足;②全身情况差无法耐受手术。

(3)术前准备:预期出血量在 500 mL 以上,应备血。

(4)手术方式:肝血管瘤的手术治疗方法包括切除、摘除、捆扎和肝移植等。手术切除是最常用的方法,对于巨大的肝血管瘤,将经肝动脉栓塞与手术相结合是一种提高手术安全性的方法。当巨大肝血管瘤侵犯全肝或肝门部重要结构广泛受累时,肝移植是一种有效的治疗方法。

(5)手术常见并发症:①术后出血;②术后肝功能衰竭。

第二节 原发性肝癌

一、概述

发生于上皮组织的肝恶性肿瘤称为原发性肝癌,是我国常见的恶性肿瘤之一,目前占我国恶性肿瘤死亡原因的第二位。东南沿海地区高发。男性比女性多见[男女比例为(5～11)：1],高发年龄 30～50 岁。临床上可分为肝细胞癌、胆管细胞性肝癌、混合性肝癌。纤维板层癌较少见。本节主要讲述肝细胞癌。

肝细胞癌占原发性肝癌的 90% 以上,在成人中最常见,70%～80% 的患者有慢性肝病及其导致的肝硬化。

二、病因

肝细胞癌的病因和发病机制尚未完全清楚,可能与以下危险因素有关。

(一)病毒性肝炎

乙肝、丙肝(病毒的慢性感染)是导致肝细胞癌发生最重要的危险因素。我国肝癌患者 80% 以上有持续的乙肝病毒感染,血清中丙肝抗体的检出率为 20%～60%;部分肝癌患者为重叠感染。慢性乙肝、丙肝发展成肝细胞癌的确切机制至今尚未完全阐明。

(二)肝硬化

肝细胞癌合并肝硬化的概率为 60%～90%。病毒性肝炎→肝硬化→肝癌被称为肝癌发生的"三部曲"。

(三)其他危险因素

其他危险因素包括黄曲霉毒素、亚硝胺、遗传、血红蛋白沉着病、饮酒等。在美国等西方国家,过度饮酒导致酒精性肝硬化是肝细胞癌的主要因素,死于酒精性肝硬化的患者中 8%～10% 患有肝癌。

三、病理

根据大体病理形态可分为巨块型、结节型和弥漫型。根据生长方式可分为浸润型、膨胀型、浸润膨胀混合型和弥漫型。根据肿瘤大小,分为微小肝癌(直径≤2 cm),小肝癌(直径＞2 cm,直径≤5 cm),大肝癌(直径＞5 cm,直径≤10 cm)和巨大肝癌(直径≥10 cm)。根据癌细胞的分化程度,可分为四级：Ⅰ级为高度分化,Ⅱ和Ⅲ级为中度分化,Ⅳ级为低度分化。

肝细胞癌容易侵犯门静脉分支,形成门静脉癌栓。经门静脉系统途径引起肝内转移和扩散,是肝癌术后复发的重要原因之一。阻塞门静脉主干可引起及加重门静脉高压。经体循环途径可向肝外转移,最多见于肺,其次为骨、脑等器官和组织。经淋巴途径转移至肝门部淋巴结最多,其次为胰周、腹膜后、主动脉旁等。此外,肿瘤直接侵犯膈肌、胸膜、肾上腺、结肠等邻近脏器。癌细胞脱落可发生腹腔种植转移。

四、临床表现

早期缺乏特异性症状,一些症状也多与慢性肝病的表现相同,故多数患者就诊时已属中晚期。患者常见的临床表现有肝区疼痛、腹胀、食欲缺乏、乏力不适、消瘦,进行性肝大或上腹部包块等。部分患者有低热、黄疸、腹水、腹泻、门静脉高压等表现;少数患者就诊时因肝癌细胞破裂出血而发生失血性休克。

(一)症状

(1)肝区疼痛:为最常见的症状。疼痛多为持续性钝痛、胀痛或刺痛,是由于肿瘤迅速生长使肝包膜张力增大所致。肝区的疼痛部位和肿瘤位置关系密切,若肿瘤位于右肝,表现为右上腹和右季肋部疼痛,若肿瘤位于左肝,常表现为剑突下疼痛;若肿瘤位于膈肌顶靠后,疼痛尚可放射至右肩部或腰背部。若肝癌细胞破裂,则表现为突发剧烈腹痛伴腹膜刺激征等急腹症表现。

(2)消化道症状:如食欲减退、腹胀、恶心、呕吐、腹泻等,这些症状缺乏特征性,易被忽视。

(3)全身症状:乏力不适、消瘦、发热等,晚期出现恶病质。

(4)其他:如癌旁表现,主要有低血糖、红细胞增多症、高钙血症和高胆固醇血症等。若发生肺、骨、脑等肝外转移,可产生相应的症状。

(二)体征

(1)肝大:为中晚期肝癌最常见的体征。肝呈不对称性肿大,表面有明显结节,质硬有压痛。肿大的肝十分显著,可充满整个右上腹或上腹,右季肋部明显隆起。早期小肝癌患者,多无肝大。

(2)黄疸:一般已属晚期,多数是由肿瘤导致的肝细胞性黄疸,少数为胆管癌栓形成或肝门淋巴结转移压迫肝外胆管引起的阻塞性黄疸。

(3)腹水:腹水的形成与低蛋白血症、腹膜肿瘤转移、门静脉受压或门静脉内癌栓引起和加重原有的门静脉高压状态等有关。肿瘤破裂时可引起腹腔积血。

(4)其他:合并肝硬化者常有肝掌、蜘蛛痣、男性乳房增大、脾大、腹壁静脉曲张等表现。

五、诊断

早期发现、早期诊断肝细胞癌的关键在于对一些高危人群长期随访,定期检查。高危人群包括:年龄>40岁的男性,近期出现肝区疼痛不适、消瘦等症状;有长期饮酒史或伴有酒精性肝硬化者;有乙肝或丙肝病毒感染史或伴有肝炎后肝硬化者;有肝癌家族史等。辅助检查包括以下几种。

(一)血清甲胎蛋白检测

血清甲胎蛋白是肝细胞癌特异性的标志物。放射免疫法测定血清甲胎蛋白浓度≥400 μg/L,持续8周,排除妊娠、活动性肝病、生殖腺胚源性肿瘤后,影像学检查发现肝占位,应考虑肝细胞癌。若影像学检查未能发现肝脏病灶应密切随访。血清甲胎蛋白浓度持续升高者,应动态观察其变化,并结合肝功能变化及影像学检查,进行综合分析。临床上约30%的肝细胞癌患者的血清甲胎蛋白浓度正常。

(二)B超检查

B超是首选的检查方法。它可显示肿瘤的大小、部位、形态及门静脉和肝静脉有无癌栓等,诊断符合率达90%左右。B超检查可以发现直径>1 cm的病灶。超声多普勒检查可显示肿瘤内血流信号,有助于与转移性肿瘤、肝血管瘤等相鉴别。

(三)计算机断层扫描

随着计算机断层扫描的不断改进和更新,对肝脏肿瘤的分辨率也越来越高。目前计算机断层扫描对肝细胞癌的诊断符合率达90%以上,可检出1 cm左右甚至更小的病灶,并能帮助了解肿瘤的位置、数目及与血管的关系,对判断能否手术切除有很大的价值。肝细胞癌在计算机断层扫描平扫时呈低密度灶,增强后不规则强化。结合肝动脉造影,更有助于微小病灶的检出。

(四)磁共振成像

磁共振成像可帮助了解肿瘤的组织成分,敏感性与计算机断层扫描相当。肝细胞癌在T_1加权像上多数呈不均匀的低信号,少数呈高低混合信号区;T_2加权像上呈不均匀的高信号,随着回波时间延长,信号强度衰减。

(五)选择性肝动脉造影

选择性肝动脉造影属于一种创伤性的检查方法,是利用肝细胞癌病灶中丰富的动脉血供及肿瘤新生血管不规则的特点进行肿瘤显像,敏感性达95%,可显示直径<1 cm的病灶,对了解肝内多发灶及术后小的复发灶有一定的临床价值。肝细胞癌的病灶可表现为癌旁血管受压变细,肿瘤新生血管紊乱,血管湖形

成或肿瘤染色等。选择性肝动脉造影可同时行肝动脉插管化学治疗、病灶栓塞治疗。

(六)肝穿刺活组织检查

B超或计算机断层扫描引导下的肝穿刺活组织检查有确诊价值,适用于经过上述各种检查仍不能排除肝细胞癌者。有出血风险者,采用细针穿刺较为安全。

(七)腹腔镜检查及剖腹探查

经过各种检查仍不能排除肝细胞癌者可行腹腔镜检查或剖腹探查,有手术切除指征时可直接行肝切除术。

总之,目前对肝细胞癌的影像学诊断方法较多,各种方法均具有优缺点,联合检查可发挥互补作用。

六、鉴别诊断

肝细胞癌主要应与肝硬化增生结节、肝良性肿瘤、胆管癌、纤维板层癌等相鉴别。

七、并发症

主要有肝癌破裂出血、上消化道出血、肝功能衰竭等。

八、治疗

目前的治疗原则是以手术切除为主的综合治疗。根据患者的全身情况、肝功能状态、肝体积、肝硬化程度、肿瘤大小、数目及与重要血管的关系等因素选择手术或非手术抑或两者相结合的治疗措施。

(一)手术治疗

手术切除是首选和最有效的治疗方法,术后的5年生存率为30%～40%,其中小肝癌为75%左右,微小肝癌可达90%。手术按技术可分为开腹手术和腹腔镜手术,按切除方式分规则性肝叶切除和非规则性肝叶切除。前者是指按照肝脏的解剖分叶或分段进行的切除,包括肝段切除、半肝切除、扩大半肝切除等。切除前多需先离断切除肝叶的门静脉三联结构。我国肝癌患者多有肝硬化,故以非规则性肝叶切除为主,切缘距肿瘤1～2 cm即为根治性切除。

手术切除的条件和适应证如下:①患者一般情况较好,无心、肺、肾等重要脏器严重的器质性病变和功能不全。②肝功能属 Child-Pugh A 级或 B 级。

③肿瘤为单发或多发灶的位于一叶。④切除后残余肝脏能满足机体的代谢需要等。

对于合并门静脉主干或分支癌栓者,既往认为是手术的禁忌证,近年来认为只要情况允许,应积极手术,可行包括门静脉分支癌栓在内的肝叶切除术或门静脉主干内癌栓取出术。对于合并胆道癌栓者,应积极取栓,以解决阻塞性黄疸。术后复发者应争取二次切除。对一些肝功能状况差难以耐受手术,单个肿瘤直径<6.5 cm,多发肿瘤数目少于 3 个,每个肿瘤最大直径<4.5 cm,门静脉无血管侵犯者,可考虑肝移植。远处单发转移灶者,可行原发灶与转移灶的同期或分期切除术。对于开腹后发现肿瘤不能切除者,可采用术中微波、射频、无水酒精注射等非手术治疗措施。

(二)非手术治疗

非手术治疗有肝动脉插管栓塞化学治疗、超声引导下经皮肝穿刺射频、微波或无水酒精注射治疗等。这些方法多用于肿瘤不能手术切除、肝功能不全不能耐受手术及手术切除后复发者。对于小肝癌,尤其是微小肝癌,超声引导下经皮肝穿刺射频和微波或无水酒精注射治疗可达到手术切除的效果,故有时也称为物理性和化学性切除。免疫治疗、基因治疗、中医治疗等其他非手术治疗方法的临床价值仍需进一步证实,目前只能作为辅助治疗手段。索拉非尼是目前经大规模多中心随机对照临床试验证实的对晚期肝癌患者唯一有效的药物。

第三节 继发性肝癌

一、概述

继发性肝癌又称转移性肝癌。人体全身各部位发生的恶性肿瘤,可以通过以下几个途径侵及肝脏,形成继发性肝癌。①经门静脉途径:消化道及盆腔部位的恶性肿瘤多经此途径转移至肝,肝脏通常是血行转移的第一站,因此临床上最为常见;②经肝动脉转移:肺癌、乳腺癌、肾癌、恶性黑色素瘤、鼻咽癌等可经此途径转移至肝;③经淋巴回流转移:如胆囊癌、胆管癌;④相邻脏器的恶性肿瘤直接侵犯:胃癌、胆囊癌、肾上腺癌等。继发性肝癌较原发性肝癌多见,国内统计两者比例为(2~4):1,西方国家高达 20:1 以上。

二、诊断要点

(一)病史与体格检查

1.病史

(1)继发性肝癌早期主要以原发灶的症状为主,肝脏病灶的症状并不明显,大多在原发癌术前检查、术后随访或手术探查时发现。

(2)随着病情发展,肿瘤增大,患者可以出现肝区痛、闷胀不适、乏力、消瘦、发热、食欲缺乏及上腹包块等症状。

(3)晚期则出现黄疸、腹水、恶病质。

(4)也有少数患者肝转移癌症状明显,而原发病灶隐匿不显。

2.体格检查

肝脏转移瘤较小时,通常无明显阳性体征。肿瘤增大时,可在上腹部扪及肿大的肝脏,或质地坚硬有触痛的癌结节,晚期患者可出现贫血、黄疸、腹水等。

(二)辅助检查

1.影像学检查

(1)B超检查:最常用的筛查手段,费用较低且可反复检查。继发性肝癌常见肝内多发强回声或低回声结节。如结肠癌肝转移灶钙化可见钙化强回声结节,后方伴声影;乳腺癌肝转移常出现"牛眼征"或"声晕样"声像图。超声造影对继发性肝癌的敏感性和特异性大大提高,可达 90% 以上,尤其是对直径<1 cm 的病灶。虽然因原发肿瘤性质有差异,使继发性肝癌的超声造影灌注表现较复杂,但多表现为动脉期迅速增强,呈均匀或环状强化。典型者表现为"面包圈"样强化,门静脉期和延迟期病灶强化快速消退,回声低于正常肝组织,呈"黑洞征"。

(2)计算机断层扫描:平扫可见肝实质内类圆形低密度肿块,少数为单发,动脉期呈不规则边缘强化,门静脉期可出现整个病灶均匀或不均匀强化,平衡期对比增强消退。少数肿瘤中央可见边缘强化,外周水肿带,构成"牛眼征"。

计算机断层扫描是继发性肝癌患者必不可少的检查,有助于鉴别原发性肝癌和肝脏良性疾病,也是评估可切除性和制定手术规划的重要依据。但计算机断层扫描对直径 1 cm 以下的结节定性较为困难。

(3)磁共振成像:对于发现直径<1 cm 的继发性肝癌病灶优于计算机断层扫描,通常显示为肝内多发或单发、边界清楚的瘤灶,T_1WI 低信号,T_2WI 稍高信号。

(4)正电子发射计算机断层显像-计算机断层扫描:正电子发射计算机断层

显像-计算机断层扫描检查的出现对继发性肝癌患者具有重要价值,通过FDG示踪,有助于肝脏转移灶的定位,同时明确是否同时存在其他脏器的远处转移,通过改变肿瘤的术前分期来改变治疗方法。

2.实验室检查

(1)生化检查:继发性肝癌较小时,肝功能指标通常没有异常表现。在病灶增大后,可出现黄疸、低蛋白血症等肝功能损害表现。

(2)肿瘤指标:血清甲胎蛋白往往阴性。原发肿瘤相应治疗指标升高,如结直肠癌肝转移癌胚抗原阳性率在50%左右,且是重要的随访指标。

(三)鉴别诊断

在肝外原发恶性肿瘤诊断明确的情况下,一旦发现肝内有多发结节,结合影像学及实验室检查结果,明确肝转移癌诊断比较容易。原发癌不明的肝内多发占位,需与原发性肝癌、肝脓肿、肝棘球蚴病等相鉴别。

(1)原发性肝癌:多有病变病史,早期缺乏典型表现,中晚期可出现肝大,肝区疼痛及乏力、食欲缺乏、发热等全身症状。

(2)肝脓肿:往往急性起病,主要表现为寒战、高热、肝区疼痛和肝大。典型临床表现结合血常规、超敏C反应蛋白及B超或计算机断层扫描等影像学检查可明确诊断。

三、治疗

继发性肝癌需根据原发性肿瘤的治疗情况,进行多学科综合治疗。

(一)手术治疗

大量的临床研究表明,对结直肠癌肝转移的患者进行肝切除术是最有效的,手术是唯一能够获得长期生存的根治方法。除结直肠癌外,胃癌肝转移行肝切除术的治疗经验目前非常有限,应经过严格选择。其他非结直肠癌、非神经内分泌癌肝转移的肝切除治疗只有零星的报道,对提高5年生存率的价值尚无法评价。

继发性肝癌的手术治疗应将正常肝脏的切除量控制在最小,故多行局部切除,没有必要进行肿瘤学意义上的规则性肝切除。但当肿瘤巨大、占据肝脏一叶或一叶内多发肿瘤时,规则性切除容易操作,可视为首选。目前多数专家对采用肝移植治疗转移性肝癌。术中B超应作为常规探查步骤,根据结果及时修正手术方案。

1.适应证

(1)原发灶能够根治性切除或已根治性切除并无复发。

(2)根据肝脏解剖学基础和病灶范围,肝转移灶可完全(R_0)切除,且术后保留足够的肝脏体积。

(3)患者全身状况允许,没有不可切除的肝外转移病灶。

2.禁忌证

(1)伴有不能切除的肝外病灶。

(2)肝脏储备功能不足,不能完全切除肝转移病灶。

(二)非手术治疗

对于无法手术切除的继发性肝癌或术中发现不能手术切除者,根据患者全身及原发肿瘤情况,可选择区域灌注化学治疗、肝动脉插管栓塞化学治疗、微波或无水酒精注射治疗、射频消融及冷冻等局部治疗,少数患者治疗后可获得手术切除的机会。

第十章

胆 部 疾 病

第一节　胆道系统肿瘤

一、胆囊良性肿瘤

胆囊良性肿瘤的分类较为混乱,多数学者将胆囊腺瘤和胆囊息肉笼统地称作胆囊良性肿瘤,发病率文献报道差别较大,为 $4.5\% \sim 9\%$。Christensen 将胆囊良性肿瘤分为两类,即真性的胆囊良性肿瘤和假瘤。其中良性肿瘤分成上皮组织的乳头状腺瘤和非乳头状肿瘤,支持组织有血管瘤、脂肪瘤、平滑肌瘤、颗粒细胞瘤。假瘤的增生性病变,包括腺瘤样增生、腺肌瘤;组织异位有胰腺、胃黏膜和肝脏;息肉有胆固醇息肉和炎性息肉;其他有纤维黄色肉芽肿性炎症、寄生虫感染等。

(一)病理

胆囊腺瘤有恶变倾向,是胆囊癌的癌前病变,常称其为胆囊癌相关性病变。腺瘤多为单发,组织学上可分为乳头状腺瘤、管状腺瘤和管状乳头状腺瘤。其中乳头状腺瘤较常见,直径多数 <1 cm,瘤体以蒂与胆囊壁相连或呈广基性隆起,呈绒毛状或桑葚状。光镜下可见上皮呈乳头状,表面为单层柱状上皮,少数呈假复层状,具有结缔组织的中心柱,与周围正常的胆囊黏膜上皮移行较好。管状腺瘤少见,肉眼观察其黏膜呈局部圆顶样隆起,光镜下可见肿瘤由许多紧密排列的腺体和腺管组成,内衬以高柱状或立方形上皮细胞,排列整齐。管状乳头状腺瘤则具有上述两型腺瘤的组织形态。非肿瘤性息肉则大多数为多发,绝大部分直径 <1 cm。胆囊腺瘤从腺瘤性增生到腺瘤细胞中、重度异型增生,最终恶变为

癌,癌变率为 6%～36%。

胆囊腺肌瘤又称胆囊腺肌增生症,是以胆囊黏膜和肌纤维肥厚、罗-阿窦数目增多、窦腔扩大并穿入肌层为特征的一种增生性疾病。病变通常位于胆囊底部,形成结节,癌变率为 3%～10%。其发病机制可能与胆囊内长期高压有关。病变区罗-阿窦扩大、增多并形成假憩室,可深达黏膜下层和肌层,窦隙内衬以柱状上皮,呈腺样结构,周围被增厚的平滑肌纤维包绕。扩大、增多的罗-阿窦形成假憩室,内含黏液或胆砂、胆石,有管道与胆囊相连,故也有胆囊憩室之称。病变分为弥漫型、节段型和局限型,以局限型最为常见。

胆囊息肉样病变又称隆起性病变,是影像诊断学对所发现的突入胆囊腔内的隆起性病变的统称。它包括了多种胆囊良性或早期恶性的病变,如胆囊良性肿瘤、假性肿瘤和早期胆囊癌等,其中一部分并非真正的胆囊肿瘤。随着 B 超和计算机断层扫描等影像诊断技术的应用,胆囊息肉样病变的检出率明显增多。有些报道称在常规体检人群中胆囊息肉样病变的检出率为 6.9%,有些报道称其检出率可高达 9.5%,其中胆固醇性息肉最多见,占 50%～87%。

(二)临床表现和诊断

胆囊良性肿瘤的症状与肿瘤的部位有关。位于底部、体部者一般无明显临床症状,大多在体检或其他疾病做 B 超检查时发现。位于颈部附近者可有上腹闷胀不适、隐痛,偶有脂餐后加重或绞痛发作,症状与慢性胆囊炎和胆石症难以区分。体检时大部分患者仅有右上腹部局限性轻度压痛。合并急性感染时可出现急性胆囊炎的症状及体征。

临床诊断基本上依赖影像学检查。B 超是最实用和有效的检查方法,可见突入胆囊腔内的光团,其后方无声影,不随体位改变而移动位置。B 超检查可显示病变的大小、形态、内部结构、与胆囊壁的关系,并能鉴别有无结石并存。B 超检查的诊断符合率可达 90% 以上,反复多次的超声检查还可提高诊断符合率。彩超的诊断价值更高,能观察光团内有无彩色血流,可与临床上最常见的胆固醇性息肉相鉴别。内镜超声诊断的准确性明显高于普通超声,可高达 98%。内镜超声将胆囊壁分为 3 层:内层为高回声的黏膜及黏膜下层,中间为低回声的肌纤维层,外层为高回声的浆膜下层及浆膜层。内镜超声对鉴别肿瘤性与非肿瘤性息肉有较高的价值,胆固醇息肉轮廓呈颗粒状,内部为点状高回声,并可见清晰的 3 层囊壁。若内镜超声显示息肉轮廓呈结节状,内部为低回声,则多为肿瘤性息肉。当瘤体较小时,计算机断层扫描的检出率低,其诊断价值不如彩超和内镜超声。行计算机断层扫描时,如瘤体有强化,则有助于胆囊肿瘤的诊断。当胆汁过分黏稠,或胆囊积脓,胆囊萎缩,尤其又伴有胆囊颈部结石时,B超检查可能会出现假阴性结果。此时行计算机断层扫描对于鉴别与胆汁密度相近的肿瘤有特殊诊断价值。有文献报道,正电子发射计算机断层显像-计算机断层扫描对胆囊息肉样病变的良、恶性鉴别有较高价值,但费用高,临床应用少。

临床诊治的关键是如何从众多的胆囊息肉样病变中鉴别出胆囊的"肿瘤性病变",并识别出癌前病变或早期胆囊癌。各项检查方法尚不能区分其病理性质时,往往需经病理切片检查才能确诊。

(三)治疗

胆囊良性肿瘤的治疗首先要掌握手术指征,其次要正确处理术中的各种情况。

胆囊腺瘤已被公认为是胆囊癌的癌前病变,而且往往合并有胆囊结石,由于结石的长期、慢性反复机械性刺激,可使胆囊黏膜发生炎性增生、不典型增生到原位癌的演变,应积极手术治疗以防发生癌变。胆囊良性肿瘤的胆囊切除指征包括:①病变直径>10 mm 的单发病变者;②合并胆囊结石、急慢性胆囊炎者;③病变虽小,但位于胆囊颈部、影响胆囊功能、常有胆绞痛发作者;④B超检查发现胆囊壁呈不规则隆起者;⑤短期内病变增大、生长较快、病变基底变宽者;⑥多发息肉反复合并胆管炎、急慢性胰腺炎者;⑦年龄>50 岁,广基而单发的病变,即使无症状也应行胆囊切除术者。

凡因胆囊息肉样病变而施行手术者,胆囊切除后应立即剖开检查,如病变像肿瘤者,均应送冰冻切片检查,不但要确定有无癌变,还要确定癌变的部位及肿瘤浸润深度。对于癌组织已突破黏膜基底膜或已有周围淋巴结肿大者,应按胆囊癌根治性切除原则处理。对单发、直径 15 mm 以上或术前疑有恶变者,施行胆囊切除术时,应将胆囊和胆囊床上的纤维脂肪组织一并切除并送病理检查。术中还应细心操作,遵循无瘤原则,避免胆囊破损胆汁外溢而增加癌肿播散的机会。

无需手术治疗的胆囊良性肿瘤患者应该定期随访,建议间隔 3～6 个月复查。综上所述,对于有高危因素的胆囊良性肿瘤患者要进行排查,以免漏诊,掌握手术指征,及时手术治疗,不要错失手术良机。

二、胆囊癌

胆囊癌是发病率最高的胆道系统恶性肿瘤,好发于老年女性。临床上胆囊癌明确诊断时病情多已属中晚期,生存时间短,预后较差。胆囊癌早期症状隐蔽且不典型,易与胆结石混淆不为患者所关注,故应加强对胆囊癌高危人群的随访和早期诊治,以提高生存率。

(一)病因

胆囊癌的危险因素主要有胆囊结石伴炎症、胆总管囊肿、胆囊息肉、胰胆管汇合处合流异常和原发性硬化性胆管炎等,其中最常见的危险因素是胆囊结石。

80%以上的胆囊癌患者合并胆囊结石,胆囊结石是胆囊癌的最主要的危险因素,相对危险度是普通人的 8.3 倍。胆囊结石伴发的慢性炎症会反复刺激黏膜的增生,炎症长期刺激致胆囊癌的发病率上升。多发型或充满型结石的结石性胆囊炎癌变率是非结石性胆囊炎的 30 倍左右。结石直径>3 cm 的患者,患胆囊癌的危险度高出 10 倍左右。慢性炎症时胆囊钙盐沉积即瓷化胆囊,其发生胆囊癌的概率高达 12%~61%。

胆囊息肉可分为真性息肉和假性息肉,其中真性息肉包括腺瘤,胆囊腺瘤是胆囊癌的癌前病变,有 10%~30% 的胆囊腺瘤可以演变成癌,特别多见于直径>10 mm 的腺瘤,单发息肉和广基无蒂息肉容易恶变。因此年龄>50 岁,单发或广基胆囊息肉直径>1 cm 者建议手术切除。

先天性胰胆管合流异常是一种罕见的胆管和胰管合流在十二指肠壁外的解剖变异,两者形成异常的过长通道超过了 Oddi 氏括约肌的范围,Oddi 氏括约肌防反流功能不能保护胰液反流,胰液可以反流入胆道系统,大大增加恶变风险。合流异常在亚洲人(特别是日本人)发病率比较高,导致胆囊癌的风险增加 3%~18%。

(二)病理与分期

大约 80% 的胆囊癌是腺癌,其他病理类型包括乳头状腺癌、黏液癌、鳞癌和鳞腺癌等。胆囊癌常常出现早期淋巴结转移。

胆囊癌的分期多采用 Nevin 分期和 TNM 分期,TNM 分期有助于评价手术效果及判断预后。

Nevin 于 1976 年将胆囊癌分为五期。① Ⅰ 期:肿瘤仅侵犯黏膜层的原位癌;② Ⅱ 期:肿瘤侵犯到黏膜下和肌层;③ Ⅲ 期:肿瘤侵犯至胆囊壁全层,但尚无淋巴结转移;④ Ⅳ 期:胆囊壁全层受累及,合并胆囊管周围淋巴结转移;⑤ Ⅴ 期:肿瘤侵犯至肝或其他脏器伴胆总管周围淋巴结或远处转移。该分期对早期胆囊癌患者的术式选择有很好的指导作用,但对中晚期患者的指导治疗和评价存在不足。

TNM 分期中 T 分期主要是描述肿瘤浸润胆囊壁的程度及侵犯邻近器官情况。

T_x：原发肿瘤无法评估。

T_0：无原发肿瘤证据。

T_{is}：原位癌。

T_{1A}：侵及固有层。

T_{1B}：侵及肌层。

T_2：侵及肌周结缔组织，未侵及浆膜层或肝脏。

T_3：肿瘤浸透浆膜层和（或）直接侵犯肝脏和（或）一个邻近器官或结构，例如胃、十二指肠、结肠、胰腺、网膜、肝外胆管。

T_4：肿瘤侵犯门静脉主干、肝动脉或侵犯两个或以上的肝外器官或结构。

N 分期主要是淋巴结组织学检查

N_x：区域淋巴结无法判断有无转移。

N_0：无区域淋巴结转移。

N_1：胆囊管、胆总管、肝动脉和（或）门静脉旁淋巴结转移。

N_2：腹主动脉、下腔静脉、肠系膜上动脉和（或）腹腔干旁淋巴结转移。

远处转移（M）

M_0：无远处转移。

M_1：远处转移。

胆囊癌分期 Ⅰ 期 $T_1N_0M_0$；Ⅱ 期 $T_2N_0M_0$；Ⅲ$_A$ 期 $T_3N_0M_0$；Ⅲ$_B$ 期 $T_{1\sim3}N_1M_0$；Ⅳ$_A$ 期 $T_4N_{0\sim1}M_0$；Ⅳ$_B$ 期 $T_2N_1M_1$。胆囊癌 Ⅰ～Ⅳ 期患者 5 年生存率分别为 60%、39%、15% 和 5%。胆囊癌总患者人群中位生存时间为 10.3 个月，Ⅲ$_A$ 和 Ⅳ 期中位生存分别为 12.0 个月和 5.8 个月。

另外肿瘤预后除了与肿瘤的进展程度有关外，肿瘤细胞的生物学行为也影响患者的预后。根据胆囊癌细胞的分化程度分为三级：Ⅰ 级为分化良好，Ⅱ 级为中度分化，Ⅲ 级为分化不良。在组织学上大多数胆囊癌属腺癌，5%～20% 为未分化或分化不良型癌。根据肿瘤病理学形态结构的特点可分为硬化型癌、乳头状癌、胶样癌和鳞癌。

（三）临床表现

早期胆囊癌缺乏典型的临床症状，80% 左右的胆囊癌合并有胆结石，它的临床表现往往被胆结石的症状掩盖。只有当患者出现黄疸或 B 超检查发现胆囊占位性病变时才会引起医师的注意，耽误了病情。胆囊癌患者的临床表现主要有中上腹及右上腹隐痛、胀痛、不适、恶心、呕吐、嗳气、乏力、食欲缺乏等，一旦出现右上腹包块、黄疸、腹水、消瘦等症状，提示已属晚期。

当胆囊管阻塞或癌肿累及肝脏或邻近器官时,有时可在右上腹扪及坚硬肿块。如癌肿侵犯十二指肠,可出现幽门梗阻症状。当癌肿直接累及肝外胆管或发生胆管转移时,可出现梗阻性黄疸。

（四）诊断

早期胆囊癌没有症状,因此胆囊切除术中偶然发现早期胆囊癌比较常见,能切除的胆囊癌中 40％左右是术中偶然发现的。胆囊癌的早期诊断首选 B 超声检查,B 超能清楚显示胆囊内隆起性病变的大小、部位、数目、内部结构及其与胆囊壁的关系,同时方便随访适于筛查。凡病变直径＞10 mm,形态不规则,基底宽,内部回声不均,呈单发性或合并有结石,有自觉症状者应高度怀疑早期胆囊癌。彩超能检测到胆囊癌块及胆囊壁的彩色血流,并测及动脉频谱,可与常见的胆固醇性息肉相鉴别。中晚期胆囊癌在 B 超检查时则更容易被发现。胆囊癌的声像图可分为五型,即小结节型、蕈伞型、厚壁型、实块型和混合型。

计算机断层扫描是胆囊癌诊断和术前分期的重要手段。厚壁型胆囊癌常表现为胆囊壁的局限性、不对称性及不规则性增厚,增强时扫描均匀程度不如慢性胆囊炎。小结节型胆囊癌可见突入胆囊腔内的结节,多发或单发,增强扫描时结节影明显强化或不均匀强化。实块型胆囊癌将整个胆囊腔闭塞,平扫时肿瘤组织密度为 30～50 HU,与附近组织相比呈低密度,增强后肿瘤强化。计算机断层扫描还能显示胆囊癌浸润肝实质的深度,周围器官是否被侵犯及被侵犯的范围,肝内是否转移病灶、大血管是否受侵,肝十二指肠韧带淋巴结和远处是否转移等。

内镜超声则经胃或十二指肠壁超声观察胆囊壁情况,图像更为清晰,还可引导细针穿刺进行细胞学检查,用来鉴别难以诊断的胆囊癌。出现黄疸的中晚期胆囊癌,经内镜下逆行胰胆管造影或磁共振胆道成像可确定肝外胆管是否受累及。选择性肝动脉造影对早期胆囊癌并不敏感,因为一旦发现肿瘤血管已多属晚期。

正电子发射计算机断层显像-计算机断层扫描也是诊断胆囊癌的手段,由于胆囊癌细胞代谢活跃,摄取显像剂的能力较正常组织强,能发现隐匿的直径 5 mm 以上的微小病灶,同时有助于了解是否侵犯周围组织和淋巴结有转移,便于术前分期,但是费用高不适于筛查。

联合检测血清肿瘤标志物糖类抗原 19-9、癌抗原 12-5 和癌胚抗原有助于提高胆囊癌诊断率。

（五）治疗

根治性手术是胆囊癌治疗的首选方法,也是唯一能治愈的方法。对于失去根治性手术机会的患者可行姑息性切除术,配合其他治疗手段,包括放射治疗、化学治疗、介入治疗和生物治疗。

1.手术治疗

(1)早期与意外胆囊癌(Ⅰ期胆囊癌)。

T_{1A}期可能是腹腔镜胆囊切除术后最多见的,这部分患者罕见发生淋巴结转移,单纯胆囊切除术患者如果切缘阴性时5年生存率高达85%～100%。因此单纯胆囊切除治疗 T_{1A}期胆囊癌是目前国内外学者没有争议的治疗策略。

T_{1B}期肿瘤侵犯黏膜肌层,但是由于胆囊床面没有浆膜和胆囊壁淋巴网丰富,容易发生转移,此期患者行单纯胆囊切除术的1年生存率仅有50%～80%。建议再次手术行胆囊癌根治术以期提高生存率。

(2)中期胆囊癌(Ⅱ、Ⅲ期胆囊癌)。

Ⅱ期虽然未侵犯胆囊浆膜,但仍然存在淋巴转移的可能。另外,辅助检查时肝脏没有直接浸润,实际上也有可能发生胆囊床的早期转移。手术范围包括应行含肝床楔形切除2 cm,胆囊切除加肝十二指肠韧带淋巴结清扫在内的标准根治术。

Ⅲ期分为Ⅲ$_A$($T_3N_0M_0$)与Ⅲ$_B$($T_{1\sim3}N_1M_0$),Ⅲ$_A$期的手术方式主要是胆囊癌根治性切除,即解剖性肝切除及联合区域淋巴结清扫,但如果胆囊癌同时侵犯肝外其他脏器,需联合脏器切除,根治性切除。Ⅲ$_B$期($T_{1\sim3}N_1M_0$)胆囊癌合并肝门淋巴结转移,手术更加强调区域淋巴结清扫。Ⅲ期胆囊癌应当遵循 TNM 分期标准,无肝外侵犯时行胆囊癌根治性切除,而当肿瘤侵犯肝外脏器,须联合其他脏器切除时,采用胆囊癌扩大根治性切除。

(3)晚期胆囊癌(Ⅳ期胆囊癌)。

Ⅳ期胆囊癌分为Ⅳ$_A$期($T_4N_{0\sim1}M_0$)和Ⅳ$_B$期($T_{1\sim4}N_2M_0$,$T_{1\sim4}N_{1\sim2}M_1$)。T_4指肿瘤侵犯肝脏深度>2 cm,和(或)侵犯≥2个邻近器官(胃十二指肠、结肠、胰腺、网膜、肝外胆管等)。Ⅳ期胆囊癌的外科治疗是胆囊癌治疗中的热点和难点,争议极大。

T_4期的胆囊癌既往认为几乎不能根治性切除,一般仅考虑姑息治疗。有关专家认为晚期胆囊癌患者如果能够手术切除的话,选择性行胆囊癌扩大根治术能使部分患者受益,这要求对患者全身情况和手术技术进行准确的评估。扩大胆囊癌根治术中门静脉侵犯者可酌情切除受累血管并重建;多个邻近器官侵犯又可整块切除的患者也应力争扩大根治性切除;对于胆囊癌侵犯胰头或合并胰头后淋巴结转移者,可行肝胰十二指肠切除术;侵犯横结肠靠近结肠肝曲的部分者,联合右半结肠切除术;部分肠壁侵犯或侵犯十二指肠球部者可以通过局部肠壁的切除或行远端胃大部切除术。

IV_B期胆囊癌患者行肝胰十二指肠切除术 5 年存活率低至 3%,且其并发症发生率高达 34%～70%,应放弃根治性切除,可考虑行胆囊癌姑息性切除术及内引流术,解除胆囊、胆道内感染所致的高热等症状,改善肝功能,提高患者的生存质量。

阻塞性黄疸作为中晚期胆囊癌患者的一个重要症状,经常被误认为患者失去手术根治的机会,如果黄疸是胆囊癌侵犯胆管或胆管旁淋巴结转移造成胆管压迫造成的还是有手术机会的。因此即使有黄疸也应行磁共振胆道成像和计算机断层扫描充分评估,争取机会行根治手术。

对于晚期无法根治性切除或者不能耐受手术的胆囊癌患者,多采取姑息性治疗。胆道有梗阻性的,可内镜下逆行胰胆管造影或者经皮经肝胆管引流下置内支架引流,于左、右肝管内置入记忆合金胆道内支架内引流,或左右肝管外引流。若出现十二指肠梗阻,可行胃空肠吻合术或者胃镜下十二指肠内支架置入术。

2.化学治疗

胆囊癌目前尚无公认的、统一的化学治疗方案。研究证实,对胆囊癌根治术行术后辅助化学治疗有利于提高生存期。胆囊癌常用的化学治疗药物有吉西他滨、顺铂和氟尿嘧啶等。吉西他滨联合顺铂方案被认为是疗效最佳、患者获益最多的化学治疗方案。

分子靶向治疗和基因治疗是未来治疗胆囊癌的方向,表皮生长因子受体抑制剂对胆囊癌的治疗已取得了良好的临床效果,但其成为标准方案仍需大样本的临床验证。

3.放射治疗

胆囊癌的放射治疗包括术前、术中、术后、腔内放射治疗和未行手术的姑息性放射治疗等。照射视野需包括胆囊床、肝门至十二指肠乳头的胆管、肝十二指肠韧带、胰腺后方、腹腔干和肠系膜上动脉周围淋巴结,但应注意避开空肠和十二指肠,以免引起肠道放射性损伤。放射治疗适用于 T_2 以上伴有淋巴结转移的胆囊癌患者。目前研究提示术后放射治疗并不能有效改善胆囊癌患者的总生存率,因此,术后放射治疗仍存在一定争议。

4.介入治疗

发生广泛转移、失去手术机会的胆囊癌患者,应采取胆道引流术,改善患者的生存质量。目前常用的胆道引流包括内镜下鼻胆管引流术,内镜下胆道支架引流术和经皮经肝胆道引流术。采用介入性肝动脉插管进行区域动脉灌注化学治疗或者选择性动脉栓塞治疗原发肿瘤。

5.生物治疗

生物治疗是继手术治疗、放射治疗和化学治疗之后新的治疗方法,主要包括分化诱导、免疫调节和抗肿瘤血管及基因治疗。目前胆囊癌的生物治疗处于实验研究或临床研究阶段,但是具有十分广阔的研究和应用前景。

三、胆管癌

(一)概述

胆管癌是一种来源于胆管上皮细胞的肝胆系统恶性肿瘤,可分为肝内胆管癌和肝外胆管癌。肝内胆管癌又称外周型胆管癌,是来源于肝内胆管二级分支以下胆管树上皮的恶性肿瘤,占胆管癌的 5%～10%。

肝外胆管癌是指发生在左右肝管至胆总管下端的胆管癌,约占胆管癌的90%,按其发生部位,可分为:①上段胆管癌,或称高位胆管癌、肝门胆管癌。肿瘤位于肝总管、左右肝管汇合部,位于后者的肿瘤又称为 Klatskin 瘤;②中段胆管癌:肿瘤位于胆囊管水平以下、十二指肠上缘以上的胆总管;③下段胆管癌:肿瘤位于十二指肠上缘以下、Vater 壶腹以上的胆总管。其中肝门部胆管癌占肝外胆管癌的 55%～75%,中下段胆管癌占 25%～45%。

胆管癌的发病率有逐年上升的趋势。我国临床资料显示肝外胆管癌的发病率已高于胆囊癌,患者的年龄大多在 50～70 岁,男性与女性的比例为(2～2.5):1。

(二)病因

胆管癌的确切病因尚不明确。目前已确认胆管慢性炎症和胆道梗阻诱发的胆管细胞损伤是胆管癌发展进程中的主要因素,炎症状态下胆汁微环境中释放的细胞因子可导致细胞恶性转化。胆管癌的发生与以下危险因素相关:①原发性硬化性胆管炎。②肝吸虫病。③先天性胆管扩张症。④胆石症。⑤溃疡性结肠炎。⑥其他:伤寒和副伤寒沙门菌感染和带菌者、行胆管空肠 Roux-en-Y 吻合术、Oddi 括约肌成形术后、暴露于某些化学物质、药物和放射性核素等可能诱发胆管癌。

(三)病理

1.大体分型

巨检时,胆管癌可分为乳头型、结节型、硬化型和弥漫型。肿瘤可以多中心和伴发胆囊癌。

2.组织分型

98％以上为腺癌。高分化腺癌最常见,占 60％～70％,中分化占 15％～20％,低分化及未分化腺癌少见。镜检时,胆管癌大部分是分化良好的有黏液分泌的腺癌。癌细胞呈腺泡状、小腺腔、腺管状或条索状排列。癌细胞为柱形,核长卵型,浅或深染,异型性不大。同一腺腔中细胞异质性,核质比例升高,核仁明显,间质和周围神经浸润。腺腔周围的间质富于细胞,并呈同心圆排列,这些都是胆管癌的重要特征。其中,正常的腺上皮和那些核大、核仁明显的腺上皮存在于同一腺腔中是最具有诊断价值的。硬化型胆管癌伴有明显纤维化。部分胆管癌伴有神经内分泌分化,这种癌的预后较差。

3.转移途径

直接侵犯和淋巴转移是胆管癌的主要转移方式,血行转移和种植转移少见。胆管癌常沿胆管周围组织、神经淋巴间隙、血管浸润扩展,并可侵犯肝实质。有时肿瘤可沿黏膜向近端或远端胆管浸润延伸。胆管癌具有较高的淋巴结转移率。

(四)临床表现

1.症状

胆管癌早期缺乏特异性临床表现,仅出现中上腹胀、隐痛不适、乏力、食欲缺乏等症状。胆管癌的临床表现取决于肿瘤的部位,常见症状如下。

(1)黄疸:梗阻性黄疸是肝外胆管癌最常见的症状(90％以上),而肝内胆管癌则很少出现黄疸。中上段胆管癌多表现为进行性无痛性黄疸,少数下段胆管癌和壶腹部癌,可因肿瘤坏死脱落而表现为波动性黄疸。

(2)腹痛不适:部分晚期患者及合并胆石症的患者,可出现肝区疼痛、中上腹痛不适等症状。

(3)畏寒、发热:合并胆道感染时患者可出现畏寒、高热,甚至可发生急性梗阻性化脓性胆管炎,常需胆道引流。

(4)消化道症状:包括食欲减退、食欲缺乏、腹胀、腹泻、恶心等。

(5)出血倾向:黄疸患者可发生出血倾向及凝血机制障碍,表现为牙龈出血或鼻出血,也可因严重的肝硬化并发门静脉高压性上消化道出血等。

(6)其他:乏力、消瘦,患者主诉上腹部肿块等。

2.体征

(1)黄疸:皮肤巩膜进行性黄染,伴皮肤瘙痒可见皮疹或皮肤抓痕。

（2）胆囊肿大：肝门部胆管梗阻时肝外胆管不扩张，胆囊萎瘪，通常不能扪及肿大胆囊。但当癌肿累及胆囊管致阻塞时，胆囊也可积液肿大。中下段胆管癌引起的胆道低位梗阻，常可扪及肿大的胆囊。

（3）肝大：上段胆管癌起自左或右肝管时，先引起该侧肝管梗阻、肝内胆管扩张、肝实质萎缩和门静脉分支的闭塞，门静脉血流向无梗阻部位的肝脏内转流，之后该肝叶便增大、肥厚，可产生肝叶肥大-萎缩复合征。

晚期患者出现肝脏淤胆肿大、消瘦、右上腹包块和腹水等。因此，对出现淤胆三联征、腹痛和消瘦的患者应考虑有胆管癌的可能。如果既往有原发性硬化性胆管炎病史者，则高度怀疑发生胆管癌。

（五）实验室检查

肿瘤相关抗原检测是诊断胆管癌的另一条途径。血清和胆汁中的糖类抗原19-9 和癌胚抗原的数值显著升高对胆管癌有一定诊断价值。当血清中的糖类抗原 19-9 浓度＞100 U/mL 时，诊断胆管癌敏感性和特异度分别可达 89％和 86％。糖类抗原 19-9、癌胚抗原平行法联合检测可提高检测灵敏度。

迄今未发现对胆管癌具有特异性诊断价值的基因标志和诊断方法。文献报道与胆管癌关系比较密切的基因有 k-ras、c-myc、c-neu、c-erbB2、c-met、p53、bcl-2。

（六）影像学检查

目的不仅是对病变的部位和性质作出准确判断，还要明确胆管被侵犯的范围和程度，有无血管被侵犯等，为术前评估肿瘤可切除性和选择合理的治疗方案提供依据。影像学检查的原则是：合理、有效、简便、无创、费用低。

1.超声检查

超声为首选的检查方法。胆管癌的超声表现是低回声或中等回声光团，后方无声影，可与结石相鉴别（强回声光团后方伴声影）。

其他超声技术的应用对肿瘤术前评估很有帮助。彩色多普勒超声可以测及肿瘤内彩色血流及判断肿瘤是否侵犯血管。三维超声重建可以更客观地显示胆管。内镜超声分辨率高、不受气体干扰，可直接观察十二指肠乳头部位有无病变，清晰地显示胆管壁结构及病灶情况，也可同时用细针穿刺活检以明确病变性质。

2.计算机断层扫描

不同部位的胆管癌在计算机断层扫描上表现各不相同，周围型肝内胆管癌可见边缘不规则肿块,可伴有肝叶萎缩及局部肝内胆管扩张。肝门部胆管癌和近肝门区的肝内胆管癌有时可见肝叶肥大-萎缩复合征。肝外型胆管癌则在肝门或壶腹周围可见肿块,伴有肝外胆管壁增厚及近端胆管扩张。

计算机断层扫描能显示梗阻近端的胆管扩张、肝内转移病灶和区域淋巴结肿大,尚能显示胆管壁增厚或胆管腔内肿瘤。胆管癌多为硬化型,纤维组织丰富而血供少,因此胆管癌的强化不明显且多为延迟性强化。

3.磁共振成像

胆管肿瘤在磁共振成像上的特征为:在 T_1 加权时为低信号,T_2 加权时为高信号,动态增强扫描可表现为延时相周边强化。磁共振成像对胆管癌的术前分期、可切除性评估、手术方式的选择及评估预后等具有较高价值。

磁共振胆道成像可对胆管被侵犯范围和程度作出精确判断,且具有无创伤、无需注射造影剂、不受胆管分隔的影响等优点。目前已广泛在临床上应用,磁共振胆道成像几乎已替代经皮经肝胆管造影和内镜下逆行胰胆管造影的诊断作用。

4.经皮经肝胆管造影及内镜下逆行胰胆管造影

经皮经肝胆管造影及内镜下逆行胰胆管造影是从不同途径向胆管内注入造影剂使胆管显影,共同影像特征有负性充盈缺损、恶性截断征;间接征象有近端胆管不同程度的扩张,可呈现为"软藤征"或"垂柳征"改变。

5.核素扫描检查

胆道系统最常用的示踪剂是 ^{99m}Tc 标记的二乙基亚氨二醋酸(^{99m}Tc-EHIDA),突出优点是在肝功能损伤,血清胆红素浓度升高时也可应用。

(七)鉴别诊断

肝内胆管癌需与肝细胞癌鉴别,中下段胆管癌需与十二指肠癌、胰腺癌、壶腹癌等鉴别。由于肝门部病变的多样性,肝门部胆管癌应与胆囊癌、近肝门区的肝癌、肝门转移性淋巴结、肝胆管结石、胆管内肝癌癌栓、Mirizzi综合征、原发性硬化性胆管炎、IgG_4 相关性胆管炎、胆胰结核、胆管损伤等鉴别。尤以胆囊癌侵犯肝门部胆管、肝门区肝癌侵犯肝门胆管与原发性肝门部胆管癌的鉴别比较困难。

(八)治疗

胆管癌应以手术治疗为主。能否根治性切除取决于病变范围、血管受侵犯程度、有无远处转移等。综合治疗能明显地提高胆道癌患者的生存时间和生活质量。

1.胆管癌的术前评估

在选择胆管癌的治疗方法前,应根据患者的全身情况、病变的范围和程度、有无远处转移及肝切除安全限量等方面,对肿瘤切除可能性和患者能否耐受手术等进行精确评估。

2.术前准备和预处理

术前准备和预处理包括术前胆道引流(减黄),以及促进预留肝脏的再生预处理。

术前减黄能有效减少胆道高压所引起的并发症,减少肝叶切除所致的肝功能衰竭。常用的引流方法有经皮经肝胆管引流术、经十二指肠镜插入鼻胆管或胆道支架引流术。

术前对拟切除肝叶的选择性门静脉分支进行栓塞:对伴有黄疸且预留功能性肝体积<40%的肝门胆管癌患者,术前可行选择性门静脉分支进行栓塞以促进预留肝脏的代偿增大,改善术后预保留肝叶的储备功能,有助于降低术后肝功能衰竭的发生率。

3.胆管癌的手术治疗

手术治疗是唯一可能治愈肝门部胆管癌的方法,目的是切除肿瘤和恢复胆道通畅。

(1)肝门胆管癌的手术方式。

肝门胆管癌根治性切除术:实施肝门胆管癌骨骼化切除,将包括肿瘤在内的肝、胆总管、胆囊、部分左右肝管及肝十二指肠韧带内除血管以外的所有软组织整块切除,对肝内胆管与空肠行 Roux-en-Y 吻合术。

肝门胆管癌扩大根治性切除术:在肝外胆管骨骼化切除的同时,一并施行扩大左半肝、右半肝联合尾叶切除术,门静脉部分切除或整段切除甚至胰十二指肠切除的扩大根治术。Bismuth Ⅰ～Ⅱ型:肝方叶切除±尾叶切除;Bismuth Ⅲ$_A$:右半肝+尾叶切除;Bismuth Ⅲ$_A$:左半肝+尾叶切除;Bismuth Ⅳ:扩大左右半肝+尾叶切除,肝移植等。

围肝门切除(哑铃状切除)术:对不能耐受大范围肝切除(尤其是扩大右半肝+尾叶切除)的患者,在根治切除基础上,尽可能保留肝门远侧肝组织。

肝门胆管癌姑息性部分切除术:包括肝门胆管癌部分切除术、狭窄肝管记忆合金内支架植入术、肝管空肠 Roux-en-Y 吻合术,术中可同时行胃十二指肠动脉插管、药泵皮下埋置以利术后区域灌注化学治疗。

姑息性胆道引流术:保存肿瘤的肝管空肠 Roux-en-Y 吻合术、间置胆囊肝管空肠 Roux-en-Y 吻合术、肝管置管内引流或外引流术、经皮经肝胆管引流术、经皮经肝胆管引流术或内镜下逆行胰胆管造影记忆合金胆道内支架植入术等,经内镜下逆行胰胆管造影鼻胆管引流术或塑料内支撑管植入术。

全肝切除后原位肝移植术:目前尚有争议。Iwatsuki 等提出的肝门部胆管癌肝移植术的适应证为:①已确诊为Ⅱ期以上,开腹探查无法切除且无其他部位转移者;②拟行 R_0 切除但因肿瘤中心型浸润,只能做 R_1 或 R_2 切除者;③手术后肝内局部复发者。

体外肝切除＋自体肝移植术:手术并发症的发生率和死亡率较高,临床应用少。

联合肝脏分割和门静脉结扎的分阶段肝切除术:该手术主要用于部分晚期肝癌侵及过多正常肝组织的情况,常规切除术由于剩余正常肝组织过少而不可行,则将患者肝切除术分两期进行:一期手术为将患侧肝脏与正常肝脏分割和患侧肝脏门静脉结扎,一段时间后待患侧肝脏萎缩同时健侧肝脏代偿长大再行二期手术,切除患侧肝脏。

(2)中段胆管癌手术方式。

根治性切除术。①胆管部分切除、胆管空肠 Roux-en-Y 吻合术:肿瘤比较局限,胆管上下切缘阴性(>1 cm)者;②胰十二指肠切除术:胆管下切缘阳性、累及胰腺者。

(3)下段胆管癌手术方式:①胰十二指肠切除术。②姑息性胆道引流术(同肝门胆管癌)。③胃空肠吻合术:出现十二指肠梗阻时,可行胃空肠吻合术,或经胃镜植入金属支架解除梗阻。

(九)辅助治疗

1.放射治疗、化学治疗

综合治疗能降低胆管癌根治术后的局部复发率,对不能切除的晚期和局部复发的患者也可延长生存时间和改善生活质量。

2.光动力疗法

利用特定波长(630 nm)的激光使光增敏剂在氧的参与下发生光化学反应,破坏组织和细胞中的多种生物大分子,最终引起肿瘤细胞的坏死,是胆道肿瘤局部控制的一种有前景的方法。

3.射频消融术

通过局部高温使肿瘤组织凝固坏死。射频治疗还可使肿瘤周围产生一个反应带,阻断肿瘤的血供,可有效阻止肿瘤的生长、转移。

4.其他

生物治疗、免疫治疗及靶向治疗等。

(十)多学科集合模式诊治胆道肿瘤

近年来,肿瘤多学科集合治疗模式的提出,预示着肿瘤多学科治疗的新时代的到来,在一定程度上提高了肿瘤的诊治水平。这种新模式具有以下特点:肿瘤多学科治疗应有共同的治疗原则和明确具体的治疗目标;有总体统一的治疗模式,以供多个临床学科遵循,各学科的治疗模式相互衔接,达到统一的治疗目的;有统一的或公认的数量化的客观评价或评估疗效的方法,使各种方法之间在循证医学基础上具有可比性。多学科集合诊治模式的出现既能够充分利用各个学科高度发展的优势,也弥补了当今学科高度细分所带来的局限,从而使肿瘤的诊治趋于系统化和规范化。

四、壶腹癌

Vater 壶腹部由末端胆总管、末端主胰管和 Vater 乳头交汇组成,由 Oddi 括约肌包绕突入十二指肠腔。来源于该区域附近的肿瘤统称为壶腹周围癌,其可以源自胰腺、十二指肠、远端胆总管或者壶腹部。壶腹癌是指源自壶腹部的肿瘤,即从十二指肠乳头部到末端胆总管、主胰管交汇部的恶性肿瘤。由于解剖位置毗邻,壶腹癌在临床上与胰头癌、远端胆管癌、十二指肠乳头癌有很多共同点。

壶腹癌发病率低,仅占胃肠道恶性肿瘤的 0.2% 及壶腹周围癌的 6%,但是却占了肿瘤引起的远端胆总管梗阻总体患者数的 20%。壶腹癌以男性多见,约为女性的 2 倍,年龄多在 40 岁以上,以 60~70 岁多见,近 30 年来其发病率呈上升趋势。

(一)病因学

虽然壶腹癌的病因仍不明确,但是已有研究发现在一些遗传性疾病者群中其发病率较高,如家族性腺瘤样息肉病、遗传性非息肉病性结直肠癌。其次,壶腹癌还可能与慢性胆管炎、胆石症、胆道感染、胆管与胰管在十二指肠壁外提前汇合的解剖变异、溃疡性结肠炎及壶腹部乳头状瘤、腺瘤等良性肿瘤恶变等因素有关。

(二)病理学

壶腹癌大体形态可分为肿块型和溃疡型,组织类型以腺癌最多见,其次是乳头状癌、黏液癌等。近期研究已经证实,大部分壶腹癌可根据其肿瘤组织上皮来源分为两个亚型:肠道来源(肠型)和胰胆管来源(胰胆管型),并且研究发现肠型较胆胰管型所占比例更高。前者起自覆盖于乳头部的肠上皮细胞,常呈肿块型(隆起型)生长;后者起自末端胆总管和末端主胰管合并部位的上皮细胞,其发病过程与上皮内瘤样变类似,组织行为上类似胰腺腺癌,以浸润性生长为主。

(三)临床表现

1.症状

(1)黄疸:最常见,约占 80%,主要由于肿瘤压迫远端胆管引起。同时由于肿瘤溃烂脱落,黄疸可暂时缓解,但随着肿瘤的生长会再次加重,呈现"波动性黄疸"的特征性临床表现。

(2)腹痛:中上腹胀痛较多见,可与黄疸同时或先后出现,在进食后明显,疼痛可放射至背部,但没有胰头癌明显。

(3)寒战、发热:合并胆道感染时可出现寒战、高热。

(4)消瘦、乏力:早期消瘦不明显,中晚期可出现食欲缺乏、消瘦,体重下降没有胰头癌明显。

(5)出血、贫血:由于肿瘤浸润肠壁及溃疡形成,约 1/3 的患者可出现消化道出血、贫血等,大便隐血试验可呈阳性。严重者可引起十二指肠梗阻,出现恶心、呕吐等消化道症状。

(6)胰腺炎症状:部分患者由于胆、胰管开口堵塞而引起胆汁和胰液反流,可诱发胰腺炎,多为水肿性,坏死性少见。

晚期患者可出现恶病质,极度消瘦、严重贫血、腹水、肝肾衰竭等。

2.体征

病程早期无特异性表现,随着病程进展,体检可发现皮肤巩膜黄染、消瘦、贫血等,触及中上腹可有轻度压痛,有时可扪及肿大胆囊,晚期患者腹水征可呈阳性。

(四)实验室检查

壶腹癌无特异性实验室检查方式,当其发生梗阻性黄疸或者胰腺炎等不同临床表现时,可表现为血清总胆红素、结合胆红素明显升高,尿胆红素阳性,血尿淀粉酶升高等。目前特异性血清肿瘤标志物对壶腹癌的术前诊断不具有明确价值。尽管糖类抗原 19-9、癌胚抗原的数值在部分患者中增高,但是其在术后随访中的价值更大。

(五)影像学检查

1.经腹部超声显像

经腹部超声显像可作为黄疸待查患者的首选检查,其可显示肝内外胆管是否扩张,胆囊有无结石、肿大。但是经腹部超声显像易受肠道气体干扰,对于壶腹癌的诊断率为8%~15%。

2.薄层动态增强计算机断层扫描

薄层动态增强计算机断层扫描不仅能清晰地显示出病变的部位、大小和周围组织关系,还可通过计算机断层扫描血管成像明确肿瘤与周围主要血管如门静脉、肠系膜上动静脉的关系,对手术可切除性作出有效的评估。计算机断层扫描是壶腹癌常规且有效的检查手段。

3.磁共振成像和磁共振胆道成像

增强型磁共振成像对区分壶腹部肿瘤的性质、大小及与周围组织的关系作用方面类似于增强计算机断层扫描,磁共振血管成像与计算机断层扫描血管成像作用相近。磁共振胆道成像是一项无创,显示患者整个胆道、胰管情况的检查方式,是对增强计算机断层扫描的有力补充。

4.内镜下逆行胰胆管造影

内镜下逆行胰胆管造影可直接观察壶腹部的病变,钳取组织活检,同时可做胰胆管造影、放置临时胆道支架,是一项非常重要的术前诊断。但是内镜下逆行胰胆管造影无法明确病变浸润深度,同时由于壶腹癌肿瘤组织往往长于黏膜深面,故活检假阴性率较高,约50%。故组织活检为阴性的患者,不能完全排除恶性肿瘤的可能,需引起重视,且内镜下逆行胰胆管造影为有创检查,有诱发胰腺炎的可能。

5.内镜超声

内镜超声对早期壶腹部肿瘤诊断的敏感性高于计算机断层扫描和经腹超声,而且对于肿瘤的浸润范围和深度可作出判断,同时可在内镜超声引导下穿刺活检,但有报道称其对T分期的术前判断往往超出术后的病理结果。大部分专家认为内镜超声虽然在术前诊断壶腹癌具有一定优势,但是并不推荐作为一项常规检查方法。

(六)诊断标准

壶腹癌临床诊断主要依靠影像学检查和组织活检,同时结合病史、体征和实验室检查,在排除其他疾病引起的梗阻性黄疸或胰腺炎等情况下,即可诊断。

(七)鉴别诊断

(1)传染性肝炎:为肝细胞性黄疸,转氨酶升高明显,胆红素和转氨酶呈平行性变化,壶腹癌则多呈"分离现象",肝炎病毒及其抗体的血清学检查有助于诊断。

(2)胆总管结石:合并胆道感染时患者往往有腹痛、寒战发热、黄疸等症状,患者常有胆囊结石或肝内外胆管结石既往史。B超可见胆总管内强光团回声伴声影;计算机断层扫描可见高密度结石影,增强后无变化;内镜下逆行胰胆管造影、磁共振胆道成像可见充盈缺损。

(3)胰头癌:黄疸呈进行性加深,无波动性变化。出血、胆管炎等症状少见。体重下降和腹痛较壶腹癌为重,影像学检查有助于进一步明确诊断。

(4)远端胆管癌:如果肿瘤位于胆总管的末端,则与壶腹癌的鉴别比较困难,有时在术中也难以鉴别,最终往往依靠病理检查才能明确。

(5)十二指肠癌:十二指肠癌患者在早期无黄疸、胰腺炎、胆管炎等症状,内镜下逆行胰胆管造影可进一步明确肿瘤位置。

(6)慢性胰腺炎:黄疸少见,患者常有急性胰腺炎或慢性胰腺炎反复发作的病史,有腹痛、腹泻、消化不良等。如伴有胆道疾病则更增加了胆源性胰腺炎的可能性。血清淀粉酶可升高,内镜下逆行胰胆管造影可见胰管狭窄、串珠样改变、胰石等。

(八)壶腹癌的治疗

1.整体治疗

对能耐受手术且有切除指征的患者推荐行根治性胰十二指肠切除术。对部分不能耐受胰十二指肠切除术的患者和良性腺瘤患者可行局部切除术。对晚期肿瘤患者,采取相应措施,解决其胆道或者消化道梗阻情况,提高生活质量,延长生存时间。辅助治疗仍有争论,需根据具体情况而定。

2.手术治疗

(1)胰十二指肠切除术:对能耐受手术且有切除指征的患者推荐行根治性胰十二指肠切除术,该术式被认为是治疗壶腹癌的标准术式,可进一步分为传统的胰十二指肠切除术和保留幽门的胰十二指肠切除术。一些研究认为由于保留幽门的胰十二指肠切除术的手术时间短和术中出血量小,故更为推荐。但是就目前研究结果而言,胰十二指肠切除术和保留幽门的胰十二指肠切除术两种术式的长期生存时间无显著差异,并且部分研究发现保留幽门的胰十二指肠切除术术后有着更高的胃排空延迟的发生率。因此,哪种术式更为合适,仍有争论。壶腹癌淋巴结转移途径多为：胰十二指肠后淋巴结→胰十二指肠下动脉淋巴结→主动脉旁淋巴结，合理根治术的淋巴结清扫范围应包括胰十二指肠、肠系膜上血管、胆总管周围、门静脉后和主动脉旁淋巴结。胰十二指肠切除术已经被证明是一项成熟的手术方式，在经验丰富的治疗中心其手术死亡率不到 5%。术后并发症主要为胰瘘、胃排空延迟、出血和腹腔感染等。对 65 岁以上的老年患者，多数专家主张仍可行胰十二指肠切除术。术者的经验、术前的充分评估、营养支持、护理及预防术后并发症可降低手术死亡率，纠正贫血及充分清扫淋巴结可提高 5 年生存率。

（2）局部切除术：早期壶腹癌，特别是对于 T_{is} 患者是否适合行局部切除术，目前仍有争论，但对部分不能耐受胰十二指肠切除术的患者和良性腺瘤患者可行局部切除术。手术方式可分为内镜下切除术和开腹切除术。大部分专家认为：直径<1 cm 的良性壶腹部肿瘤可暂时观察，直径>1 cm 的良性肿瘤建议切除。随着内镜技术的提高，内镜下切除术为治疗良性壶腹部肿瘤的首选。对于 T_1 的壶腹癌患者，多篇文献报道已证实有淋巴结转移，故首选行根治性切除术。对于无法耐受手术的部分壶腹癌患者，可行局部切除术，但术后复发率较高。对于术前判断为良性壶腹肿瘤而行局部切除的患者，术中需进行冰冻切片检查，明确肿瘤良恶性、浸润范围和切缘情况。由于冰冻切片检查对 T 分期评估较困难，故最终分期仍需根据石蜡病理报告而定，且根据具体情况，定进一步治疗方案。对于家族性腺瘤息肉病患者，由于息肉多发且癌变率高，则多倾向于行胰十二指肠切除术。

3.姑息性引流术

（1）内引流术：对晚期无法切除的患者，可行胆管-空肠 Roux-en-Y 吻合术、胆囊-空肠 Roux-en-Y 吻合术。

（2）外引流术：对不能耐受手术的晚期患者，可行经皮经肝胆管引流术，其缺点是易发生出血、感染、导管堵塞或滑脱等并发症。

（3）记忆合金内支架支撑术：内镜下经 Oddi 括约肌置入记忆合金内支架，是近年来应用的新的姑息性减黄术，其缺点是容易发生反流性胆管炎。

（4）胃空肠吻合术：晚期肿瘤引起十二指肠梗阻时，行胃空肠吻合术，以解决患者无法进食的问题。

4.辅助治疗

根治术后的辅助治疗包括全身化学治疗、局部放射治疗和两者联合使用。目前壶腹癌化学治疗方案还是参考胰腺癌的化学治疗方案。虽然已经有很多患者采用这样的治疗方式,但是对于术后辅助治疗的疗效是否明显优于单纯手术治疗仍然不明确。部分文献报道,术后辅助治疗对于提高患者的总体生存率,无明显益处。总之,有关壶腹癌患者切除术后的最佳治疗方案临床专家们尚未达成共识。

5.术后康复治疗

壶腹癌手术,尤其是胰十二指肠切除术,对机体造成的创伤大,禁食时间长,多种生理功能受到干扰,因而术后的营养支持非常重要。早期可通过全胃肠道外营养补充足够的热量、蛋白质、电解质和微量元素等,肠蠕动恢复后可通过空肠造瘘管行肠内营养支持,患者恢复进食后应以低脂饮食为主,并可给予中药调理。对有体外引流管的患者,应指导患者及其家属掌握正确的护理方法,鼓励患者参加适当的体育锻炼。加强术后的心理康复治疗,对患者术后不同的心理状况予以疏导,使其配合术后的进一步治疗。

第二节 胆 管 损 伤

胆管损伤主要由手术不慎所致,是一种严重的医源性并发症,90％发生在胆囊切除术等胆道手术中。综合国内外文献报道,剖腹胆囊切除术的胆管损伤发生率为 0.1％～0.3％,腹腔镜胆囊切除术的胆管损伤发生率约为剖腹胆囊切除术的 2 倍。随着胆囊结石发病率的上升、腹腔镜胆囊切除术的推广应用及部分单位采用小切口胆囊切除术,胆管损伤的患者比以前有所增加。一部分胆管损伤虽可在患者手术的当时被发现而得到及时处理,但常可因处理不够恰当,为后期的处理带来许多不必要的麻烦。尤其不幸的是大部位患者常在手术后才发现,造成处理上的困难,也影响了治疗的效果。

一、原因

胆管损伤大多数发生在胆囊切除的过程中。胆总管探查、肝脏手术、十二指肠憩室手术所致的胆管损伤也偶有发生。肝门部胆管和胆总管上段的损伤,多发生在胆囊切除术;腹腔镜胆囊切除术多于剖腹胆囊切除术;胆总管下段的损伤,主要发生于胆总管、胃和十二指肠的手术。尚有少数发生于胆总管切开探查术后(如胆总管剥离太多,以致影响管壁的血供,或机械性损伤等)。腹部损伤直接造成胆管损伤者甚为少见。

分析胆囊切除术时,造成胆管损伤的原因和类型可大致归纳为以下几种。

(一)解剖因素

文献报道肝外胆管和血管解剖变异的发生率超过 50%,尤以胆道变异多见。

胆道变异主要有两个方面。①右肝管的汇合部位异常:副右肝管多见;②胆囊管与肝外胆管汇合部位异常。

一般认为胆囊管缺乏或直接开口于右肝管、副肝管开口于胆囊管及肝外胆管管径细小者均对手术构成潜在危险,术者对此应有足够认识和准备。

1.胆囊管解剖变异

胆囊管解剖变异包括胆囊管的数目、长度、汇入肝外胆管部位及汇合形式等多种变异。

一般胆囊管只有 1 条,个别报道有胆囊管缺如或 2~3 条胆囊管。胆囊管过短或缺如者,特别是在病变情况下胆囊颈与胆总管粘连时,术中误将胆总管作为胆囊管而切断,或在分离胆囊颈和壶腹部时易损伤黏着的肝外胆管前壁或侧壁;在结扎胆囊管时过于靠近胆总管,致使结扎部分胆总管壁而致胆总管狭窄。

胆囊管绝大多数(96%)汇入胆总管,少数(4%)汇入右肝管或副肝管。胆囊管汇入胆总管的部位多在肝外胆管中 1/3 范围内(65% 以上),下 1/3 者次之(25% 以上),上 1/3 者较少。胆囊管多以锐角汇入胆总管右壁(60% 以上),其他变异型有胆囊管与肝总管并行于右侧一段后汇入胆总管,胆囊管斜经肝总管后方而汇入胆总管左壁,胆囊管潜行于并汇入肝总管后方,胆囊管汇入胆总管前方等。

胆囊管本身的种种变异是增加胆囊切除术复杂性的重要解剖学因素,在合并其他病变的情况下此种变异可使情况更为复杂,可能在判断和识别上造成困难而致错误的处理。如与肝总管并行低位开口于胆总管下段的胆囊管,未解剖清晰即行钳夹切断会造成胆总管损伤,若胆囊管汇入走行位置低的右肝管,在分离胆囊与肝门部结缔组织时可误将右肝管切断。在胆囊切除术中分离胆囊管时必须追溯至胆囊管汇入胆总管处,认清胆囊管与胆总管及肝总管的关系之后,方可切断。

2.副肝管变异

副肝管是肝内外胆道中最复杂而且最常见的解剖变异之一,随着磁共振胆道成像的不断普及和腹腔镜胆囊切除术的广泛开展,副肝管的诊断及其临床意义越来越受到重视。副肝管的认识为各种胆道手术,特别是腹腔镜胆囊切除术的顺利开展提供了详细的胆道解剖和变异资料,在预防胆管损伤及其他胆道并发症的发生中起了重要作用。副肝管多位于胆囊三角或肝门附近,与胆囊管、胆囊动脉、肝右动脉的毗邻关系密切,胆囊切除术或肝门区手术时容易受到损伤。根据其汇入肝外胆管的部位不同,分为 3 种类型。

(1)汇接于肝总管或胆总管:副肝管开口越低,越接近胆囊管开口,则胆囊切除时被损伤的概率越大。低位开口于胆总管右侧的副肝管,若不加注意,可能被误认为是胆囊管的延续或粘连带而被切断。

(2)汇接于胆囊管:开口于胆囊管的右侧副肝管,在首先切断胆囊管的逆行法胆囊切除术中,常被认为是胆囊管而被切断,或当胆囊管被切断后才发现连接于其上的副肝管。

(3)胆囊副肝管:副肝管始于胆囊邻近的肝组织直接开口于胆囊,胆囊副肝管在做胆囊切除时必定被切断。

副肝管损伤所致的胆漏在术中常难发现,细小的副肝管损伤后胆漏,经一段时间引流后漏胆量逐渐减少以致停止,不会产生严重后果。但若腹腔未放置引流管或引流不充分,胆汁聚积于肝下区及胆总管周围,可引起胆汁性腹膜炎、膈下感染,日久可致胆管狭窄。

副肝管虽然常见,但其出现并无一定的规律性,主要依靠手术时的细心解剖,对未辨明的组织,绝不可贸然结扎或切断,以避免损伤副肝管。术中胆道造影对确定副肝管的来源、走向、汇合部位等很有帮助。近年来,国外许多医院在腹腔镜胆囊切除术中做胆道造影以发现可能存在的胆管变异。

对不同类型的副肝管损伤,在处理上应采取分区别对待。若副肝管管径较细,其引流肝脏的范围有限,被切断后只需妥善结扎,防止胆汁漏,并无不良后果。多数副肝管可以结扎。管径较粗的副肝管被切断后则应进行副肝管与肝外胆管端侧吻合术或肝管-空肠吻合术。

3.肝管变异

具有临床意义的肝管变异主要是一级肝管在肝门区汇合方式的变异。肝门区胆管的解剖主要受右肝管变异的影响,较少受左肝管变异的影响。最常见的右肝管变异是肝右叶段的肝管开口于肝总管而不形成主要的右肝管,在这种分裂型右肝管中可能有一段肝管开口于左肝管,最多见为右前叶肝管(占 51%),其次为右后叶肝管(占 12%)。由于右肝管有部分收纳变异的前、后叶肝管及右前叶下部胆管,在行左半肝切除术时,应分别在上述异位肝管汇入点左侧结扎切断肝管。在进行右半肝切除时,应在肝切面上妥善处理上述可能出现的肝管。上述肝管变异,事先很难发现,若在开口处切断左肝管,则将会切断异位开口的肝管。左肝管在肝门部的解剖较恒定,但左内叶段的肝管与左肝管汇合的变异较常见。如左内叶段的肝管汇入左外叶上段的肝管、左外叶上与下段的肝管汇入处,其中在对一些变异进行左侧肝段切除术时,若肝切面不当会导致损伤。术中胆道造影有助于判别变异的肝管。

4.血管变异

肝右动脉和胆囊动脉变异,是胆囊切除术术中出血的主要原因之一,盲目止血则易导致胆管损伤。

(二)病理因素

病理因素包括急慢性或亚急性炎症,粘连,萎缩性胆囊炎,胆囊内瘘,Mirizzi综合征,胆囊颈部结石嵌顿及慢性十二指肠溃疡等。

(三)思想因素

对胆管损伤的潜在危险性认识不足,粗心大意,盲目自信,多在胆囊切除术很顺利时损伤胆管。过分牵拉胆囊使胆总管屈曲成角而被误扎。

(四)技术因素

经验不足、操作粗暴;术中发生大出血时,盲目钳夹或大块结扎,损伤或结扎了胆管;胃和十二指肠手术时损伤胆总管。

(五)腹腔镜胆囊切除术胆管损伤的原因

(1)操作粗暴,套管针及分离钳扎破、撕裂胆管。

(2)分断胆囊管及胆囊颈时,电灼误伤或热传导损伤胆管。

(3)将较细的胆总管误断。

(4)胆道变异,主要是胆囊管与胆管、肝管的关系异常及出现副肝管引起的损伤。

(5)断胆囊管时,因过分牵拉胆囊颈引起胆管的部分夹闭而狭窄。

(6)盲目操作,如出血时盲目钳夹,对重度粘连引起的分离难度及变异、变形估计不到位。

二、病理

胆管损伤大多位于肝总管(邻近它与胆囊管的汇合处),有 10% 位于左右肝管汇合部或更高。在损伤部位(损伤可为完全断裂、部分缺损或结扎)发生炎症和纤维化,最后引起狭窄和闭塞。狭窄近侧的胆管发生扩张、管壁增厚;远侧胆管也有壁增厚,但管腔缩小,甚至闭塞。近侧胆管内的胆汁几乎都存在革兰氏阴性肠道细菌的感染,进而引起胆管炎。胆管狭窄的另一后果是肝脏损害。胆管持续阻塞时间超过 10 周后,肝细胞即发生不可逆和进行性的损害。胆管狭窄并发反复胆管炎的后果是肝小叶内出现再生结节,导致肝硬化。Scoble 报道 457 例胆汁性肝硬化患者中,有 1/3 是在胆管梗阻后 12 个月内即发生肝硬化的。伴有胆外瘘的患者,肝脏损害虽可较轻,但因经常丧失胆汁,可产生营养和吸收方面的问题。

三、临床表现和治疗

按照发现胆管损伤的时间,可分为术中、术后早期、术后晚期 3 种情况,其表现和处理有所不同。胆管损伤处理的基本原则:保持胆管的正常通路;保持 Oddi 括约肌的正常功能;避免胆管狭窄,防止反流性胆管炎。根据损伤的时间、部位、范围和程度,制订合理的治疗方案。

(一)术中发现的胆管损伤

胆囊切除术中出现下列情况,应仔细检查是否发生胆管损伤:①手术野有少量胆汁渗出、纱布黄染,多见于肝、胆总管的细小裂口。②胆囊切除后,发现近侧胆管处持续有胆汁流出,或发现远侧胆管有一开口,探条能进入胆总管远端。这种情况见于 Mirizzi 综合征Ⅳ型,尤其是胆囊胆管瘘处还有巨大结石嵌顿时,使术者将胆管壁误认为胆囊壁高分离解剖,胆囊一旦切下来,胆总管已完全离断。③经胆囊管行术中胆道造影后,胆总管被清晰显示,其上端截断,胆总管和肝内胆管不显影。这种情况见于逆行法切除胆囊时,胆总管较细,被误认为胆囊管行插管造影,在等待洗片过程中已将胆囊切下,看 X 线片才发现胆总管已被横断。

术中发现胆管损伤后,宜请有经验的医师到场指导或上台协助做修复手术。必要时改用全身麻醉,扩大伤口,以利手术野显露。胆管壁的细小裂口或部分管壁切除,可用 3-0 丝线或 6-0 薇乔线横行缝合,在其近侧或远侧的胆管处切开,放置 T 管支撑引流,也可酌情不放置 T 管。如果胆管壁缺损区较大,可在 T 管支撑的同时,在脐部稍上处切断肝圆韧带(也可用残留的胆囊壁、胃窦前壁等组织),游离后,以其浆膜面覆盖缺损处,周围稍加固定,在小网膜孔处放置粗乳胶管引流。胆管横断伤经修正断端,剪除结扎过的胆管壁后,胆管缺损长度 <2 cm,应争取进行胆管对端吻合术。松肝提肠时先做 Kocher 切口,充分游离

十二指肠和胰头,必要时切断左右三角韧带和镰状韧带,使肝脏下移。同时可切断胆管周围神经束,但要注意保护胆管的血供,使胆管上下断端在无张力的情况下,用 5-0 或 6-0 单乔线行一层间断外翻缝合,间距不宜过密,并根据胆管的口径和血供、吻合口张力、周围组织有无炎症等情况,决定是否放置 T 管支撑引流。如放置 T 管,通常在吻合口近侧或远侧切开胆管,一般放置 3～6 个月。定期检查 T 管固定线是否脱落,观察胆汁是否澄清,有无胆泥形成和沉积,并进行胆道冲洗,拔管前经 T 管行胆道造影。如果胆管横断缺损超过 2 cm,或虽将十二指肠、肝脏游离,对端吻合仍有张力时,宜行胆管空肠 Roux-en-Y 吻合术,行一层外翻间断缝合,为防止再发生胆漏不进行二层缝合,也不做胆管十二指肠吻合,不需要放置双套管引流,在小网膜孔处放置粗乳胶管 1 根引流即可,即使有少量胆漏也能自行愈合。如果胆漏引流量大,可行负压引流。

肝门部的胆管损伤需行肝门胆管成形术、胆管空肠 Roux-en-Y 吻合术。胆管下段合并胰腺损伤的贯通伤,可在胆道镜的引导下找到胆管破口处,切开表面胰腺实质,完全显露胆管破口,以 5-0 或 6-0 单乔线修补满意后,再修补切开的胰腺实质,同时放置 T 管支撑。

(二)术后早期发现的胆管损伤

术后数天到 2 周有下列情况出现时应高度怀疑胆管损伤:①术后引流口大量漏胆汁,而大便颜色变浅。可见于副胆管、肝总管、胆总管损伤后的胆漏。②胆囊切除术后未放引流管,或引流管拔除后,患者出现上腹痛、腹胀、低热、胃肠功能不恢复的症状。这是由于胆漏后胆汁积聚在肝下间隙,形成包裹性积液,进而可扩展到肝脏周围,甚至发生弥漫性胆汁性腹膜炎。这种情况可发生在开腹胆囊切除术后。更多见于腹腔镜胆囊切除术后。在分离 Calot 三角时,电凝电切产生的热效应会引起胆管壁灼伤,近期内可引起胆管壁的坏死穿孔,远期还可引起胆管纤维性狭窄。在重新观看这类患者手术过程的连续录像时,并不能发现明显的操作错误。③术后梗阻性黄疸:术后 2～3 天起巩膜皮肤进行性黄染,大便呈陶土色、小便如浓茶、全身皮肤瘙痒,肝功能检查也提示梗阻性黄疸。当胆总管、门静脉、肝固有动脉三管都结扎切断后,患者会出现腹胀、腹水、黄疸急速加重,转氨酶极度升高,病情迅速恶化的临床表现,犹如急性重症肝炎。

当术后发现存在胆漏后,应立即做超声和计算机断层扫描,了解胆漏的程度,肝周及腹腔有无积液,同时行磁共振胆道成像了解胆道的连续性是否存在。如患者无腹膜炎症状和体征,可在超声引导下置管引流,必要时可行内镜下逆行胰胆管造影,明确损伤部位是狭窄或完全不通还是结石引起的梗阻,通过注射造影剂可了解胆漏的部位和程度,并可放置胆管支撑管(胆道支架引流或经十二指肠镜插入鼻胆管),起到胆道减压、减少胆漏的作用。2周后经窦道注入造影剂摄片检查,观察窦道与胆道的关系,确定有无胆管损伤和损伤的部位、类型,以便做相应的后期处理。

当胆漏量大,并出现弥漫性腹膜炎的症状和体征时,宜即刻施行剖腹探查术。吸尽原来手术野、肝脏周围和腹腔内的胆汁,用大量生理盐水冲洗。寻找胆管断端,用探条探查其与胆道的关系。由于肝门周围组织水肿、感染,一般需遵守损伤控制的原则,只能施行胆管外引流术,将导管妥善缝扎固定,并在其旁边放粗乳胶管引流。等待3个月后,再施行胆管空肠 Roux-en-Y 吻合术。但考虑到以后再次手术十分困难且疗效多不佳的实际情况,对少数年轻患者,在生命体征稳定的情况下,也可行Ⅰ期修复手术,但必须予以 T 管支撑。行胆肠吻合者,T 管支撑吻合口,经肠襻壁穿孔引出体外。

当术后患者表现为梗阻性黄疸时,应与引起胆管梗阻的其他疾病相鉴别,如胆总管结石、胆管炎性狭窄或胆管癌肿。在未查清原因之前,切忌仓促手术探查。先行 B 超检查,了解肝下有无积液、肝内胆管是否扩张、肝总管和胆总管是否连贯、胆总管下端有无结石或新生物。必要时可行计算机断层扫描。待患者能耐受内镜下逆行胰胆管造影时再做本项检查,损伤的肝、胆总管往往呈截断样改变,有时还可见少量造影剂从断端溢入腹腔,而截断水平以上的胆管大多不能显示,或损伤处呈极度缩窄,有纤细通道与其近侧胆管相通。对决定治疗最有帮助的当属经皮经肝胆管造影,能确定胆管损伤的部位、程度,缺点是一小部分患者因肝内胆管扩张不明显而检查失败。有条件的医院也可采用磁共振胆道成像,可起到与经皮经肝胆管造影相似的诊断作用。当确诊为胆管损伤且胆管较粗时,视胆管损伤的类型、长度不同,可施行胆管整形、对端吻合或胆管空肠 Roux-en-Y 吻合术。如胆管较细,可再等待2~4周,待近端胆管扩张后再施行修复手术。如在修复手术时仍发现近侧胆管较细,且管壁薄,行胆肠吻合术也相当困难时,可行肝门空肠 Roux-en-Y 吻合术,将胆管断端种植在肠襻内,胆管内置导管支撑,日后胆管断端必然会逐渐狭窄,直至完全闭锁。在这个过程中,由于胆道渐进性高压的存在,胆管腔逐渐增厚,为下一步重建胆肠吻合口创造较好的条件。

(三)术后晚期发现的胆管损伤

胆囊切除后数月至数年,患者反复发生胆道感染甚至出现上腹疼痛、寒战高热、黄疸等症状,经过抗生素治疗后,症状可以缓解,但发作间期缩短,症状日益加重。这是由于胆管被不完全结扎或缝扎,或电凝灼伤后引起胆管炎性损伤、胆管狭窄所致,随着胆管狭窄程度的加重,甚至在其近侧胆管内形成色素性结石,症状日趋明显。术者可能在手术中并未发现胆管损伤,或在术中已加以处理,但对患者隐瞒了胆管损伤这一事实,凭手术过程和术后的临床表现便可推测胆管损伤的存在。通过 B 超、内镜下逆行胰胆管造影、经皮经肝胆管造影、计算机断层扫描或磁共振成像,可以确定胆管损伤的部位和程度,并与胆管癌、胆管结石、硬化性胆管炎等疾病相鉴别。

这种患者因反复炎症或多次手术,而形成损伤后的胆管狭窄,损伤部位近侧的胆管大多明显扩张,管壁增厚,而损伤部位的纤维化、瘢痕较严重,残留的胆管会越来越短,甚至深埋在瘢痕组织中。高位胆管损伤性狭窄的修复手术十分困难,最困难的步骤是显露肝门部的近端胆管并整形,应由经验丰富的外科医师执行。常用的方法:①切开肝正中裂途径;②肝方叶切除途径;③左肝管横部途径。技术要点如下:不要在纤维瘢痕部位切割处寻找胆管腔。应在其上方扩张的胆管处用细针穿刺(或超声引导下穿刺置管引导),抽到胆汁后切开胆管,再向下切开狭窄部,切除瘢痕组织,并向上沿左右肝管纵向切开至Ⅱ级胆管开口,使胆管吻合口足够大,以免术后胆肠吻合口再狭窄。通常情况下,不能采用记忆合金胆道内支架解除胆管狭窄,只有在极端特殊的高位胆管损伤患者中,可用胆道内支架解除一侧的肝管狭窄,另一侧肝管仍宜施行胆管空肠 Roux-en-Y 吻合术。

对因胆管狭窄而使患者有严重的胆汁性肝硬化和门静脉高压症时可先行经皮经肝胆道引流术,必要时先行门-体分流术,再行胆道的修复和重建。

近年来,通过内镜和介入方法治疗胆道良性狭窄虽然取得了进展,但仍存争议。通常在以下情况时可考虑经皮经肝胆道引流术或内镜下逆行胰胆管造影球囊扩张临时或永久胆道内支架支撑引流(胆道支架引流、经十二指肠镜插入鼻胆管、网状金属支架、可回收带膜支架等):①患者年老体弱,有心血管疾病,不能耐受手术;②有严重并发症,如门静脉高压症、胆汁性肝硬化、有明显出血倾向;③胆肠吻合术后再次出现吻合口狭窄,而肝门部位分离异常困难。

对胆汁性肝硬化、肝功能衰竭的患者,肝移植是最后的"救命稻草",但费用高,肝源少。

第三节 胆 石 症

　　胆石症是最常见的胆道系统疾病,近年来发病率明显上升,成年人胆囊结石的发病率接近10%,占良性胆囊疾病的74%,其中女性患者较男性高2～3倍。20世纪50年代,原发性胆管结石只占了半数,随着20世纪80年代人民生活水平提高和生活方式的西化,胆囊结石的发生率明显提高,占据了主导地位。1992年调查发现,胆囊结石占79.9%,而原发胆管结石和肝内胆管结石的发生率分别下降至6.1%和14%。我国地域辽阔,胆石发生的部位和性质等方面也有很大的区别。胆囊结石大多为胆固醇性结石,胆管和肝内胆管结石多数为胆色素钙结石。胆石的类型及其组成:胆石最主要的成分有胆固醇、胆色素(结合性或未结合性)和钙(以胆红素钙、碳酸钙和磷酸钙形式存在),还有钠、钾、磷、铜、铁和镁等金属离子。此外,还有脂肪酸、甘油三酯、磷脂、多糖类和蛋白质等有机成分。按其所含成分的不同,一般将结石分为3种类型。①胆固醇结石:含胆固醇为主,占80%以上。多呈圆形或椭圆形,表面光滑或呈结节状,淡灰黄色,质硬,切面有放射状结晶条纹。胆固醇结石常常为单发的或多发的结石,往往在胆囊内形成。X线片常不显影。②胆色素结石:是由未结合的胆红素和不同数量的有机物及少量钙盐组成,一般含胆固醇量少于25%,在X线片上不显影。寄生虫卵、细菌和脱落的上皮细胞常组成结石的核心。胆色素结石可分为两种,一种是呈块状或泥沙样结石,棕黄色或棕黑色,质软而脆,呈块状的结石,大小不一,小如砂粒,大的直径可达5 cm,多发生在胆总管或肝内胆管内。另一种呈不规则形,质地较硬,呈黑色或暗绿色结石,或称黑色素结石。这种结石多数发生在胆囊内,X线也能透过。③混合结石:占胆结石的1/3左右,是由胆固醇、胆红素和钙盐等混合组成,一般胆固醇含量不少于70%。多数发生在胆囊内,常为多发性,呈多面形或圆形,表面光滑或稍粗糙,淡黄色或棕黄色。直径一般不超过2 cm,切面呈多层环状形结构,由于其所含成分的不同,各层的色泽不同,钙盐呈白色,胆固醇呈淡黄色,胆红素呈棕黄色。如含钙较多,X线片上有时可显影。

一、胆石症的危险因素

　　我们通常把胆石症的常见危险因素总结为5F,即Female(女性)、Forty(＞40岁)、Fertile(多产)、Fat(肥胖)和Family(家族史)。具体来讲胆石症的危险因素分 3 个方面。①环境因素:主要表现在饮食方面,长期食用高脂、高蛋白、高热量的食物,生活方式西化,不进食早餐都促进胆石形成。增加可溶性食物纤维的摄入和运动是预防胆石的保护性因素。②自身因素:成年女性、肥胖、多产、体重骤减及高血脂、肝硬化和糖尿病导致胆石症发生率明显升高。③遗传因素:目前胆石症是多基因遗传病被大家认可,研究发现胆石症本家系发生率可超过50%,是普通人群的 4～5 倍。

二、胆石症的发病机制

胆结石主要分胆固醇结石、胆色素结石和混合结石,其中 80%～90% 都是胆固醇结石。20 世纪 60 年代后,对胆汁的理化性质和成分的测定和分析提出了胆汁胆固醇的微胶粒学说和胆红素的 β-葡糖醛酸酶学说,分别构筑了胆固醇结石和胆色素结石形成机制的基石,代表学者分别为 Small、Admirand 和 Maki。胆道动力学改变、胆汁成分改变及胆道感染是形成结石的主要因素。虽然结石的形成往往是三者综合作用的结果,但不同类型的结石在其形成过程中常是由某一因素起主导作用的。

(一)胆固醇结石

胆汁热力学平衡体系的破坏、胆汁成核动力学稳态的紊乱及胆道运动功能的异常是胆固醇结石形成的重要因素。其中胆汁成分的改变(胆汁热力学失衡)是成石的基础,促-抑成核体系的改变是成石的关键,而胆道运动的紊乱则是胆石形成的重要条件。

(1)胆汁成分的改变:正常胆汁是一种由胆盐、卵磷脂、胆固醇按一定比例组成的混合微胶粒溶液。胆固醇分子几乎不溶于水,在胆汁中的溶解依赖于胆汁酸和磷脂形成的分子聚集物,称为混合脂类微胶粒和胆固醇磷脂泡。早在1968 年,Admirand 和 Small 就报道用微胶粒学说三角坐标图来表示胆汁中胆盐、卵磷脂、胆固醇三者的关系,并描绘出一条不同浓度的胆盐、磷脂混合液中胆固醇的最大溶解度的极限线。胆汁中的胆固醇超过胆汁酸盐和卵磷脂微胶粒的溶解能力,是胆固醇结石形成的基础。任何因素促使胆汁中胆固醇浓度的增加,或胆盐成分的减少,均可影响胆汁的微胶粒状态,造成胆固醇呈过饱和结晶析出。肝脏分泌胆固醇过多是主要因素,目前研究认为与胆囊黏膜 ABCG5/G8 表达上调有关。

正常情况下人体内胆汁酸是恒定的,储备量为 3～5 g,而胆石症患者的胆汁酸只是正常人的 1/3～1/2,胆汁酸池的相对稳定性被破坏,易造成胆固醇过饱和。研究证明胆盐/卵磷脂的比例影响胆固醇的溶解度,当胆盐与卵磷脂的比例为 2～(3:1)时胆固醇的溶解度达到最大。因此三者保持适当的比例有着非常重要的意义。

(2)促成核和抑成核平衡破坏:胆固醇结石形成的关键是胆固醇成核。胆汁中胆固醇过饱和从微胶粒相转至单层泡相,在诸如促成核因子与金属离子配伍产生的能量提供亚稳相跃迁势垒的能量等影响下形成复合泡,此种形式泡不稳定进而融合,进一步形成胆固醇单水结晶的过程称为成核。泡的聚集、融合、结晶及成核是胆固醇结石形成的关键步骤。

肝脏分泌的胆汁通常是过饱和的,但胆固醇结石很少在肝胆管内生成,正常人的胆汁有 40%～80% 的过饱和胆汁未形成结石,解释其原因是胆汁中存在促成核和抑成核因子。正常人的胆汁中这两种因子处于平衡状态,当两者失去平衡时,会诱发结石的形成,这些成核因子大多为糖蛋白。目前发现的促成核蛋白包括黏蛋白、免疫球蛋白、α-酸性糖蛋白、磷脂酶 C 和泡蛋白等,抑成核蛋白包括APO-A1、结晶结合蛋白、120kd 糖蛋白、15kd 蛋白质等。

(3)胆道运动功能异常:胆囊收缩功能障碍在胆固醇结石形成过程中起着重要作用。其中胆囊收缩素受体的改变是胆囊收缩损害的重要致病环节。

(4)其他:近年来在胆固醇结石中发现了丰富的细菌 DNA,表明感染也可能成为胆固醇结石的形成原因。肠道菌群的失调影响胆红素代谢的肠肝循环致胆结石的形成。此外,胆石症是多基因遗传病,HMG CoA 还原酶、高密度脂蛋白、载脂蛋白 E、7α-羟化酶等胆固醇代谢基因的多态性对胆固醇形成有重要影响。

(二)胆色素结石的成因

溶血、慢性细菌感染和寄生虫感染常被认为是胆色素结石的主要危险因素。胆色素结石是由于胆汁中非结合胆红素含量的增高,并与钙离子结合产生胆红素钙颗粒,在黏液物质的凝集作用下形成结石。日本 Maki 在 1966 年提出的细菌性酶解学说,认为在胆道感染时或蛔虫等寄生虫进入胆道后,胆道中的细菌(主要是大肠埃希菌)在胆汁中大量繁殖,它所产生的 β-葡糖醛酸酶可使结合的胆红素双葡萄糖醛酸酯分解出非结合性胆红素,后者的羟基与钙离子结合即形成水溶性胆红素钙,并以蛔虫卵、细菌和脱落上皮等为核心,逐渐沉积成胆色素钙结石。正常情况下,胆汁中有葡糖醛酸内脂,能抑制 β-葡糖醛酸酶的活性,保护结合胆红素不被分解。但当大肠埃希菌释放 β-葡糖醛酸酶的量超过葡糖醛酸内脂的抑制能力时,这种保护作用就会消失。胆红素钙是由胆红素和多种金属离子形成的螯合型胆红素盐,并以高分子聚合物的形式存在于胆汁中。目前已能确定该产物的钙含量变动在 3%～12%。这种高分子聚合的胆红素钙在胆汁的特定条件下,其中胆红素和钙两者离子浓度的乘积是一个常数(Ksp),若高于常数便产生沉淀,低于常数则部分溶解。直至两者离子浓度的乘积重新达到其Ksp值为止。此外,胆盐的浓度也与胆色素结石的形成有一定的关系。胆汁酸既能与钙离子结合又能与未结合胆红素结合的到微胶粒中,使两者离子溶度的乘积降低,从而抑制胆红素钙的沉淀及结石的形成。胆汁酸对游离胆红素有助溶作用。因此,胆盐浓度的下降,如肝硬化时,胆红素就容易沉积。胆汁中糖蛋白黏液物质能促使沉积的胆红素凝集进而形成结石。

三、胆囊结石

结石在胆囊内形成后,可刺激胆囊黏膜,不仅可引起胆囊的慢性炎症,而且当结石嵌顿在胆囊颈部或胆囊管后,还可以引起继发感染,导致胆囊的急性炎症。结石对胆囊黏膜的慢性刺激,是导致胆囊癌形成的主要因素之一,有报道称此种胆囊癌的发生率可达1%～2%。

(一)临床表现

每年2%～4%的胆石症患者出现的症状,最常见为右上腹胆绞痛,往往与进食油腻食物有关。急性症状的发作期与间歇期反复交替是胆囊结石患者常见的临床过程。胆囊结石的症状取决于结石的大小和部位,以及有无阻塞和炎症等。约有50%的胆囊结石患者终身无症状,即无症状性胆囊结石。较大的胆囊结石可引起中上腹或右上腹闷胀不适,嗳气和畏食油腻食物等。较小的结石常于饱餐、进食油腻食物后,或夜间平卧后,结石阻塞胆囊管而引起胆绞痛和急性胆囊炎。由于胆囊的收缩,较小的结石由胆囊管进入胆总管而发生梗阻性黄疸,部分结石又可由胆道进入十二指肠,或停留在胆管内成为继发性胆管结石。结石长期阻塞胆囊管或瘢痕粘连致完全阻塞而不发生感染,形成胆囊积液,体检可触及无明显压痛的肿大胆囊。间歇期胆囊结石患者一般无特殊体征或仅有右上腹轻度压痛。当急性感染时,墨菲征常呈阳性,进而出现中上腹及右上腹压痛、肌紧张,可扪及肿大而压痛明显的胆囊。

(二)诊断

彩超是诊断胆结石的首选检查,显示胆囊内移动的光团及其后方的声影,阴性结石往往不伴声影,诊断正确率可达95%。有急性发作史的胆囊结石患者,一般根据临床表现不难作出诊断。但如无急性发作史,诊断则主要依靠彩超等辅助检查。除彩超外,口服胆囊造影可示胆囊内结石形成的充盈缺损影;磁共振胆道成像可以显示胆囊内充盈缺损和胆道是否扩张等。

(三)治疗

1.胆囊切除术

胆囊切除术是治疗症状性胆囊结石最确切的方法,治疗效果被肯定。胆囊切除首选腹腔镜胆囊切除术,具有住院时间短、痛苦小、康复快和瘢痕小等优点。随着腔镜技术的日趋成熟和广泛应用,对于急诊、萎缩胆囊和肝硬化胆石症也逐步开展腹腔镜胆囊切除术。建议术前行磁共振胆道成像,了解胆囊三角结构和胆道结构变异,尽量减少胆管损伤等并发症。

急性胆囊炎手术时机的选择,建议急性发作 3 天内行腹腔镜胆囊切除术。一项随机对照试验研究证实,在炎症早期进行腹腔镜胆囊切除术时并发症和中转开腹率并不增加,但是发作 7~45 天后行腹腔镜胆囊切除术的并发症是早期腹腔镜胆囊切除术的 2~3 倍,因而不建议在此期间内进行手术。如果急性胆囊炎保守治疗成功,建议炎症消退后的 6 周再行胆囊切除术。

胆囊结石有同时存在继发性胆管结石的可能,因此有下列指征时应在术中探查胆总管。探查指征包括:①胆总管已发现结石;②术前有胆管炎和黄疸,胆源性胰腺炎表现;③术中胆管造影显示有胆管结石;④胆囊内为细小结石,伴有胆总管扩张直径超过 12 mm。

2.胆囊引流术

对于夹杂症很多、条件困难的需手术的急症老年患者,胆囊引流术是首选的急救护理措施,最简便的是经皮肝胆囊穿刺置管引流术,具有方便、不需全身麻醉和可在床旁实施的优点。等待胆囊炎症消退,患者身体条件恢复良好,其他基础疾病控制良好以后可择期行腹腔镜胆囊切除术。

3.药物溶石、排石胆酸类药物

如熊去氧胆酸、鹅去氧胆酸是国内外公认的溶解胆固醇结石的药物,目前溶石药物治疗的目的是预防胆道结石复发,但对已经形成结石的溶石效果很差。口服药物溶石或 T 管灌注溶石如甲基叔丁醚等对我国患者的胆石溶石疗效极差,基本摒弃不用。

中国传统草药、针灸等也具有利胆排石的功效,但是排石过程可造成急性胆管炎、胰腺炎等并发症,而且疗效不确定,并不积极推荐。

4.体外震波碎石

体外震波碎石曾作为非手术治疗的典范在临床应用,但结石复发率高,目前临床已经不建议使用。有专家对经体外冲击波碎石治疗后结石已消失的322例平均随访 35 个月,结石复发率为 49.9%。另有报道结石 5 年复发率达 50%。

第十一章

胰 腺 疾 病

第一节　急性胰腺炎

一、概述

急性胰腺炎是指胰酶被激活后对其本身及周围脏器和组织产生消化作用而引起的炎症性疾病。它是一种临床上常见的急腹症,临床表现的严重程度不一,从仅有轻度腹部不适到一系列危重表现,如全身代谢紊乱、休克、多器官功能衰竭、腹腔及全身严重感染,甚至死亡。在急性胰腺炎患者中,约80%属于轻型胰腺炎,经非手术治疗可以治愈;约20%为重症胰腺炎,常累及全身多个脏器,出现危及生命的情况。急性胰腺炎的发病因素众多,常见的因素为胆道疾病、酗酒和高脂血症。在我国胆道疾病为主要病因,在西方国家酗酒是主要病因。此外,外伤、医源性损伤、十二指肠病变(十二指肠憩室、十二指肠穿透性溃疡等)、高钙血症、药物(雌激素、他莫昔芬)、妊娠等都可以诱发急性胰腺炎。

二、诊断要点

(一)临床症状

(1)腹痛:突发上腹部剧烈疼痛是急性胰腺炎的主要症状,常于饱餐、饮酒或进食油腻食物后突然发生,疼痛剧烈,持续性,多位于上腹部正中偏左。胆源性胰腺炎开始于右上腹,后来也转至正中偏左。病情严重时疼痛呈束带状并向两侧腰背部放射。患者常不能平卧,呈弯腰屈腿位。

(2)腹胀:常与腹痛同时存在。早期由于腹腔神经丛受刺激产生肠麻痹引起,继发感染后则由腹膜后的炎性刺激所致。腹胀以中上腹为主,腹膜后炎症越重,腹胀越明显。腹水可加重腹胀,患者会出现停止排气、排便,肠鸣音减弱或消失。腹内压升高可导致腹腔间隔室综合征。

(3)恶心、呕吐:早期即可出现,呕吐常剧烈、频繁,呕吐物为胃十二指肠内容物,呕吐后腹痛、腹胀不能缓解为其特征。

(4)发热:较轻的水肿型急性胰腺炎患者可不发热或轻、中度发热。胆源性胰腺炎伴有胆道梗阻者,常因胆道感染出现高热寒战。当胰腺坏死伴感染时,高热为主要症状之一,体温可达 39 ℃以上。

(5)休克:重症急性胰腺炎早期,由于大量的液体渗透至腹膜后间隙、腹腔、肠腔及组织间隙中,导致血容量相对不足,使患者出现面色苍白、脉细速、血压下降、少尿等休克症状。

(6)呼吸困难:重症急性胰腺炎早期,一方面腹压升高使得膈肌抬高影响呼吸,另一方面炎症介质损伤肺泡上皮及血管内皮,造成肺间质水肿和肺泡表面活性物质减少,肺顺应性降低,影响呼吸功能,甚至发生急性呼吸窘迫综合征。

(7)其他:约 1/4 的患者可以出现不同程度的黄疸,随着病情的进展,患者可以出现少尿、消化道出血、手足抽搐、弥散性血管内凝血等表现。

(二)体格检查

(1)腹膜炎:轻度急性胰腺炎患者的压痛多局限于中上腹部或左上腹部,轻度腹胀,无肌紧张及反跳痛。重症急性胰腺炎患者的腹部压痛明显,伴有肌紧张和反跳痛,范围常波及全腹;肠鸣音减弱或消失,肠胀气明显;出现腹水,移动性浊音多为阳性。

(2)低血压、休克:精神烦躁不安、反应迟钝甚至意识障碍,口唇干燥,心率及呼吸频率增快,血压进行性下降。早期休克主要是低血容量所致,后期继发感染导致多种因素引起休克,较难纠正。

(3)其他:胆源性胰腺炎患者可出现黄疸,重症急性胰腺炎患者的出血可以经腹膜后途径渗入皮下,在腰部、季肋部和下腹部皮肤出现大片青紫色瘀斑,称为 Grey-Turner 征;出现在脐周,称为 Cullen 征。血钙浓度降低时可出现手足抽搐。

(三)实验室检查

(1)血、尿淀粉酶:是诊断急性胰腺炎的主要手段之一。血清淀粉酶在发病 2 小时后开始升高,24 小时达高峰,可持续 4~5 天,正常值是 40~180 U/dL,超过 500 U/dL 时有诊断价值。尿淀粉酶在急性胰腺炎发作 24 小时后开始上升,

48 小时达到高峰,其下降缓慢,可持续 1～2 周,正常值是 80～300 U/dL。由于其他一些疾病,如胃十二指肠穿孔、小肠穿孔、急性肠系膜血管血栓形成和高位小肠梗阻、肾功能改变引起的淀粉酶清除功能受损等可引起血淀粉酶的测定值升高,故当急腹症患者出现淀粉酶的测定值升高时要结合临床综合分析。血、尿淀粉酶的测定值要有非常明显的升高才有诊断急性胰腺炎的价值。测定值越高,诊断急性胰腺炎的正确率越高。

(2)淀粉酶与肌酐清除率的比值:有助于急性胰腺炎的诊断。正常情况下,淀粉酶清除率和肌酐清除率相平行。急性胰腺炎时,肾脏对淀粉酶的清除率增加,而肌酐清除率无改变。淀粉酶与肌酐清除率比值的计算公式:淀粉酶清除率/肌酐清除率比值(%)=(尿淀粉酶/血淀粉酶)/(尿肌酐/血肌酐)×100。正常人的淀粉酶与肌酐清除率比值是 1%～5%,一般<4%,>6%有诊断意义。

(3)血清脂肪酶:脂肪酶的唯一来源是胰腺,因此具有较高的特异性。急性胰腺炎发病后,血清脂肪酶和血清淀粉酶的测定值平行地升高,两者的联合测定可以增加诊断的准确性。

(4)血钙:脂肪坏死及钙皂的形成会消耗血钙,使血钙浓度降低,常发生于第 2～3 天。如果血钙浓度持续低于 1.87 mmol/L,则提示预后不良。

(5)血糖:早期血糖浓度即可升高,后期血糖浓度持续高于 11 mmol/L 则提示预后不良。

(6)C 反应蛋白:发病 72 小时后 C 反应蛋白值>150 mg/L 时,提示胰腺组织坏死;动态测定血清白细胞介素-6 水平增高,提示预后不良。

(7)血细胞比容:可反映患者循环血量变化,>40%常提示血液浓缩。

(四)影像学检查

(1)超声检查:超声检查能显示胰腺肿大和周围液体积聚,简单易行、无损伤、价格低。水肿病变时,胰腺内为均匀的低回声分布;有出血坏死时,可出现粗大的强回声。此外,超声检查胆道系统对了解有无胆道结石、炎症和梗阻有重要的价值。但超声检查易受气体干扰,而急性胰腺炎时,无法对胰腺的严重程度作出明确判断。

(2)计算机断层扫描:计算机断层扫描是急性胰腺炎最有价值的诊断方法。急性水肿性胰腺炎时,胰腺弥漫增大,密度不均,边界模糊;出血坏死性胰腺炎时,在肿大的胰腺内可见密度减低区,此密度减低区与周围胰腺实质的对比在增强后更为明显。由于计算机断层扫描能明确反映坏死及胰腺外侵犯的范围,常作为病情严重程度分级及预后判别的标准。另外,计算机断层扫描还能用于胆道系统的诊断,了解胆总管有无扩张,胆总管下段有无结石存在。

(3)磁共振成像:与计算机断层扫描一样可显示胰腺的形态改变,在评估胰腺坏死、炎症范围等方面有价值。磁共振胆道成像可显示胆管和胰管,对原因不明的胰腺炎诊断具有临床意义。

(4)胸部 X 线片:有时可见左肺下叶炎症、左侧胸腔积液、左侧膈肌抬高等,反映出膈肌周围及腹膜后的炎症,有助于急性胰腺炎的诊断。

(5)腹部平片:可见胃十二指肠积气,近端空肠及横结肠麻痹扩张,有时可见胆管、胰管结石影,对急性胰腺炎有辅助诊断价值。

(五)穿刺检查

(1)腹腔穿刺:是一种安全、简便和可靠的检查方法。对于移动性浊音阳性患者行腹腔穿刺,可穿出淡黄色或咖啡色腹水,淀粉酶测定值升高有诊断意义。

(2)胰腺穿刺:适用于怀疑继发感染者。常在计算机断层扫描或 B 超定位下进行,将吸出的液体或坏死物质进行病原学检查。

(六)严重程度分级

(1)轻型急性胰腺炎:仅为胰腺无菌性炎症反应及间质水肿,或有胰周少量炎性渗出,不伴有器官功能衰竭及局部或全身并发症,通常在 1～2 周恢复,病死率极低。

(2)重症急性胰腺炎:约占急性胰腺炎的 20%,是指胰腺炎伴有胰周坏死、脓肿、假性囊肿等局部并发症或伴有器官功能障碍者。

(3)暴发性急性胰腺炎:指自起病起 48～72 小时,经充分液体复苏及积极地对症支持治疗后仍出现多器官功能障碍的重症急性胰腺炎,病情极为凶险。

(七)病程分期

(1)急性反应期:发病至 2 周,此期以全身炎症反应综合征和器官功能衰竭为主要表现,常可有休克、呼吸衰竭、肾衰竭、胰性脑病等主要并发症,此期构成第一个死亡高峰。治疗的重点是加强重症监护、稳定内环境及器官功能保护治疗。

(2)全身感染期:发病 2 周～2 个月,以全身细菌感染、深部真菌感染或双重感染为临床表现。此期治疗的重点是感染的综合防治。

(3)残余感染期:发病 2～3 个月以后,主要表现为全身营养不良,存在腹腔或腹膜后残腔,通常引流不畅,窦道经久不愈,伴有消化道瘘。治疗的重点是营养支持及并发症的外科处理。

(八)鉴别诊断

(1)消化性溃疡急性穿孔:有典型的溃疡病史,腹痛突然加重,腹肌紧张,肝浊音界消失,X线透视发现膈下有游离气体等可鉴别。

(2)急性胆囊炎和胆石症:常有胆绞痛病史,疼痛位于右上腹,常放射至右肩部,墨菲征为阳性,血、尿淀粉酶的测定值轻度升高。腹部B超可明确诊断。

(3)心肌梗死:有冠心病史,突起发病,疼痛有时限于上腹部。心电图检查显示心肌梗死图像,血清心肌酶的测定值升高。血、尿淀粉酶的测定值正常。

(4)急性肠梗阻:腹痛为阵发性,伴有呕吐、腹胀,肠鸣音亢进,无排气,可见肠型。腹部X线可发现肠腔内液-气平面。

三、常见并发症

(一)全身并发症

(1)全身炎症反应综合征:是由感染或非感染因素引起的全身炎症反应,是机体对多种细胞因子和炎症介质的反应。符合以下临床表现中2项及以上即可诊断全身炎症反应综合征:①心率>90次/分;②体温<36 ℃或>38 ℃;③白细胞计数<$4×10^9$/L或>$12×10^9$/L;④呼吸频率>20次/分或二氧化碳分压<4.27 kPa(32 mmHg)。若全身炎症反应综合征持续存在,将会增加器官功能衰竭发生的风险。

(2)器官功能衰竭:急性胰腺炎的严重程度主要取决于器官功能衰竭的出现及持续时间,出现2个以上器官功能衰竭的称为多器官功能衰竭。

(3)腹腔间隔室综合征:膀胱压测定是诊断腹腔间隔室综合征的重要指标,膀胱压≥2.67 kPa(20 mmHg),伴有少尿、无尿、呼吸困难、吸气压升高、血压降低时应考虑有发生腹腔间隔室综合征的可能。

(4)全身感染:早期以革兰氏阴性杆菌感染为主,后期常为混合细菌感染,并且败血症往往与胰腺脓肿同时存在。严重患者由于机体的抵抗力低,加上大量使用抗生素,极易产生真菌感染。

(5)胰性脑病:表现为耳鸣、复视、精神异常(幻觉、幻想、躁狂状态)和定向力障碍。

(6)消化道出血:上消化道出血常由应激性溃疡或黏膜糜烂所致,下消化道出血可由胰腺坏死穿透横结肠所致。

(二)局部并发症

(1)急性液体积聚:发生于病程早期,表现为胰周或胰腺远隔间隙液体积聚,并缺乏完整包膜,可以单发或多发。多可自行吸收,少数发展为急性假性囊肿或胰腺脓肿。

(2)胰腺及胰周组织坏死:发生于病程早期,表现为混合有液体和坏死组织的积聚,坏死物包括坏死的胰腺实质或胰周组织。急性胰腺炎起病 4 周后,逐渐形成一种包含胰腺和(或)胰周坏死组织且具有界限清晰炎性包膜的囊实性结构,称为包裹性坏死。

(3)胰腺脓肿:胰腺或胰周坏死合并感染的脓液积聚,外周为纤维囊壁,计算机断层扫描提示可有气泡征,影像引导下经皮细针抽吸物细菌或真菌培养呈阳性。

(4)胰腺假性囊肿:有完整非上皮性包膜包裹的液体积聚,起病后 4 周,假性囊肿的包膜逐渐形成。

四、治疗

(一)针对病因治疗

(1)胆源性急性胰腺炎:胆石症是目前国内急性胰腺炎的主要致病因素,凡有胆道梗阻者都需要及时解除梗阻。治疗方式包括在内镜下逆行胰胆管造影的基础上行 Oddi 括约肌切开成形、取石、内引流或经十二指肠镜插入鼻胆管。其余胆道疾病待早期病情稳定后或后期坏死性胰腺炎外科干预时一并处理。

(2)高血脂性急性胰腺炎:急性胰腺炎并发静脉乳糜状血或血甘油三酯值>11.3 mmol/L 时可明确诊断,需要短时间降低甘油三酯水平,尽量降至 5.65 mmol/L 以下。这类患者要限用脂肪乳剂,避免应用可能升高血脂的药物。治疗上可以采用小剂量低分子量肝素和胰岛素。快速降脂技术有血脂吸附和血浆置换。

(3)其他病因:高钙血症性胰腺炎多与甲状旁腺功能亢进有关,需要做降钙治疗。胰腺解剖和生理异常、药物、胰腺肿瘤等原因引起者予以对应处理。

(二)非手术治疗

(1)禁食、胃肠减压:可减少食物和胃液对胰腺的刺激,减轻恶心、呕吐、腹胀、腹痛的症状。

(2)抑制胰腺分泌:质子泵抑制剂或 H_2 受体拮抗剂可通过抑制胃酸分泌间

接抑制胰腺分泌,生长抑素可直接抑制胰酶的分泌。

(3)镇痛、解痉:明确诊断后可予以药物镇痛。使用哌替啶时会出现 Oddi 括约肌痉挛,故应同时联合山莨菪碱使用。

(4)抗生素应用:急性胰腺炎患者不推荐静脉使用抗生素以预防感染。针对部分易感人群(如胆源性、高龄、免疫力低下者等)可能发生的肠源性革兰氏阴性杆菌易位,采用能通过血-胰屏障的抗生素,如喹诺酮类、头孢菌素、碳青霉烯类及甲硝唑等预防感染治疗。

(5)液体复苏及重症监护治疗:液体复苏、维持水电解质平衡和加强监护治疗是早期治疗的重点。全身炎症反应综合征会引起毛细血管渗漏综合征,从而造成血容量丢失及血液浓缩。复苏液首选乳酸林格液,对于需要快速复苏的患者可适量选用羧甲淀粉制剂。扩容治疗需避免液体复苏不足或过度,可通过动态监测中心静脉压/肺毛细血管楔压、心率、血压、尿量、血细胞比容及混合静脉血氧饱和度等作为指导。

(6)器官功能的维护治疗。①针对呼吸衰竭的治疗:给予鼻导管或面罩吸氧,维持氧饱和度在 95% 以上,动态监测血气分析结果,必要时应用机械通气;②针对急性肾衰竭的治疗:主要应用连续肾脏替代疗法来治疗急性肾衰竭;③其他器官功能的支持:如出现肝功能异常时可予以保肝药物,弥散性血管内凝血时可使用肝素,消化道出血需应用质子泵抑制剂或 H_2 受体拮抗剂。

(7)营养支持:禁食的早期采用完全肠外营养,待病情稳定,肠功能恢复后可给予肠内营养,逐步恢复饮食。

(8)中药治疗:如生大黄及复方清胰汤。

(三)手术治疗

外科治疗主要针对胰腺局部并发症继发感染或产生压迫症状,如消化道梗阻、胆道梗阻等,以及胰瘘、消化道瘘、假性动脉瘤破裂出血等其他并发症。胰腺及胰周无菌性坏死积液无症状者不需要手术治疗。在急性胰腺炎早期,除因严重的腹腔间隔室综合征外,均不建议外科手术治疗。

(1)手术适应证:梗阻型胆源性胰腺炎需早期手术解除梗阻,非梗阻型可待胰腺炎缓解后再行手术干预。胰腺及周围组织坏死合并感染,经积极保守治疗24 小时以上无好转时,考虑及时手术清创引流。重症急性胰腺炎合并腹腔间隔室综合征,非手术治疗不能缓解者。残余感染期,有明确的包裹性脓肿、胰漏或肠瘘,经非手术治疗不能治愈者。

(2)手术方式:手术方式可分为内镜、微创手术和开放手术。内镜、微创手术主要包括小切口手术、视频辅助手术(腹腔镜、肾镜等)。开放手术包括经腹或经腹膜后途径的胰腺坏死组织清除并置管引流。对于有胆道结石患者,可考虑加做胆囊切除或胆总管切开取石,建议术中放置空肠营养管。胰腺感染性坏死的病情复杂多样,各种手术方式可以单独或联合应用。

(3)手术并发症:常见的术后并发症为术后出血、胰瘘、消化道瘘和切口疝。

(四)其他并发症的治疗

(1)胰瘘:多由胰腺炎症、坏死、感染导致胰管破裂引起。胰瘘的治疗包括通畅引流和抑制胰腺分泌及内镜和外科手术治疗。

(2)腹腔大出血:条件具备的首选血管造影检查,以明确出血部位。如为动脉性(假性动脉瘤)出血则行栓塞术。未明确出血部位或栓塞失败者可考虑积极手术止血或填塞止血。同时做好凝血功能监测和纠正。

(3)消化道瘘:可来源于急性胰腺炎本身,但也可能与手术操作有关,以结肠瘘最为常见。治疗与肠瘘治疗原则相同,包括通畅引流及造口转流手术。

第二节　慢性胰腺炎

一、概述

慢性胰腺炎是胰腺组织发生慢性持续性炎症,引发胰管结石、胰管扩张、胰腺纤维化及钙化等不可逆的形态学改变,临床常表现为顽固性疼痛及进行性胰腺内外分泌功能损失。引起慢性胰腺炎的病因繁多,西方国家的主要病因为长期酗酒,其他常见病因还包括吸烟、多种原因造成的胰管梗阻(胆道结石、壶腹周围肿瘤、十二指肠憩室、胰腺分裂等)、急性胰腺炎、营养不良、高钙血症、自身免疫、遗传因素等。至今,各种治疗方式包括手术治疗,仅限于针对慢性胰腺炎的并发症及改善症状,无法根治。

二、诊断要点

(一)临床症状

(1)腹痛:不同程度的腹痛是慢性胰腺炎最常见、最主要的症状,发生率在95%以上。腹痛反复发作,性质与急性胰腺炎相似,起初仅每年发作数次,但随着疾病的进展,发作的频率增加,程度加重。一次腹痛发作可持续数天,间歇期逐渐缩短,缓解时也常遗留不同程度的钝痛。部位以心窝最为常见,其次为左季肋部,疼痛向背部、肩部放射。胆源性患者尚可表现为右季肋部疼痛。最终10%~20%患者的腹痛可消失。

(2)恶心、呕吐:多为腹痛发作时的伴随症状,同时尚可有腹胀、嗳气、食欲缺乏等表现。

(3)体重减轻、消瘦:主要由惧怕进食引起腹痛所致,其次,严重的胰腺病变可引起胰酶分泌减少和吸收不良。

(4)腹泻:腹泻是慢性胰腺炎的晚期症状,主要表现为脂肪泻,粪便奇臭,量多且呈泡沫状,含大量脂肪颗粒。正常胰腺的外分泌具有极高的储备潜力,只有外分泌腺体破坏达90%以上时,才会出现对脂肪及蛋白质的消化和吸收功能障碍。

(5)糖尿病:糖尿病也为慢性胰腺炎的晚期症状。

(6)黄疸:约20%的患者可出现显性黄疸,如不合并胆管结石则大多数为轻至中度黄疸。如果胰头发生明显纤维化和压迫后方胆总管,从而出现进行性、无痛性黄疸,类似于胰腺癌。

(二)体格检查

通常慢性胰腺炎患者查体无明显异常,急性发作时体征可类似于急性胰腺炎,如上腹部可有压痛,甚至反跳痛、肌紧张。另有10%的患者腹部可触及肿块,多为合并的假性囊肿,有些表现为慢性炎性肿块。

(三)实验室检查

(1)血、尿淀粉酶:急性发作时,可出现血、尿淀粉酶水平升高。晚期腺体广泛被破坏及纤维化,血、尿淀粉酶水平反而下降,故意义不大。

(2)粪便显微镜检:晚期当胰腺外分泌功能减退时,可见较多的脂肪球及肌肉纤维。

(3)粪便糜蛋白酶测定:糜蛋白酶较为稳定,不易在粪便中分解,阳性率60%左右。

(4)胰泌素:静脉注射胰泌素可刺激胆管细胞分泌碳酸氢盐和水。慢性胰腺炎时,可呈现出胰液分泌量减少,碳酸氢盐浓度降低,淀粉酶值低于正常值。

(5)促胰酶素-胰泌素:该方法可以提高诊断的敏感性,可出现胰液分泌量减少,最高碳酸氢盐浓度降低。

（6）葡萄糖耐量实验：约70%的患者出现糖耐量异常。

（四）影像学检查

影像学检查是诊断慢性胰腺炎的最主要依据，也是决定患者手术时机、术式选择的主要依据。

（1）腹部平片：胰腺区域可见钙化灶或结石影。

（2）超声及超声内镜。可有以下表现：胰腺弥漫性或局限性肿大，有时胰腺轮廓不整，与胰腺癌类似；胰腺内部回声不均匀，可见不均的光点、光斑；胰管扩张；胰腺囊肿；合并胆道梗阻者可见胆管扩张。超声检查通常作为慢性胰腺炎的初筛检查，敏感性和特异性较差。内镜超声检查除显示形态特征外，还可以辅助穿刺活检组织学诊断。

（3）计算机断层扫描：计算机断层扫描是首选检查方法。对中晚期病变的诊断准确性较高，对早期病变的诊断价值有限。可见胰腺实质增大或萎缩、胰腺钙化、结石形成、主胰管扩张及假性囊肿形成等征象。

（4）磁共振胆道成像：磁共振胆道成像可以清晰地显示胰管病变的部位、程度和范围。早期胰管系统常无明显变化或主胰管边缘不规则，分支胰管轻度变形。若病变进一步发展，可出现主胰管不规则，分支胰管严重受侵。晚期主胰管呈串珠样改变，腔内可见结石和黏稠液体，分支胰管扭曲并呈囊状扩张。胰泌素的增加使磁共振胆道成像能间接反映胰腺的外分泌功能，有助于早期诊断。

（5）内镜逆行胆胰管造影：主要显示胰管形态的改变，曾经是诊断慢性胰腺炎的重要依据。但作为有创性检查，目前多被磁共振胆道成像和内镜超声检查替代，仅在诊断困难或需要治疗操作时选用。

（6）胰管镜：可直接观察患者胰管内的病变，同时能收集胰液、细胞刷片及组织活检等检查，对慢性胰腺炎早期诊断及胰腺癌鉴别诊断有意义，有条件的医院可开展。

（五）穿刺检查

慢性胰腺炎有时可与胰腺癌相混淆或同时并发。术前怀疑胰腺癌的患者可行计算机断层扫描引导下经皮穿刺活检或超声内镜下穿刺活检，但应注意假阴性的可能。

（六）诊断

诊断条件包括：①一种及一种以上影像学检查显示慢性胰腺炎特征性形态改变；②组织病理学检查显示慢性胰腺炎特征性改变；③患者有典型上腹部疼

痛,或其他疾病不能解释的腹痛,伴或不伴体重减轻;④血清或尿胰酶水平异常;⑤胰腺外分泌功能异常。①或②任何一项典型表现,或者①或②疑似表现加③、④和⑤中任何两项可以确诊。①或②任何一项疑似表现考虑为可疑患者,需要进一步临床观察和评估。具体标准如下述。

1.影像学特征性表现

(1)典型表现(下列任何一项):①胰管结石。②分布于整个胰腺的多发性钙化。③内镜下逆行胰胆管造影显示主胰管不规则扩张和全胰腺散在的不同程度的分支胰管不规则扩张。④内镜下逆行胰胆管造影显示近端主胰管完全或部分狭窄(胰管结石、蛋白栓或炎性狭窄),伴远端主胰管和分支胰管不规则扩张。

(2)不典型表现(下列任何一项):①磁共振胆道成像显示主胰管不规则扩张和全胰腺散在的不同程度的分支胰管不规则扩张。②内镜下逆行胰胆管造影显示全胰腺散在不同程度的分支胰管扩张,或单纯主胰管不规则扩张或伴有蛋白栓。③计算机断层扫描显示主胰管全程不规则扩张伴胰腺形态不规则改变。④超声或内镜超声显示胰腺内高回声病变(结石或蛋白栓),或胰管不规则扩张伴胰腺形态不规则改变。

2.组织学特征性表现

(1)典型表现:胰腺外分泌实质减少伴不规则纤维化,纤维化主要分布于小叶间隙形成硬化样小叶结节改变。

(2)不典型表现:胰腺外分泌实质减少伴小叶间纤维化或小叶内和小叶间纤维化。

3.血清和尿胰酶水平异常

(1)连续多点观察血清胰酶水平高于或低于正常值。

(2)连续多点观察尿胰酶水平高于正常值。

(3)胰腺外分泌功能试验异常:任何胰腺外分泌功能试验在6个月内有2次以上检测结果异常

(七)病程分期

根据临床表现、形态学改变和胰腺内外分泌功能的受损程度分为四期。

(1)早期:出现腹痛、血清或尿淀粉酶水平升高等临床症状。计算机断层扫描、超声检查多无特征性改变,内镜超声、内镜下逆行胰胆管造影或组织学检查可有轻微改变。

(2)进展期:主要表现为反复腹痛或急性胰腺炎发作,胰腺实质或导管出现特征性改变,胰腺内外分泌功能无显著异常,病程可持续数年。

(3)并发症期:临床症状加重,胰腺及导管形态明显异常,胰腺实质明显纤维化或炎性增生改变,可出现假性囊肿、胆道梗阻、十二指肠梗阻、胰源性门静脉高压症、胰源性腹水和胸腔积液等并发症。胰腺内外分泌功能异常,但无显著临床表现。

(4)终末期:腹痛发作频率和严重程度可降低,甚至疼痛症状消失;胰腺内外分泌功能显著异常;临床出现腹泻、脂肪泻、体重下降和糖尿病的症状。

(八)鉴别诊断

(1)自身免疫性胰腺炎:患者通常没有症状或仅有轻微的上腹部不适症状,影像学检查显示胰腺增大,因胰头肿大或纤维化所致的胆总管远端狭窄而引起梗阻性黄疸。其特点为高 γ-球蛋白血症、自身抗体阳性、胰腺增大,组织学上以胰管周围淋巴细胞和浆细胞严重浸润性炎症为特征,并出现腺体萎缩和严重纤维化,尤为重要的是其对皮质类固醇治疗敏感,大多数患者停用激素后无复发。

(2)胰腺癌:在慢性胰腺炎的诊断中,最重要、也是最困难的是与胰腺癌的鉴别,有学者认为慢性胰腺炎是胰腺癌的癌前病变,因此胰腺癌患者也可能合并胰腺炎。胰腺癌患者糖类抗原 19-9 的水平可明显升高,但合并黄疸的慢性胰腺炎患者糖类抗原 19-9 的水平可以升高。内镜下逆行胰胆管造影的敏感度和特异度最好,还可同时做胰液细胞学或刷片细胞学检查。超声内镜检查也有较高的诊断准确性,明显优于腹部 B 超和计算机断层扫描,且可在超声内镜引导下行细针穿刺。当各种联合检查都难以鉴别时,应考虑行剖腹探查术,行活检或部分胰腺切除术。

(3)其他:尚需与消化性溃疡、胆道疾病、肠源性腹泻胃肠动力异常相鉴别。

三、治疗

治疗原则为去除病因,控制症状,纠正和改善胰腺内外分泌功能不全及防治并发症。

(一)非手术治疗

(1)一般治疗:戒烟戒酒;调整饮食结构,避免高脂饮食;可补充脂溶性维生素及微量元素;营养不良者可给予肠内或肠外营养支持。

(2)胰腺外分泌功能不全的治疗:患者出现脂肪泻、体重下降及营养不良的表现时,需要补充外源性胰酶制剂来改善消化和吸收的功能障碍。首选含高活性脂肪酶的微粒胰酶胶囊,建议进餐时服用,正餐给予 3 万～4 万单位脂肪酶的胰酶,辅餐给予 1 万～2 万单位脂肪酶的胰酶。效果不佳可增加剂量。

(3)胰腺内分泌功能不全的治疗：根据糖尿病进展的程度及并发症的情况，一般首选二甲双胍控制血糖，必要时加用促胰岛素分泌药物。对于症状性高血糖、口服降糖药物疗效不佳者选择胰岛素治疗。慢性胰腺炎合并糖尿病患者对胰岛素敏感，需预防低血糖的发作。

(4)疼痛治疗：非镇痛药物包括胰酶制剂、抗氧化剂等，对缓解疼痛可有一定的效果。疼痛治疗主要依靠选择合适的镇痛药物。初始宜选择非甾体抗炎药物，效果不佳可选择弱阿片类药物，仍不能缓解甚至加重时选用强阿片类镇痛药物。内镜治疗或计算机断层扫描、内镜超声引导下腹腔神经丛阻滞可以短期缓解疼痛。

(二)内镜治疗

主要适用于 Oddi 括约肌狭窄、胆总管下段狭窄、胰管狭窄、胰管结石及胰腺假性囊肿等。治疗方法包括 Oddi 括约肌切开成形术、鼻胆管和鼻胰管引流术、胰管胆管支架置入术、假性囊肿引流术及 Oddi 括约肌切开成形联合体外震波碎石术等，其远期效果较手术治疗差。

(三)外科治疗

1.手术指征

(1)保守治疗不能缓解的顽固性疼痛。

(2)胰管狭窄、胰管结石伴胰管梗阻。

(3)并发胆道梗阻、十二指肠梗阻、胰源性门静脉高压症、胰源性腹水和胸腔积液、假性囊肿等。

(4)不能排除恶性病变。

2.术式选择

应遵循个体化治疗的原则。根据病因，胰腺、胰周脏器病变的特点(炎性肿块、胰管扩张或结石、胆管或十二指肠梗阻)及手术者经验等因素进行治疗。针对各种外科并发症，制订合适的手术方案。

3.常用术式

(1)神经切断术：单纯以缓解疼痛为目的的神经切断术目前开展较少，主要方法包括化学性内脏神经毁损术、胸腔镜下内脏神经切断术及超声内镜或经皮穿刺腹腔神经丛阻滞。短期效果较好，但远期止痛效果不理想。

(2)胰管引流术：适用于主胰管扩张，以主胰管结石为主，胰头部无炎性肿块者。沿主胰管纵向切开，清除结石，行胰管空肠 Roux-en-Y 侧侧吻合术。该术式操作简单,最大限度地保留了胰腺功能,并发症少。

（3）胰腺切除术:还可分为胰十二指肠切除术(适用于胰头部炎性肿块伴胰管、胆管及十二指肠梗阻、不能排除恶性病变者,胰头分支胰管多发性结石者,不能纠正的 Oddi 括约肌狭窄者)、胰体尾切除术(适用于炎性病变、主胰管狭窄或胰管结石集中于胰体尾部的慢性胰腺炎者)、中段胰腺切除术(适用于胰腺颈体部局限性炎性包块,胰头组织基本正常,胰尾部病变系胰体部炎性病变导致的梗阻性改变)、全胰切除术(适用于全胰腺炎性改变、胰管扩张不明显或多发分支胰管结石者;其他切除术式不能缓解症状者;遗传性慢性胰腺炎,因恶变发生率高,宜行全胰切除。术后需终身接受胰岛素及胰酶制剂替代治疗,有条件的医院可以同时行全胰切除及自体胰岛移植术)。

（4）联合术式(胰腺切除＋引流术):在保留十二指肠和胆道完整性的基础上,切除胰头部病变组织,解除胰管及胆管的梗阻,同时附加胰管的引流术。主要手术方法有 Beger 术及其改良术式、Frey 术、Izbicki 术(改良 Frey 术)及 Berne 术,各种术式的应用指征应强调个体化原则。其中 Beger 术及其改良术式(保留十二指肠的胰头切除术,适用于胰头肿块型慢性胰腺炎,合并胰头颈部胰管结石及梗阻,胆总管胰腺段狭窄梗阻或十二指肠梗阻者。于胰腺颈部切断胰腺,切除胰头大部组织,空肠分别与胰腺颈体部及胰头部创面行 Roux-en-Y 吻合术,该术式创伤小,术后并发症发生率低,长期疼痛缓解率和生活质量高);Frey 术(适用于胰头炎性肿块较小,合并胰体尾部胰管扩张伴结石,胰腺段胆总管狭窄梗阻者。不离断胰腺颈部,切除胰头部腹侧胰腺组织,同时纵向切开主胰管向胰体尾部延伸,纠正胰管狭窄并取石,胰腺创面及胰管与空肠行 Roux-en-Y 侧侧吻合术。缓解疼痛的效果与胰十二指肠切除术和 Beger 术相当,术后并发症发生率低。但该术式胰头部切除范围较小,钩突部切除不够充分,有局部复发及胰胆管减压引流不够充分的可能);Izbicki 术(适用于胰管、胆管无明显扩张,合并胰管结石和胰腺组织广泛纤维化、钙化,长期严重腹痛病史者。与 Frey 术相比,胰头切除的范围扩大,包含钩突中央部分,同时沿胰管长轴 V 形切除部分腹侧胰腺组织,引流范围扩大,使主胰管、副胰管及分支胰管充分引流,同时与空肠行 Roux-en-Y 侧侧吻合术);Berne 术(切除部分胰头组织,确保胆管和胰管引流,保留背侧部分胰腺组织,不切断胰腺;如合并黄疸可切开胰腺段胆总管前壁,与周围胰腺组织直接缝合,最后完成胰头创面与空肠行 Roux-en-Y 吻合术。与 Beger 术和 Frey 术相比,该术式相对简单,严重并发症少,在缓解疼痛、保留内外分泌功能等方面效果相近)。

4.并发症的手术治疗

(1)胰腺囊肿:分为潴留性囊肿和假性囊肿,但实际处理中很难严格区分。主要选择囊肿引流术,保证胰管通畅并取尽结石。根据囊肿部位选择囊肿空肠、囊肿胃或囊肿十二指肠引流术。术中囊壁组织常规送快速病理检查排除囊性肿瘤或恶性病变。

(2)胆道和十二指肠梗阻:单纯因肿块压迫引起胆道梗阻者,绝大多数患者在行各种胰头切除术后可以缓解。如伴有波动性的梗阻性黄疸或胆道感染,胰头切除后应行胆肠吻合术或在胰头残留后壁切开胆总管引流。十二指肠梗阻相对少见,伴胰头肿块者应与胰腺病变一起处理;无胰头肿块者宜选择胃或十二指肠-空肠吻合术。

(3)胰源性腹水和胸腔积液:通常由胰管或假性囊肿破裂所致,多需要手术处理。内镜下逆行胰胆管造影或磁共振胆道成像有助于确定胰管破裂的部位。胰管破裂处形成的瘘管与空肠吻合是处理胰源性腹水或长期不愈胰瘘的最常见方法。胰源性胸腔积液的处理通常需要切断胰管破裂处与胸腔之间形成的瘘管,胸腔侧瘘管结扎,腹腔内瘘管与空肠吻合。

(4)胰源性门静脉高压症:多由脾静脉受压或血栓形成引起区域性门静脉高压。主要临床表现为上消化道出血和腹痛。通常行脾切除术,必要时联合部分胰腺切除术。

第三节 胰 腺 癌

一、概述

胰腺癌是一种恶性程度很高的消化道肿瘤,其发病率有明显增加的趋势。本病早期诊断率不高,而中晚期胰腺癌手术切除率低,预后很差。本病多发于40～70岁的中老年,男女发病比例为1.5∶1。胰腺癌多发于胰头部,约占75%,其次为胰体尾部,全胰癌较少见;少数为多中心癌。本病病因尚未确定,但好发于高蛋白、高脂肪摄入及嗜酒、吸烟者。胰腺癌患者的亲属患胰腺癌的危险性增高,约有10%的胰腺癌是通过遗传形成的。

二、诊断要点

(一)病史与体格检查

(1)病史:胰腺癌早期无特异性症状,仅为上腹部不适、饱胀或有消化道不良的症状,极易与胃肠、肝胆疾病混淆。当出现严重的上腹部及腰背部疼痛、恶心呕吐、消瘦乏力、黄疸甚至腹部肿块而就诊时,患者往往已属于晚期,治疗效果不佳。

(2)体格检查:上腹部压痛及黄疸是胰腺癌的主要表现。肿块较大时,上腹部可扪及质硬包块。黄疸是胰腺癌主要的症状,约80%的胰腺癌患者在发病过程中会出现黄疸,尤其是胰头癌,而部分胰体尾肿瘤出现肝内或肝门部淋巴结转移时,也可能出现黄疸。肝和胆囊因胆汁淤积而肿大,胆囊常可触及。无痛性胆囊增大,可能同时并发黄疸,称为库西耶征。

(二)辅助检查

(1)生化检查:糖类抗原19-9对胰腺癌的诊断比较敏感、特异性好,目前临床上应用得比较广泛,常用于胰腺癌的初筛。此外,肿瘤切除后糖类抗原19-9的水平下降,如再上升,则表示有复发的可能,因此可作为术后随访的指标。

(2)B超检查:是疑为胰腺癌患者首选的检查方法。可发现胰腺局部呈局限性肿大,密度不均的低回声或回声增强区,可显示胆管、胰管扩张,可检出直径≥2.0 cm的胰腺癌。

(3)计算机断层扫描:是诊断胰腺癌较为可靠的检查方法。能清晰地显示胰腺的形态、肿瘤的位置、肿瘤与邻近血管的关系及后腹膜淋巴结转移的情况,以判断肿瘤的可切除性,能发现直径<2.0 cm的小胰腺癌。

(4)其他检查:磁共振胆道成像、内镜下逆行胰胆管造影、经皮经肝胆管引流对难于诊断的胰腺癌有重要意义。基因检测或细胞学检查临床应用较少。

(三)鉴别诊断

(1)慢性胰腺炎:病史较长,患者可有长期酗酒史,反复发作上腹部痛或腰背部疼痛史,计算机断层扫描提示主胰管或分支胰管结石。患者病情相对稳定,一般情况较好。

(2)自身免疫性胰腺炎:计算机断层扫描多提示弥漫性的胰腺增大,而无明显的胰腺占位。患者血清 IgG_4 多为阳性。激素治疗有效。

（3）胰腺囊腺瘤：多表现为囊性，或囊实性占位，而非低密度实性占位。

（4）胆囊癌、胆道结石引起的黄疸：通过计算机断层扫描可鉴别。

三、治疗

（一）手术治疗

1.术前评估

术前需评估肿瘤是否可切除。除远处转移外，一般认为广泛的淋巴结转移和重要血管的被广泛侵犯，侵及血管内膜或血管内癌栓，均无法达到根治性切除。术前评估手段可采用计算机断层扫描血管成像、磁共振血管成像，以了解肿瘤侵犯门静脉、肠系膜上动静脉、腹腔干的程度。若肿瘤无法切除，可采用姑息性手术来改善患者的生活质量。同时对患者的一般状况，营养情况及对手术的耐受性做评估。

2.术前准备

术前及时纠正水电解质失衡、贫血和低蛋白血症。对有糖尿病的患者应使用胰岛素控制血糖浓度在 $7.2\sim8.9$ mmol/L，尿糖在（＋）～（－）内。以减少手术后感染的可能性。饮食以增加营养为主。同时向患者解释手术的重要性，得到全面的配合。

3.手术方式

（1）根治性手术：胰头癌常采用经典的胰十二指肠切除术或保留幽门的胰十二指肠切除术，以 Child's 术式重建消化道。胰体尾癌常行胰体尾＋脾切除术，同时行腹膜后淋巴结清扫。胰腺多中心癌也可行全胰切除术。

（2）姑息性手术：常行胆管-空肠吻合＋胃-空肠吻合术，改善术后黄疸和可预见的消化道梗阻症状。对于顽固性疼痛，也联合腹膜后无水酒精注射，改善患者症状。

（3）近年来开展的放射性粒子植入术对于局部血管侵犯的胰腺肿瘤也有较好的疗效。

4.预后

与肿瘤分期密切相关。根治性手术患者配合术后化学治疗有获得长期生存的可能，而姑息性手术患者预后较差。

5.手术常见并发症

手术常见并发症包括吻合口瘘（胰瘘、胆瘘及胃肠吻合口瘘）、出血、胃排空延迟等。

（二）非手术治疗

目前吉西他滨的全身化学治疗仍是胰腺癌广泛采用的综合治疗方案。介入治疗可以使高浓度肿瘤药物直接作用于肿瘤区域，且全身不良反应明显减少，还可以较好地预防肝转移。放射治疗目前开展较少。近年来基因治疗和免疫治疗为提高胰腺癌的疗效提供了新的前景和希望。

第十二章

脾 脏 疾 病

第一节 脾 脏 损 伤

一、概述

根据损伤原因不同,脾脏损伤可分为创伤性、医源性和自发性破裂 3 种,其中以创伤性脾脏破裂最为常见。医源性损伤多由腹部手术过程中牵拉脾胃韧带或脾结肠韧带不当,探查腹腔时手法粗暴,行左侧胸腔穿刺时穿刺点过低等原因所致。自发性破裂多见于病理性的脾脏,常发生于腹部压力骤然升高时。根据损伤程度可分为包膜下破裂、中央破裂和真性破裂,其中真性破裂最为常见,但前两种脾脏损伤也可能逐渐发展为真性破裂,发生迟发性大出血而危及患者的生命。

二、诊断要点

(一)病史与体格检查

(1)病史:对于怀疑脾破裂的患者,仔细询问病史尤为重要。创伤性脾破裂常由胸腹部的开放性或闭合性损伤所致,特别是闭合性损伤患者,由于胸腹部没有创口,常常容易误诊和漏诊。应仔细询问患者受伤时的情况,包括受伤的部位、范围,疼痛的部位、性质、持续时间等。腹部手术所致的医源性脾破裂多能在手术中发现,诊断并不困难,但季肋部穿刺所致的脾脏损伤很少见,常常被忽视。自发性脾破裂诊断比较困难,应询问患者是否有肝硬化、血吸虫病、疟疾、血液或淋巴系统恶性疾病等导致脾脏病理性改变的病史,是否有打喷嚏、呕吐等诱因。

(2)体格检查:应密切监测患者生命体征,包括血压、脉搏、心率、呼吸频率等,观察患者是否有贫血貌。胸腹部的体检是重点,闭合性损伤的患者,受伤的部位常常有皮肤破损、瘀斑,出血量大时可见腹部膨隆,多有压痛,叩诊有移动性浊音。开放性损伤的患者,左侧胸部或腹部可见创口。

(二)辅助检查

辅助检查包括实验室检查和影像学检查,血常规是常用的实验室检查,可根据血红蛋白和血细胞比容初步判断失血量。超声、X线或计算机断层扫描是常用的影像学检查,超声检查可了解脾脏损伤的部位、损伤的程度、脾脏轮廓是否完整、脾脏周围或腹腔其他部位是否有积液、胸腔是否有积液等。超声检查由于可以在床旁实施,尤其适用于那些生命体征不稳定的患者。X线检查有助于了解是否存在肋骨骨折、膈肌是否有上抬等。计算机断层扫描能确定是否存在脾损伤及损伤的类型,脾包膜下血肿表现为局限性包膜下积血,呈新月形或半月形;脾实质内血肿常呈圆形或卵圆形的等密度或低密度区;脾撕裂伤显示为脾内带状、斑片状或不规则状低密度影,多同时伴腹腔积血征象。

(三)鉴别诊断

(1)胃肠等空腔脏器穿孔:腹痛较脾脏损伤更为剧烈,体格检查时常可触及腹肌紧张。血常规检查血红蛋白和血细胞比容常正常,白细胞计数常升高。腹部站立位平片或计算机断层扫描,常可见膈下游离气体。诊断性腹腔穿刺常可抽出消化液。

(2)胰腺损伤:胰腺损伤常合并有胰瘘,特别是胰体尾部的损伤合并胰瘘时,常表现为左上腹痛,脾脏周围有积液,易与脾脏损伤混淆。超声引导的腹腔穿刺可除外腹腔出血,穿刺液淀粉酶水平常明显升高。计算机断层扫描可显示胰腺的轮廓不完整。

三、治疗

(一)非手术治疗

并非所有的脾破裂都要行脾切除术。特别是对于4岁以下的婴幼儿,因为脾脏切除后,发生暴发性感染的概率明显增加,所以对于那些生命体征平稳的患者,经影像学检查证实脾脏损伤比较局限、浅表,无其他腹腔内合并伤者,可暂行非手术治疗。但需密切观察患者心率、脉搏、血压、腹部体征、血细胞比容及影像学的变化。

(二)手术治疗

(1)适应证:①脾破裂导致生命体征不平稳的患者;②脾脏中央型破裂、脾门撕裂或合并有脾血管损伤者;③合并有腹内其他脏器损伤者;④动态监测条件不具备时,脾破裂一旦确诊,应尽早手术治疗。

(2)术前准备:脾破裂手术多在急诊情况下完成。除了常规外科手术的术前准备,如至少6小时禁食及2小时禁饮水外,重点要完成输血的相关准备工作。

(3)手术方式:手术可在开腹或腹腔镜下完成。对于出血凶猛,患者生命体征不稳定者,建议直接开腹手术。进腹后,用手指捏住脾蒂,可达到快速控制出血的效果。手术方式包括全脾切除、脾部分切除和脾破裂修补等。对于脾脏损毁严重、中央型脾破裂、脾门撕裂或病理性的脾脏破裂者,建议直接行脾切除术。婴幼儿患者切除脾脏后,为防止术后暴发性感染,可将切除的脾切成小薄片,移植于网膜囊内,以恢复脾功能。对于周围型破裂或裂口较浅表的患者,可行脾部分切除或脾破裂修补术。

(4)手术常见并发症。①术后出血:一般在术后24~48小时发生,若出血量大,常常需要再次手术。②膈下脓肿:常与术后出血、术中胰尾损伤引起胰瘘等因素有关。大多可通过B超引导下穿刺抽出脓液或置管引流来治疗。③血栓-栓塞性并发症:多与脾切除后血小板计数急骤增多有关。目前认为术后血小板计数超过$1\,000\times10^9$/L者,应该用肝素等抗凝剂行预防性治疗。对于已经发生血栓-栓塞性并发症者,应卧床休息,并采用抗凝剂治疗。④胸腔积液:多为反应性,少量胸腔积液可不做处理。量较大时,可在B超引导下穿刺抽液。

第二节　脾脏肿瘤

一、概述

脾脏肿瘤可分为脾脏良性肿瘤,脾脏原发性恶性肿瘤和脾脏转移性肿瘤。脾脏肿瘤总体发病率不高,发病隐匿,常因生长、脾大局部压迫导致左上腹胀痛不适、或脾亢引起贫血等在就诊时被发现,也有因其他疾病行上腹部影像学检查时被发现。根据组织起源不同,脾脏良性肿瘤可分为脾血管瘤、脾淋巴管瘤和脾错构瘤。脾脏原发性恶性肿瘤占全身恶性肿瘤的0.64%,可分为脾脏原发性恶性淋巴瘤(占脾脏原发性恶性肿瘤2/3以上,主要包括脾原发性霍奇金淋巴瘤和脾原发性非霍奇金淋巴瘤)、脾血管肉瘤(又称恶性血管内皮瘤或内皮肉瘤)、脾纤维肉瘤、梭形细胞肉瘤和恶性纤维组织细胞瘤(在脾原发性恶性肿瘤中最少见)。脾脏转移性肿瘤的原发灶可以是全身各个器官,来自血行播散,以肺癌、乳腺癌、卵巢癌和恶性黑色素瘤最多见;淋巴转移多来自腹腔脏器,常伴有腹主动脉旁和脾周淋巴结转移肿大。

二、诊断要点

(一)临床表现与体格检查

1.临床表现

(1)肿瘤和脾大致脾包膜张力增高及刺激膈肌和腹壁引起的症状:左上腹胀满不适、疼痛,左肩背部放射痛,呃逆,心悸,胸闷,气促,左上腹隆起包块。

(2)肿瘤和脾大压迫胃肠道引起的症状:餐后腹胀、恶心、食欲缺乏。

(3)恶性肿瘤毒性表现:低热、乏力、消瘦、食欲缺乏、贫血等。

(4)继发性脾亢表现:牙龈出血,皮下出血斑点,全身抵抗力减低。部分患者可伴有肝大,若出现脾肿瘤自发破裂可表现为剧烈腹痛甚至出现休克。

(5)脾脏转移性肿瘤还表现有原发病症状。

2.体格检查

(1)左上腹隆起,包块。

(2)触诊可触及左上腹不规则包块,肿大的脾脏(正常情况下脾脏不能触及,如可触及提示脾大至少为正常2～3倍)。

(3)叩诊脾浊音界增大(正常叩诊脾浊音界在左腋中线第9～11肋间,前方不超过腋前线)。

(4)脾脏血管肉瘤常伴有肝脏增大。

(5)脾脏转移性肿瘤有相应的原发瘤体征。

(6)脾脏肿瘤破裂有腹腔出血、腹膜刺激征、移动性浊音阳性及休克表现。

(二)辅助检查

1.胸腹部 X 线片

(1)脾影增大,左膈抬高,肺部及纵隔阴影,典型的脾血管瘤可见脾影中钙化斑。

(2)消化道造影可见胃及结肠脾曲受压右移。

(3)肾盂静脉造影可见左肾下移。

2.B超检查

(1)脾大,脾实质不均,低回声结节影。

（2）肝脏占位及腹腔淋巴结肿大，妇科 B 超排除卵巢肿瘤。

（3）B 超对囊性病变较为敏感，易于排除脾囊肿。

3.计算机断层扫描、磁共振成像、正电子发射计算机断层显像及血管造影对脾脏肿瘤的诊断和鉴别诊断有重要意义。

（1）脾血管瘤：为脾脏最常见良性肿瘤。①计算机断层扫描：可见单个或多个、边界清晰、类圆形均匀的低密度影。②增强计算机断层扫描有特征性变化：强化从病变周围开始，逐渐向中央填充，直至全部病灶强化，密度与正常脾实质一致。③磁共振成像：信号强度与肝血管瘤相似，T_1WI 呈低信号，T_2WI 呈高信号。④钆喷酸葡胺增强扫描：病灶均匀一致强化，也可周边结节样强化，逐渐向中央填充，但边缘结节样强化不如肝血管瘤明显。

（2）脾淋巴管瘤：多发生于婴幼儿，为脾内淋巴管囊状扩张而成，而非真正肿瘤。①计算机断层扫描：可见脾脏单个或多个低密度（计算机断层扫描值高于脾囊肿，多为 15～30 HU）、边界清晰的肿块，内有粗大分隔。②增强计算机断层扫描：肿瘤边缘轻度强化，但中央无强化。③磁共振成像：T_1WI 呈低信号，T_2WI 呈高信号，病灶边缘清晰，呈多房性，内有粗大间隔。④静脉注射钆喷酸葡胺后间隔可有增强。

（3）脾错构瘤。①计算机断层扫描：可见混杂低密度肿块，边界不清，中央偶见散在钙化影，因瘤体内含脂肪组织，计算机断层扫描值＜25 HU 为其特征性改变。②增强计算机断层扫描：肿瘤内强化不均（与肿瘤不同成分强化不同有关）。③磁共振成像：信号强度取决于肿瘤内部组成及各组分间的比例，大多脾错构瘤 T_1WI 呈等信号，T_2WI 呈高信号，因肿瘤内存在间隔，故信号强度不均匀。如脂肪组织较多则 T_1WI 呈高信号，脂肪抑制和梯度回波同相位和反相位序列扫描可确定脂肪成分有无。如肿瘤实质纤维较多，则 T_2WI 呈低信号。Gd-DTPA 增强扫描脾错构瘤呈弥散不均匀性强化。

（4）脾恶性淋巴瘤：在影像学检查中若发现脾脏肿瘤性占位，首先需考虑发生脾恶性淋巴瘤的可能。①计算机断层扫描：表现为脾大（约 40%），单发或多发低密度灶，以多发常见。②增强计算机断层扫描：病灶边缘强化，中央无明显强化。③磁共振成像：脾恶性淋巴瘤在 T_2WI 上多呈低信号，与转移瘤呈高或等信号相反。动态增强磁共振成像对脾恶性淋巴瘤诊断优于计算机断层扫描，不仅能显示脾脏病变，而且可同时显示淋巴瘤侵犯肝脏、腹腔和腹膜后淋巴结情况，可作为诊断、分期、预后及观察治疗效果的必要补充手段。④超顺磁性氧化铁微粒剂是一种网状内皮细胞特异性造影剂，因淋巴肿瘤细胞破坏了脾脏红髓，增强前后脾脏的信号强度降低不明显,而非肿瘤性脾大犹如正常脾脏,增强前后脾脏的信号强度变化明显,故可用于区分非肿瘤性脾大和淋巴瘤侵犯引起的脾大。

(5)脾血管肉瘤。①计算机断层扫描:呈边缘不清的低密度肿块,单发或多发,伴脾大,形态失常,病灶内常有密度更低的囊性坏死灶,如肿瘤内有钙化及出血可见斑片状高密度区。②增强计算机断层扫描:可见病变不均匀强化,延迟扫描病变部位,呈低密度,需要观察是否有肝转移及腹膜后淋巴结肿大。③磁共振成像:血管肉瘤与正常脾脏组织间信号强度差别小,不易区别。④增强磁共振成像,尤其是超顺磁性氧化铁微粒剂增强后,血管肉瘤信号强度明显高于正常脾脏组织。

(6)脾纤维肉瘤:纤维肉瘤是一种发展缓慢、低度的恶性软组织肿瘤,四肢、头颈多见,发生于脾脏罕见。①计算机断层扫描显示脾组织内类圆形或分叶状软组织密度影,肿瘤内可见钙化斑,体积较大的肿瘤中心可坏死、囊变,呈低密度改变。②增强计算机断层扫描更易显示。③磁共振成像显示肿瘤在 T_1WI 上呈低或等信号,在 T_2WI 上呈稍高信号,肿瘤内部坏死出血致信号不均。

(7)脾转移瘤:原发灶多来源于乳腺癌、肺癌、胃癌、胰腺癌、卵巢癌、恶性黑色素瘤等。①计算机断层扫描:单发或多发形态不一,密度不均,界限不清低密度灶。②增强计算机断层扫描:病灶不强化或轻度强化。③磁共振成像:肿瘤在 T_1WI 上呈不规则低信号,在 T_2WI 上呈高信号。④梯度回波增强扫描:可见转移瘤病灶轮廓不清,增强不明显。超顺磁性氧化铁微粒剂增强后,转移灶呈相对高信号强度,有利于显示转移瘤。

4.血液化验及骨髓穿刺

主要用以排除血液系统疾病及脾脏转移性肿瘤。外周血及骨髓检查对脾原发性恶性淋巴瘤诊断无决定性意义。

5.病理检查

脾脏肿瘤发病隐匿,鉴别诊断困难,术前难以确诊,多需进行术中及术后肿瘤病理诊断确诊。

(三)鉴别诊断

1.脾脏良性占位病变

(1)脾囊肿:边界清晰,单发或多发,可合并有肝肾囊肿,B超示液性暗区,计算机断层扫描呈水样,磁共振成像示 T_1WI 呈低信号,T_2WI 呈高信号。

(2)寄生虫性脾囊肿:多为包虫性,影像学检查示囊性、囊壁有钙化,血常规可见嗜酸性粒细胞增多,血清卡松尼实验为阳性。

(3)脾脓肿:左上腹疼痛明显,血常规指标明显升高。

(4)脾结核:结核感染,T淋巴细胞增多。

2.原发性脾脏恶性肿瘤

症状较良性病变明显,肿瘤生长迅速,全身进行性消瘦。

(1)脾血管肉瘤:可发生于任何年龄,主要表现为腹痛、脾脏结节样肿大、压痛,生长迅速,可发生脾破裂。肿瘤内出血首先应考虑为脾血管肉瘤,晚期可有贫血和恶病质,多数早期已有肝转移,还可转移至骨髓和淋巴结等。

(2)原发性脾脏恶性淋巴瘤:主要表现为脾大,无其他部位受累,术中探查病变主要在脾脏和脾门淋巴结,肝脏、肠系膜及腹主动脉旁淋巴结活检为阴性。

3.转移性脾脏恶性肿瘤

因多见于肺癌、卵巢癌、乳腺癌、恶性黑色素瘤和腹腔肿瘤局部浸润,所以发现脾脏肿瘤时需考虑到与它们鉴别诊断,仔细检查,不难发现。

4.脾大相关的其他疾病

(1)门静脉高压脾功能亢进:肝炎病史或血吸虫感染病史,胃底食管静脉曲张,外周血三系细胞减低,骨髓检查粒细胞系成熟障碍,增生活跃。

(2)恶性淋巴瘤和慢性白血病侵及脾脏:血液系统异常,肿大淋巴结穿刺、活检,骨髓检查可明确诊断。

三、治疗

(1)由于脾脏良恶性肿瘤难以鉴别,过去多主张一经发现即行全脾切除术。

(2)随着对脾脏免疫等多种功能认识的深入,尽量保留脾脏的正常功能已被人们所接受,故建议对术前难以判断良恶性的脾脏肿瘤,术中对肿瘤行快速冷冻病理学检查,明确肿瘤的性质。对伴有脾功能亢进,出血倾向者可考虑行全脾切除术。

(3)对于脾实质性肿瘤在没有明确肿瘤良恶性病变性质的情况下,行腹腔镜手术有造成恶性肿瘤种植播散的可能,需权衡利弊,慎行之。

脾脏良性肿瘤的治疗原则:①对于已确定的脾脏良性肿瘤,可密切随访,也可行脾脏节段性部分切除术或全脾切除后正常脾组织自体异位移植。②脾血管瘤可发生自发性脾破裂,个别可发生恶变,如生长迅速或较大,应考虑手术治疗。

脾脏原发性恶性肿瘤的治疗原则:①首选脾切除加术后放射治疗或化学治疗。手术应行全脾切除,术中确保脾包膜完整,并清扫脾门淋巴结。②脾血管肉瘤易发生血行转移,累及肝脏及其他器官,且脾脏原发性恶性肿瘤易发生肿瘤自发性破裂,因此应早期行脾切除术。脾血管肉瘤对放射治疗无效,化学治疗可选用多柔比星、甲氨蝶呤和环磷酰胺。③脾原发性纤维肉瘤术前诊断困难,术中根据探查情况行脾切除术或侵犯脏器的联合切除。纤维肉瘤早期易发生血行转移,常见于肺、肝脏和椎骨,较少经淋巴转移,术中如见淋巴肿大需行淋巴清扫。纤维肉瘤的化学治疗效果差。

脾脏转移性肿瘤的治疗原则:应根据原发肿瘤的病理分期和全身状况,确定是否行脾切除术。如原发肿瘤已发生广泛转移,则无脾切除术的必要。对于脾脏转移性肿瘤自发性破裂则予以急诊脾切除术。

术前准备:①完善相关检查,如上腹部计算机断层扫描及增强扫描、血液化验、骨髓穿刺等,尽量明确诊断。严格把握手术适应证及禁忌证。②术前配血及备血。③联系术中冷冻病理学检查。④与家属充分沟通,告知术中可能的手术方式、可能出现的手术并发症及预后。

手术常见并发症。①术后出血:主要见于脾脏良性肿瘤部分切除术后。②术后感染:免疫力降低,脾热,腹腔脓肿,腹壁伤口感染,脾切除术后暴发性感染。③术后血小板计数升高,门静脉、肠系膜上静脉血栓形成,肠坏死,肝功能衰竭。

参 考 文 献

[1] 李博.临床普外科学[M].海口:海南出版社,2019.

[2] 刘建刚.普外科疾病诊疗与手术学[M].长春:吉林科学技术出版社,2019.

[3] 虞向阳.实用临床普通外科学[M].长春:吉林科学技术出版社,2019.

[4] 宋大鹏.精编普外科学[M].长春:吉林科学技术出版社,2018.

[5] 刘冰.临床普外与大外科诊疗实践[M].北京:科学技术文献出版社,2018.

[6] 曹新福.普外科微创手术学[M].汕头:汕头大学出版社,2019.

[7] 王志广.普通外科疾病临床诊疗新思维[M].长春:吉林科学技术出版社,2019.

[8] 孔天天.外科诊断与治疗[M].天津:天津科学技术出版社,2020.

[9] 宋枫,高峰.现代结直肠外科诊疗学[M].长春:吉林科学技术出版社,2019.

[10] 田洪民.临床外科诊疗精粹[M].北京:科学技术文献出版社,2018.

[11] 徐延森.现代普外科治疗精粹[M].武汉:湖北科学技术出版社,2018.

[12] 卞志远.现代普通外科疾病规范化治疗[M].长春:吉林科学技术出版社,2019.

[13] 裴元民.普通外科疾病诊断与治疗[M].天津:天津科学技术出版社,2018.

[14] 王晋东.实用普通外科手术治疗学[M].长春:吉林科学技术出版社,2019.

[15] 王建涛.实用肝胆外科诊疗[M].哈尔滨:黑龙江科学技术出版社,2020.

[16] 王国俊.现代普通外科临床新进展[M].长春:吉林科学技术出版社,2019.

[17] 潘红.实用外科临床诊疗[M].北京:科学技术文献出版社,2020.

[18] 裴成明.普通外科诊治技术与临床实践[M].长春:吉林科学技术出版社,2019.

[19] 李海鹏.现代外科疾病诊断及处理[M].北京:科学技术文献出版社,2018.

[20] 刘建刚.普外科疾病诊疗与手术学[M].长春:吉林科学技术出版社,2019.

［21］强泽好.外科综合治疗学［M］.天津:天津科学技术出版社,2020.

［22］杨启.肝胆外科诊治实践［M］.长春:吉林科学技术出版社,2019.

［23］王连武.外科疾病临床诊疗策略［M］.北京:科学技术文献出版社,2018.

［24］钟才能.现代外科临床诊疗精要［M］.长春:吉林科学技术出版社,2019.

［25］焦建国.临床外科疾病诊疗精粹［M］.北京:科学技术文献出版社,2018.

［26］董立红.实用外科临床诊治精要［M］.长春:吉林科学技术出版社,2019.

［27］王征.临床普通外科疾病诊治［M］.北京:科学技术文献出版社,2018.

［28］张节伟.实用临床普通外科疾病诊断与治疗［M］.长春:吉林科学技术出版社,2019.

［29］杨维萍.实用临床外科常见病理论与实践［M］.北京:科学技术文献出版社,2018.

［30］田志强.普外科疾病的诊治与围术期管理［M］.长春:吉林科学技术出版社,2019.

［31］王永,陆继明.实用外科多发病诊疗学［M］.西安:西安交通大学出版社,2018.

［32］郭满.乳腺甲状腺外科诊疗进展［M］.长春:吉林科学技术出版社,2019.

［33］王荣杰,孙继富.普外科疾病诊断与治疗进展［M］.汕头:汕头大学出版社,2018.

［34］孔雷.外科临床诊疗经验实践［M］.汕头:汕头大学出版社,2019.

［35］张玉国.临床常见普外科疾病学［M］.西安:西安交通大学出版社,2018.

［36］曹学冬,孙明瑜,张海阳.原发性肝癌的分子发病机制研究进展［J］.肝胆外科杂志,2019,27(2):153-156.

［37］宁闯修.部分切除手术治疗外伤性脾破裂效果观察［J］.世界最新医学信息文摘,2019,19(2):56

［38］杜开放,吕文才,邹运.胆囊切除术后原发性胆总管结石的研究现状［J］.肝胆胰外科杂志,2019,31(2):122-124.

［39］王学浩,周浩明.中国肝癌外科70年［J］.中国肿瘤外科杂志,2019,11(4):229-232.

［40］孙姜鹰.普外手术治疗胆源性急性胰腺炎的疗效分析［J］.世界最新医学信息文摘,2019(84):82